D1663340

Mit freundlicher Empfehlung

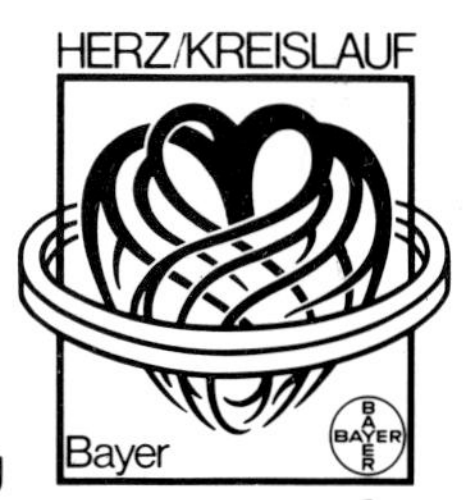

Beiträge zur Sportmedizin, Band 22

Herz und Sport

Eine Standortbestimmung der modernen Sportkardiologie

R. Rost, Dortmund

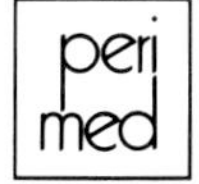
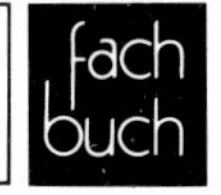

perimed Fachbuch-Verlagsgesellschaft mbH
D-8520 Erlangen

Anschrift des Autors:

Professor Dr. med. R. Rost
Universität Dortmund
Fachbereich 16
– Sportmedizin –
Postfach 500500
4600 Dortmund

CIP-Kurztitelaufnahme der Deutschen Bibliothek

Herz und Sport:
e. Standortbestimmung d. modernen Sportkardiologie
hrsg. von R. Rost.
– Erlangen: perimed Fachbuch-Verlagsgesellschaft, 1984.
(Beiträge zur Sportmedizin Bd. 22)
ISBN 3-88429-181-5

NE: Rost, Richard [Hrsg.]; GT

ISBN: 3-88429-181-5

Herstellung: Passavia Druckerei GmbH Passau

Inhalt

Einleitung

Die Beziehungen zwischen Herz und Sport sind vielfältig, faszinierend und zunehmend von praktischer Bedeutung für denjenigen, der sich mit Interesse in die Materie einarbeitet. Sie zeigen sich übrigens schon in der sprachlichen Ableitung des Wortes „Herz". Nicht allen Kardiologen dürfte bekannt sein, daß der Gegenstand ihres wissenschaftlichen und praktischen Bemühens von unseren Vorfahren mit einem sportlichen Terminus charakterisiert wurde. Das Wort „Herz" stammt, so ist es zumindest bei *Boyadijan* nachzulesen, aus der gleichen indogermanischen Sprachwurzel wie das Wort „Hirsch". „Springer" könnte man frei übersetzt die Bezeichnung wiedergeben, mit der der Mensch das Organ benannte, dessen Existenz ihm vielleicht durch das Springen in der Brust während körperlicher Belastung erstmals bewußt wurde.

Erst während sportlicher Tätigkeit zeigt sich die erstaunliche Leistungsbreite des Herzens. Der Arbeitsbereich des untrainierten Herzens vervierfacht sich, die Pumpleistung steigt von 5 bis 6 l/min bis auf 20 bis 25 l/min an. Das trainierte Herz kann seine Pumpleistung sogar um das 8fache bis auf 40 l/min steigern. Die alleinige Beschäftigung mit der Herzfunktion beim ruhenden Menschen deckt somit nur das unterste Viertel der kardialen Leistungsbreite ab.

Eine solche funktionelle Betrachtungsweise ist dabei keineswegs nur für das Herz des gesunden, sporttreibenden Menschen von Interesse. In zunehmendem Maße ist der Sport als wichtiges therapeutisches Medium sowohl in der Behandlung des Herzkranken als auch im Bereich der Vorbeugung von Herz-Kreislauf-Erkrankungen entdeckt worden. Dies zeigt sich besonders in der rasanten Entwicklung der ambulanten Koronargruppen, deren Zahl in der Bundesrepublik Deutschland in den letzten 5 Jahren von 80 auf fast 800 angestiegen ist. Gerade auch die erheblichen Fortschritte in der Herzchirurgie haben dem Sport im Rahmen der Behandlung des Herzkranken zu einem neuen Stellenwert verholfen. Bypass-Operationen sowie Operationen zur Beseitigung von Vitien verbessern die Leistungsbreite des erkrankten Herzens und erfahren erst dann ihren vollen Sinn, wenn sie durch gezielte physiotherapeutische Maßnahmen für eine Verbesserung der Leistungsbreite des Gesamtorganismus ergänzt werden.

Die zunehmende Bedeutung des Sports sowohl bei der Vorbeugung von Herz-Kreislauf-Erkrankungen als auch bei der Behandlung des Herzpatienten hat dazu geführt, daß die Beschäftigung mit den Beziehungen zwischen Herz und Sport keineswegs mehr wenigen Spezialisten vorbehalten bleibt, wie dies bis in die 60er Jahre hinein der Fall war. Über Jahrzehnte hinweg befaßten sich die Sportkardiologen fast ausschließlich mit der Diskussion der Besonderheiten und der Wertung des Sportherzens, von wenigen Vorläufern abgesehen, die die Bedeutung des Sports auch für das erkrankte Herz erkannten. Dieser Diskussion, die sich nun bald über ein Jahrhundert hinweg erstreckt, verdanken wir allerdings auch zahlreiche Erkenntnisse, die heute für die körperliche Aktivität des Herzpatienten von Bedeutung sind.

Zu allen Zeiten war dem Kliniker das ungewöhnlich große und leistungsfähige Herz des Sportlers immer wieder suspekt, und auch

heute noch gibt es viele Kardiologen, die das Sportherz bewußt oder unbewußt für eine besondere Form der Kardiomyopathie halten. Eine solche Annahme wird verständlich, wenn die Besonderheiten dieses Herzens berücksichtigt werden, z. B. seine Größenzunahme, die Erniedrigung der Frequenz in Ruhe bis auf Werte unter 30 Schläge/min, das Auftreten ungewöhnlicher EKG-Phänomene, bis hin zu funktionellen AV-Blockierungen III. Grades und Rückbildungsstörungen, die Infarktbilder simulieren. Trotz solcher Befunde, die die Frage nach der Grenze der physiologischen Anpassungsfähigkeit des Herzens aufwerfen, sollte bereits an dieser Stelle betont werden, daß die jahrzehntelange Diskussion um das Sportherz bisher stets nur Beweise dafür erbracht hat, daß es sich hierbei um ein gesundes und besonders leistungsfähiges Herz handelt.
Die Aufzählung der Besonderheiten des Sportherzens und ebenso die erhebliche praktische Bedeutung des Sports für den Herzpatienten belegen die Notwendigkeit einer eingehenden kardiologischen Beschäftigung mit der Beziehung zwischen Herz und Sport. Dieser Notwendigkeit wird in den allgemeinen Standardwerken der klassischen Kardiologie allerdings kaum hinreichend Rechnung getragen. Das Sportherz wird hier entweder gar nicht erwähnt oder überwiegend negativ dargestellt. Dies gilt insbesondere für das angloamerikanische Schrifttum. In dem über 2000 Seiten umfassenden Lehrbuch der kardiovaskulären Medizin von *Braunwald* (1980) findet sich das Stichwort „Sport" oder „Sportherz" überhaupt nicht. Die meist negative Präsentation der Trainingseffekte am gesunden Herzen zeigt sich in dem im angloamerikanischen Schrifttum weit verbreiteten Begriff des „athlete's heart syndrome", der das Sportherz als Krankheitseinheit darstellt. Den Gipfelpunkt der Negativpräsentation stellt gewissermaßen die Deutung von *Friedberg* (1972) dar, der u. a. die Herzvergrößerung des Athleten als Folge der Überbelastung eines syphilitisch vorgeschädigten Organs betrachtet.
Ähnlich krasse Fehlinterpretationen lassen sich im neueren deutschen Schrifttum kaum finden. Dies dürfte sicher damit zu erklären sein, daß das Sportherz in Deutschland mit *Reindell* (1960) einen hervorragenden Verteidiger gefunden hat, der sein wissenschaftliches Lebenswerk der Anerkennung des Sportherzens als positives Anpassungsphänomen gewidmet hat. Seinen und anderen sportmedizinischen Bemühungen ist es zu verdanken, daß in die Kardiologie als reiner „Ruhekardiologie" eine funktionell orientierte Betrachtungsweise auch unter Belastungsbedingungen Einzug halten konnte. So dürfen das Belastungs-EKG, die Ergometrie und die pulmonal-arterielle Druckmessung unter Belastung heute weitgehend als klinische Standardverfahren betrachtet werden.
Trotz dieser Fortschritte kommt nach wie vor auch in den heutigen deutschen kardiologischen Lehrbüchern die praktische und wissenschaftliche Bedeutung der Auswirkungen des Sports auf das Herz zu kurz. Es sei nur daran erinnert, daß sich die Koronargruppen weitgehend außerhalb der klinischen Kardiologie entwickelt haben. Die klinische Kardiologie hat sich bisher zu wenig mit den Rückwirkungen der körperlichen Belastung auf das gesunde und erkrankte Herz auseinandergesetzt. Für sie ist der Herzpatient nach wie vor ein im Bett liegender Mensch, dessen Funktionsweise unter Ruhebedingungen sehr exakt analysiert wird, dessen differenzierte Reaktion auf unterschiedliche Belastungen außerhalb der Klinik in Form von Laufen, Schwimmen, Kraftbelastungen etc. jedoch kaum Rechnung getragen wird.
In dieser fehlenden Beschäftigung der klinischen Kardiologie mit den Rückwirkungen körperlicher Aktivität auf die Herzfunktion kommt im übrigen ein allgemeines Problem der Sportmedizin zum Ausdruck. Trotz der erheblichen Bedeutung, die dem Sport heute in unserer Gesellschaft sowohl im Bereich des Hochleistungs- als auch des Breitensports zukommt, ist es nicht gelungen, die Sportmedizin an den Universitäten als eigenständiges medizinisches Fach zu etablieren. In der Praxis wird der Arzt häufig mit Fragen seines

Patienten konfrontiert, der wegen seines Herzens Sport treiben will, die der Arzt dann nur unbefriedigend beantworten kann.
Für den Patienten, der um seiner Gesundheit willen Sport betreibt, steht heute besonders die Vorbeugung von Herz-Kreislauf-Erkrankungen im Vordergrund, nachdem diese in der Sterblichkeitsstatistik die 50-%-Marke überschritten haben, beispielsweise unter dem populären Slogan: „Lauf Deinem Herzinfarkt davon". Gerade dem Patienten ist aber dabei auch der Spannungszustand in der gesundheitlichen Bewertung des Sports bewußt, der in konträren und polemischen Formulierungen, wie auf der einen Seite: „Treib Sport *und* Du bleibst gesund" und auf der anderen Seite: „Treib Sport *oder* Du bleibst gesund", zum Ausdruck kommt. So ist der Impuls für die Erstellung dieser Monographie im wesentlichen auf den im Rahmen vieler Fortbildungsveranstaltungen von ärztlichen Kollegen geäußerten Wunsch zurückzuführen, die Beziehung zwischen Herz und Sport zusammenfassend nachlesen zu können.
Eine solche Zusammenfassung ist im deutschen Schrifttum bisher nicht verfügbar. Seit der letzten, inzwischen als klassisch zu bezeichnenden Darstellung des Freiburger Arbeitskreises (*Reindell*, 1960) vor über 20 Jahren haben sich bei der Betrachtung des Sportherzens wie bei der Wertung des Sports aus gesundheitlicher Sicht zahlreiche neue Aspekte ergeben. Obwohl die Diskussion um das Sportherz durch die Darstellung von *Reindell* weitgehend abgeschlossen schien, hat hier die Einführung neuer, nichtinvasiver Techniken, insbesondere der Echokardiographie, neue Gesichtspunkte erbracht. Die jüngsten, einleitend erwähnten Entwicklungen im Bereich des Sports mit Herzpatienten waren in ihren Dimensionen vor 20 Jahren in keiner Weise absehbar.
Aus diesem Grund erscheint der erneute Versuch einer Standortbestimmung der Sportkardiologie angebracht. Ziel dieser Standortbestimmung ist es einerseits, die wissenschaftliche Entwicklung aufzuzeigen; zum anderen ergibt sich aus den bisherigen Ausführungen auch die Notwendigkeit der Darstellung der Beziehungen zwischen Herz und Sport aus der Sicht der praktischen Medizin. Es soll versucht werden, ausgehend von einer Übersicht über die wissenschaftlichen Grundlagen, die Fragen zu beantworten, die dem Arzt in der Praxis vom Patienten gestellt werden und die in ähnlicher Form immer wieder an den Sportmediziner weitergegeben werden.

Im einzelnen sollen folgende Themenkreise abgehandelt werden:
1. Die *Arbeitsweise* des Herzens unter den verschiedenen Formen körperlicher Belastung. Die Vielfalt verschiedener Sportformen bringt es mit sich, daß die Reaktionsweisen des Herz-Kreislauf-Systems in sich sehr unterschiedlich sind. Dem Arzt, dem diese Verhältnisse bekannt sind, ist es möglich, Sport gezielt bei verschiedenen Krankheits- und Beschwerdebildern einzusetzen.
2. Die *Anpassungsreaktionen* des Herzens unter körperlicher Belastung. Das Sportherz soll ausführlich in seiner geschichtlichen Entwicklung, seinen anatomischen und klinischen Besonderheiten dargestellt werden.
3. Mögliche *Zwischenfälle* beim Sport. Die dramatischste und einschneidenste Form stellt der plötzliche Herztod dar. Der Frage der Schädigungsmöglichkeiten des Herzens durch körperliche Belastung muß daher die besondere ärztliche Aufmerksamkeit gelten. Während dem Nichtmediziner im allgemeinen der gesundheitliche Wert des Sports in dogmatischer Weise selbstverständlich ist, muß es die Aufgabe der Sportmedizin sein, nicht nur die Möglichkeiten des Sports, sondern auch seine Grenzen aufzuzeigen, die dann erreicht sind, wenn sich die körperliche Belastung nicht mehr gesundheitlich positiv auswirkt.
4. Der Stellenwert des Sports für den *Herzpatienten* als eine zentrale Frage der Sportkardiologie.
5. Die notwendige Abstimmung der therapeutischen Maßnahmen, insbesondere der *medikamentösen Behandlung*, mit der körperlichen Aktivität bei Patienten mit Herzinfarkt. Obwohl die Beziehungen zwischen der Bewe-

gungsbehandlung und der Pharmakotherapie des Herzpatienten noch viel zu wenig untersucht wurden, ist es erforderlich, auf diesen speziellen Aspekt hinzuweisen.

Abschließend zu dieser Einleitung sei betont, daß Sport und Medizin bei der Betreuung des Herzpatienten immer besser als Partner zusammenarbeiten. Aus diesem Grund sei dieser Band nicht nur dem Arzt gewidmet, dem das Herz des Sportlers ebenso am Herzen liegt, wie das Herz seines sich körperlich belastenden Patienten. Der Band möchte in besonderem Maße auch dem Sportlehrer Hilfestellung geben, der sich in diesem Bereich engagiert und der den Rahmen der Belastbarkeit, den die medizinischen Bedingungen vorgeben, sinnvoll auszufüllen hat.

Die Herzfunktion unter körperlicher Belastung

„Der menschliche Körper ist in seinem Aufbau für eine Muskelarbeit dimensioniert, die den Ruheumsatz auf das 15- bis 20fache ansteigen läßt." (P. Astrand, 1974)

Erst unter körperlicher Belastung wird die volle Leistungsbreite des Kreislaufs deutlich. Die Unterschiede verschiedener Belastungsformen lassen dabei entsprechend auch unterschiedliche kardiozirkulatorische Reaktionen erwarten. Die Vielfalt dieser Reaktionen ist im allgemeinen viel zu wenig bekannt. Um diese Vielfalt und Gegensätzlichkeit aufzuzeigen, seien einige extreme Variationen genannt, die im folgenden zu belegen sind: Im allgemeinen wird angenommen, daß sich unter Belastungsbedingungen der Blutdruck erhöht und das Herzminutenvolumen – wie in der Einleitung bereits betont – beim Untrainierten maximal auf das 4- bis 5fache, beim Trainierten bis auf das 8fache des Ruhewertes ansteigt. Diese Verhältnisse können zwar zutreffen, sind aber keineswegs obligat. Unter maximaler Belastung bestimmter Form, z. B. unter maximaler Kraftbelastung, kann das Herzminutenvolumen im Mittel auf die Hälfte des Ruhewertes abfallen. Der mittlere Blutdruck kann unverändert bleiben, beispielsweise beim Laufen in der Ebene, er kann aber auch unter maximaler Belastung entweder abfallen (in bestimmten Phasen der maximalen Kraftbelastung) oder auch, wie beim Tauchen absolut gemessen, auf mehrere 1000 mmHg ansteigen.
Um die Vielfalt der möglichen unterschiedlichen Reaktionsweisen zu klassifizieren und um zu versuchen, zu allgemeingültigen Rahmengesetzmäßigkeiten hinsichtlich der verschiedenen Belastungsreaktionen zu kommen, soll bei der weiteren Erörterung von den beiden Grundformen muskulärer Kontraktionen ausgegangen werden, von der isotonischen und der isometrischen Muskelkontraktion. Die Faserverkürzung bestimmt im wesentlichen die dynamische Muskelarbeit, die Spannungsentwicklung die statische Haltearbeit. Die beiden Komponenten der Herzarbeit, die Volumen- und Druckarbeit, sollen im folgenden für diese beiden Belastungsformen diskutiert werden. Die gegebenen hämodynamischen Daten stützen sich dabei auf eigene Untersuchungen sowie Literaturangaben. Soweit diese nicht im einzelnen wiedergegeben werden, kann auf eine umfassende frühere Darstellung verwiesen werden (*Rost*, 1979).

Die Herzarbeit unter dynamischer Belastung

Die dynamische Belastung ist durch einen rhythmischen Wechsel zwischen Muskelkontraktion und -erschlaffung gekennzeichnet. Sie findet sich in der sportlichen Wirklichkeit in Belastungsformen wie Laufen, Skilanglaufen, Fahrradfahren, Schwimmen und Rudern. Die vorgegebene Reihenfolge wurde dabei bewußt gewählt. Zunächst wurden Belastungsformen genannt, bei denen die Muskelkontraktion der physiologischen Grundform der Isotonie weitgehend nahekommt. Im weiteren Verlauf werden Belastungsformen genannt, bei denen zusätzlich eine Kraftkomponente zum Tragen kommt. So ist im Gegensatz zum Laufen bereits das Radfahren von einem geringen, das Rudern von einem deutlichen Krafteinsatz gekennzeichnet. Die dynamische Muskelkontraktion weist also in unterschiedlichem Ausmaß auch einen Anteil an Spannungsentwicklung auf. Hierdurch kommt es zu einer Kompression großer Gefäßgebiete im

Rahmen der Muskeltätigkeit, die die Kreislaufreaktionen deutlich verändert, wie dies im weiteren zu besprechen sein wird. Es soll zunächst von einer dynamischen Belastung mit sehr geringer Kraftentwicklung ausgegangen werden, wie sie sich etwa beim Laufen in der Ebene zeigt.

Das *Kreislaufziel* stellt dabei einen Mehrtransport an Blut dar, also eine Steigerung des Herzminutenvolumens. Das Ausmaß dieser Steigerung kann im Einzelfall genau angegeben werden, da es im wesentlichen von der Leistungsintensität abhängig ist, wenngleich es von zusätzlichen Faktoren wie Körperlage, Geschlecht, Alter und pathologischen Faktoren modifiziert wird.

Das Herzminutenvolumen

Um die Mehrarbeit des Herzens für eine bestimmte Leistung angeben zu können, kann zunächst von der Grundvoraussetzung ausgegangen werden, daß gleiche Leistung gleichen Energieumsatz erfordert. Der Wirkungsgrad der Muskulatur ist weder alters- noch geschlechtsabhängig und nicht trainierbar. Die physikalische Einheit der körperlichen Leistung stellt das Watt dar. Vom Kreislauf erfordert jede Mehrleistung von 1 Watt einen Mehrtransport an Sauerstoff von 12 ml/min. Der Energiebedarf steigt demnach linear mit der Belastungsintensität an (Abb. 1).

Auf der anderen Seite erhöht sich auch die Pumpleistung des Herzens linear mit dem Energieverbrauch. Die Beziehung zwischen der Zunahme der Sauerstoffaufnahme und des Herzminutenvolumens läßt sich als sogenannter „exercise factor“ ausdrücken; er entspricht der erforderlichen Steigerung des Herzminutenvolumens für 100 ml Mehraufnahme an Sauerstoff und liegt im Bereich von 0,6 l. Die exakte Beziehung wird durch die von *Holmgren* (1956) angegebene Gleichung beschrieben:

$$\text{HMV (l/min)} = 7{,}03 + 0{,}058 \times \text{VO}_2 \text{ (ml/min)}.$$

Dies bedeutet beispielsweise, daß für eine Leistung von 100 Watt ein Mehrbedarf an Sauerstoff von 1,2 l/min erforderlich ist. Zu dessen Förderung muß das Herz sein Minutenvolumen um 7,2 l steigern. Ausgehend von einem Ruheminutenvolumen von 6 l ist somit das Minutenvolumen für 100 Watt mit ca. 13 l anzunehmen. Für eine Leistung von 200 Watt

▷

Abb. 1 Kreislaufreaktionen unter dynamischer Belastung. Teil a der Abbildung gibt hämodynamische Meßwerte wieder, die bei ansteigender Belastung im Liegen bei 5 Probanden mit der Farbstoffverdünnungstechnik gemessen wurden. Während das Herzminutenvolumen und die Pulsfrequenz linear mit der Belastung ansteigen, erhöht sich das Schlagvolumen mit Beginn der Belastung, um bei weiterer Intensitätssteigerung unverändert zu bleiben. Die Blutdruckwerte wurden bei dieser Untersuchung indirekt gemessen. Der bei direkter Messung zu findende diastolische Druckanstieg (siehe Abb. 3b) wurde daher nicht beobachtet.
Im Teil b der Abbildung werden die aus solchen Untersuchungen gefundenen Ergebnisse im Bereich der Energiebereitstellung und Kreislaufanpassung für trainierte und untrainierte Personen schematisch miteinander verglichen.
Die durchgezogene Linie stellt die Werte des Untrainierten, die gestrichelten Linien stellen vergleichend die Werte des Trainierten dar. Linear mit der Belastungsintensität steigt die Energiebereitstellung über die Sauerstoffaufnahme an (links oben). Der Trainierte besitzt für gleiche Belastungsbedingungen eine gleiche Sauerstoffaufnahme, höhere Werte werden von ihm lediglich auf Belastungsstufen erzielt, die dem Untrainierten nicht mehr zugänglich sind. Der zweite wichtige Faktor für die Energiebereitstellung ist die Milchsäurebildung. Sie wird zunächst nicht in Anspruch genommen, ab zwei Drittel des Maximums kommt es zu einem steilen Anstieg der Milchsäure (aerob-anaerobe Schwelle). Diese Kurve ist beim Trainierten nach rechts verschoben (oben Mitte). Die Steigerung der Sauerstoffaufnahme setzt eine entsprechende Erhöhung des Herzminutenvolumens voraus (unten Mitte). Auch hier besitzen Trainierte und Untrainierte für gleiche Belastungsstufen gleiche Zeitvolumina. Die beiden Komponenten des Herzminutenvolumens, die Pulsfrequenz und das Schlagvolumen, sind oben rechts bzw. unten links dargestellt. Da der Trainierte ein größeres Schlagvolumen besitzt, kommt er mit einer niedrigeren Pulsfrequenz für gleiche Belastungsintensitäten aus. Die maximale Frequenz, die sich vom Untrainierten nicht wesentlich unterscheidet, wird erst auf höheren Belastungsstufen erreicht, die dem Nichttrainierten nicht mehr zugänglich sind. Die Blutdruckwerte unterscheiden sich beim Trainierten und Untrainierten bei gleicher Belastungsintensität nicht voneinander.

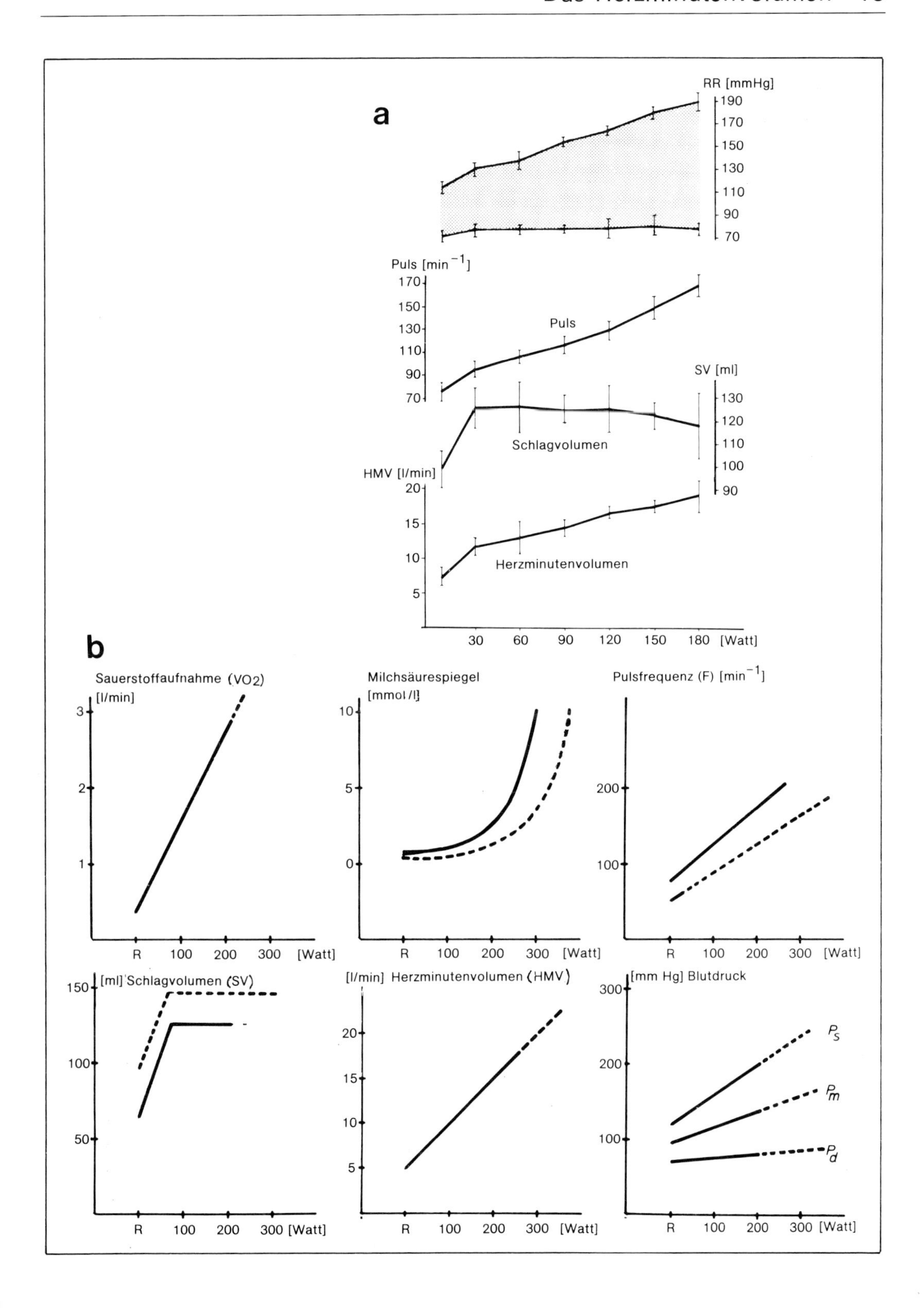
a
RR [mmHg]
190
170
150
130
110
90
70
Puls [min^{-1}]
170
150
130
110
90
70
Puls
SV [ml]
130
120
110
100
90
Schlagvolumen
HMV [l/min]
20
15
10
5
Herzminutenvolumen
30 60 90 120 150 180 [Watt]
b
Sauerstoffaufnahme (VO2)
[l/min]
3
2
1
R 100 200 300 [Watt]
Milchsäurespiegel
[mmol/l]
10
5
0
R 100 200 300 [Watt]
Pulsfrequenz (F) [min^{-1}]
200
100
R 100 200 300 [Watt]
[ml] Schlagvolumen (SV)
150
100
50
R 100 200 300 [Watt]
[l/min] Herzminutenvolumen (HMV)
20
15
10
5
R 100 200 300 [Watt]
[mm Hg] Blutdruck
300
200
100
P_s
P_m
P_d
R 100 200 300 [Watt]

ist entsprechend ein Minutenvolumen von 20 l erforderlich. Auch für eine bestimmte Laufgeschwindigkeit kann das erforderliche Minutenvolumen abgeschätzt werden. Zwar läßt sich für das Laufen in der Ebene die Leistung in Watt nicht ausdrücken, da zumindest theoretisch nach der Formel

Leistung = Kraft × Weg/Zeit

durch die Tatsache, daß keine Höhe überwunden wird, die Leistung scheinbar Null ist. Das erforderliche Minutenvolumen ergibt sich aber aus dem notwendigen Energieumsatz. Die Sauerstoffaufnahme beträgt für eine bestimmte Laufgeschwindigkeit nach der Gleichung von *Pugh* (1970):

VO_2 (ml/min × kg) = 4,25 + 2,98 × Laufgeschwindigkeit (km/h).

Die *Einstellung des jeweiligen Herzzeitvolumens* auf den Bedarf ist eines der zentralen Themen der Kreislaufphysiologie unter Belastungsbedingungen. Hier gibt es ebenso viele Ansichten wie Untersucher. Prinzipiell lassen sich alle diese Thesen in 2 Gruppen einordnen. Nach der einen Vorstellung reguliert das Herz als aktiver Muskel seine Leistung selbst. Ist ein Mehrbedarf an Transportleistung vorhanden, so erhöht das Herz seinen Auswurf, und dies steigert sekundär den venösen Rückstrom. Nach der Gegenansicht ist das Herz gewissermaßen nur der „Diener" des Kreislaufs, die Höhe des Herzminutenvolumens wird lediglich von der Größe des venösen Rückstroms bedingt, die Herzleistung wird von den Bedingungen in der Kreislaufperipherie bestimmt.

Eine solche Trennung erscheint künstlich. Faktoren, die das Herzzeitvolumen beeinflussen, verändern automatisch den venösen Rückstrom und umgekehrt. Das Steuerungssystem des Kreislaufs ist ein kompliziertes Gleichgewicht, in das die metabolischen Bedürfnisse aller Organe eingehen und in das zahlreiche humorale, nervale und mechanische Steuerungsmechanismen eingreifen. Die Beeinflussung eines Faktors führt rückwirkend zu Veränderungen im Bereich anderer Systeme.

Mögliche Steuerungsmechanismen wurden in kortikalen Reflexen, humoralen Impulsen, Chemo- oder Pressorezeptoren gesehen. Kortikale Impulse spielen tatsächlich in der Anpassung an Belastungsbedingungen eine Rolle, wie sich dies in der „*Vorstartreaktion*" zeigt. Läufer vor dem Start weisen erhebliche Pulsbeschleunigungen und Druckanstiege auf, die eine bessere Muskeldurchblutung bereits vor dem Start ermöglichen. Auf der anderen Seite ist mit einem solchen Mechanismus keineswegs eine Feineinstellung unter Belastungsbedingungen möglich.

Besonders weit verbreitet war früher die Theorie von der Anpassung infolge der „*reflektorischen Selbststeuerung*" des Kreislaufs nach *Koch* (1931). Danach kommt es zu Beginn jeder Belastung und Intensitätssteigerung in der Peripherie zu einer Erweiterung von Gefäßen mit einem entsprechenden zentralen Druckabfall. Über die Druckrezeptoren in den großen Gefäßen bzw. im Karotissinus soll dies reflektorisch zu einer Herzleistungssteigerung führen. Ein solcher zentraler Druckabfall ist aber bei Belastungsbeginn mit direkten arteriellen Messungen nicht nachweisbar. Auch der *Bainbridge-Reflex* mit einer Steigerung der Herzleistung, reflektorisch ausgehend von einer verstärkten Vorhoffüllung, wurde erörtert.

Besonders gut läßt sich die Kreislaufanpassung unter Belastungsbedingungen aufgrund peripherer Steuerungsmechanismen der Muskulatur deuten. Bereits von *Alam* und *Smirk* (1937) wurde darauf verwiesen, daß die Blutdruckregulation unter Belastung durch Chemo- oder Mechanorezeptoren von der Muskelperipherie her beeinflußt wird. *Stegemann* (1974) entwickelte hieraus eine Theorie der Kreislaufsteuerung, die vorwiegend auf muskulärenChemorezeptoren basiert. Kommt es zu einer Verschlechterung der Stoffwechselbedingungen im Muskel – wobei der spezifische metabolische Reiz bisher noch nicht identifiziert werden konnte –, so resultiert dies in

einem erhöhten sympathischen Antrieb auf das Herz und in einer entsprechenden Steigerung der kardiozirkulatorischen Leistung.
Unabhängig vom noch nicht endgültig bekannten Steuerungsmechanismus erfolgt die Anpassung des Herzens an die vermehrte Belastung aufgrund einer Steigerung des sympathischen Tonus, also aufgrund extrakardialer Mechanismen. Den intrakardialen Reservekräften des Herzens, dem *Starling-Mechanismus*, kommen dabei nur Bedeutung im Rahmen einer Anpassung an momentane Bedarfsschwankungen zu. Die Tatsache, daß der Starling-Mechanismus bei der Leistungsanpassung des Herzens keine entscheidende Rolle spielt, zeigt sich darin, daß sich die enddiastolische Ventrikelfüllung unter Belastung ebenso wenig ändert wie der Füllungsdruck. Auf die Bedeutung des Starling-Mechanismus für das Sportherz wird im Abschnitt „Die Sportherzfunktion“ weiter eingegangen.
Von den beiden Komponenten des Herzminutenvolumens, der Frequenz und dem Schlagvolumen, ist die Herzfrequenz die entscheidende Größe in der Leistungsanpassung. Zur Schlagvolumensteigerung stehen dem Ventrikel aufgrund seiner anatomischen Gegebenheiten nur beschränkte Möglichkeiten zur Verfügung. Bedingt durch das Einsetzen der Muskelpumpe und dem damit erhöhten venösen Rückstrom, steigt das Schlagvolumen mit Beginn der Belastung, um dann bei weiterer Intensitätssteigerung konstant zu bleiben. Die Vergrößerung des Schlagvolumens wird durch die Zunahme der Inotropie unter dem sympathischen Einfluß möglich; es kommt bei gleicher diastolischer Füllung zu einem verstärkten systolischen Auswurf, wie sich dies echokardiographisch zeigen läßt (vgl. Abb. 25). Während also die Pulsfrequenz, ebenso wie das Minutenvolumen und die Sauerstoffaufnahme, linear mit der Belastungsintensität ansteigt, zeigt das *Schlagvolumen* ein grundsätzlich anderes Verhalten, wie dies in der Abbildung 1 dargestellt wird.
Das Ausmaß der Schlagvolumensteigerung ist von der Körperhaltung abhängig. Die meisten der vorliegenden Untersuchungen sind im Liegen durchgeführt worden. Hier finden sich Schlagvolumensteigerungen bei der Bestimmung nach der Farbstoffverdünnungstechnik um 25 %, Untersuchungen mittels des Fickschen Prinzips zeigen sogar eine noch geringere Steigerung um 10 %. Untersuchungen in sitzender Körperhaltung ergeben einen Anstieg des Schlagvolumens um 30 bis 50 %; bei Untersuchungen, die am Laufband durchgeführt wurden, also aus stehender Körperhaltung heraus, fanden *Hanson* (1965) und *Wang* (1960) sogar eine Verdoppelung des Schlagvolumens. Diese Unterschiede sind auf die Erniedrigung des Ruheschlagvolumens bei aufrechter Körperhaltung zurückzuführen. Der orthostatische Effekt wird durch die *Muskelpumpe* ausgeglichen. Nach einigen Literaturdaten, insbesondere den Befunden von *Bevegard* (1963), reicht die Muskelpumpe nicht aus, um den *orthostatischen Effekt* völlig auszugleichen. Danach ist für die gleiche Belastung in sitzender Körperhaltung das Minutenvolumen um 1 bis 2 l niedriger als im Liegen. In eigenen Vergleichsuntersuchungen konnten wir diese Ergebnisse allerdings nicht bestätigen: In unseren Untersuchungen war bei der Fahrradergometrie im Sitzen die Auswurfleistung des Herzens mit der im Liegen vergleichbar.
Interessanterweise werden die höchsten Schlagvolumina nicht während Belastung, sondern kurz nach Belastung erreicht. Dies liegt darin begründet, daß sofort nach Belastungsende die Pulsfrequenz sehr rasch abfällt, während umgekehrt der venöse Rückstrom noch sehr hoch ist. Hier wird die erwähnte Bedeutung des *Starling-Mechanismus* zur Überbrückungshilfe deutlich. Die Erhöhung des Schlagvolumens über den maximalen Belastungswert hinaus kann dabei in Abhängigkeit von der Belastungsintensität bis zu 3 Minuten anhalten.
Diesen Verhältnissen kommt insbesondere ein historisches Interesse zu, da sie in den 50er Jahren mit dazu dienten, das *Kurzzeit-Intervall-Training* auch für den Ausdauerathleten zu begründen. Man ging davon aus, daß die Schlagvolumensteigerung den entscheidenden

Reiz für die Herzvergrößerung darstellt und daß sich durch möglichst kurze Belastungen und entsprechend viele Intervalle in der gleichen Trainingszeit eine große Zahl sogenannter „lohnender Pausen" erreichen ließe. Dies führte dazu, daß auch Langstreckenläufer ein Kurzstreckentraining durchführten, beispielsweise 30 200-m-Läufe hintereinander. Die Tatsache, daß sich dies letztlich als Irrweg herausgestellt hat, liegt darin begründet, daß es nicht möglich ist, das Ausdauertraining lediglich aus hämodynamischer Sicht zu betrachten. Der Einfluß eines Trainings auf die für den auf Ausdauer trainierten Sportler entscheidenden Stoffwechselmechanismen wurde dabei nicht berücksichtigt.

Im Gegensatz zum Schlagvolumen kommt somit der *Herzfrequenz* eine entscheidende Bedeutung in der Feinanpassung der Herzleistung an die Belastungsbedingungen zu. Während sich das Schlagvolumen beim Untrainierten in Abhängigkeit von der Körperhaltung nur von ca. 80 ml im Liegen bzw. 60 ml im Stehen auf 100 bis 120 ml steigern kann, ist es dem Herzen möglich, seine Schlagzahl von 70/min in Ruhe bis auf 200/min unter maximaler Belastung zu verdreifachen. Hierdurch kann das *maximale Minutenvolumen* des Untrainierten bis auf 20 bis 25 l gesteigert werden. Die *maximale Schlagzahl* ist eine biologisch festgelegte Größe, sie ist im wesentlichen nur alters-, nicht aber geschlechts- oder trainingsabhängig. Als Faustregel kann für diese maximale Schlagzahl im Mittel der Wert von 220/min minus Lebensalter angenommen werden, d. h., zehnjährige Kinder erreichen im Durchschnitt Werte von 210, Vierzigjährige nur noch maximale Werte von 180. Die Zwei-Sigma-Streuung dieses Wertes beträgt ca. ±20. Besonders bei Jugendlichen können demnach auch Maximalwerte von bis zu 230 erreicht werden. Höhere Maximalfrequenzen von bis zu 250 oder gar 300, die gelegentlich von Sportlern berichtet werden, sind im Regelfall auf Zählfehler zurückzuführen. Mittels Bandspeicheruntersuchungen konnten wir solche Werte nie bestätigen. Die Verdreifachung der Pulsfrequenz setzt entsprechend einen beschleunigten Ablauf des Kontraktionsvorgangs voraus. Dies wird in der *Kontraktilitätssteigerung* deutlich. Untersuchungen von *Roskamm* (1972) (vgl. Abb. 26) haben ergeben, daß sich beim Untrainierten die maximale Druckanstiegsgeschwindigkeit als Parameter der Kontraktilität verfünffachen kann.

Bei der Einstellung des Herzminutenvolumens für eine bestimmte Belastung muß die vorhandene *Blutmenge* in ihrem Umlaufvolumen beschleunigt werden. Wesentliche Blutreserven, die nach der Vorstellung von *Wollheim* (1931) unter Belastung mobilisiert werden könnten und die bei Tieren in Speicher-Milzen und -Lebern vorhanden sein sollen, existieren beim Menschen nicht. Das verfügbare Blutvolumen verkleinert sich sogar geringfügig um 5% unter Belastungsbedingungen. Dies ist Folge einer einsetzenden Hämokonzentration. Der *Hämoglobinwert* kann sich unter Belastung um 1 bis 2 g% erhöhen, und zwar als Konsequenz einer Verkleinerung des Plasmavolumens, bei deren Entstehung mehrere Mechanismen mitspielen, insbesondere die Erhöhung des effektiven Filtrationsdrucks als Folge der Steigerung des arteriellen Drucks und die vermehrte Kapillarpermeabilität (siehe u. a. *Ekelund* 1967, *Kirsch* 1968).

Auf den Faktor Zeit bei der Beschleunigung dieses Blutvolumens muß zum besseren Verständnis des Begriffs „*Steady state*" hingewiesen werden. Besonders in der Diskussion um die Durchführung einer optimalen Belastung im Rahmen der Ergometrie wird immer wieder die Notwendigkeit einer mindestens 6minütigen Belastungsdauer pro Wattstufe hervorgehoben, da nur diese die Einstellung eines solchen Gleichgewichts gewährleisten würde. Tatsächlich ist ein solcher Zeitraum auch wirklich erforderlich, wenn die relativ träge Blutmenge von einem Umlaufvolumen in Ruhe von 5 bis 6 l/min auf maximale oder submaximale Herzminutenvolumina beschleunigt werden soll. In eigenen Untersuchungen fanden wir beispielsweise, daß das für eine Belastung von 200 Watt erforderliche

Zeitvolumen nach 3 Minuten noch nicht, wohl aber nach 6 Minuten eingestellt war und dann bei weiterer Belastungsdauer konstant blieb. Diese Zeit von 5 bis 6 Minuten zur Einstellung des Steady state darf aber nicht auf geringere Intensitätssteigerungen ausgeweitet werden. Wird eine Leistung beispielsweise nur von 25 Watt gefordert, so bedeutet dies für das Herz eine Steigerung des Minutenvolumens von 6 auf 8 l/min. Eine solche Steigerung wird ohne weiteres in 1 bis 2 Minuten bewältigt, so daß bereits nach dieser Zeit das erforderliche Minutenvolumen eingestellt ist.

Bei länger andauernden Belastungen nach Erreichen des Steady-state-Wertes bleibt das Minutenvolumen weitgehend konstant. In hämodynamischen Untersuchungen mit Belastungen bis zu 30 Minuten fand *Ekelund* (1967) zwar ein kontinuierliches Ansteigen der Herzfrequenz in Abhängigkeit von der Belastungsdauer, das Minutenvolumen war nach der Einstellzeit aber unverändert. Dies bedeutet, daß mit zunehmender Belastungsdauer das Schlagvolumen verkleinert wurde. Ein solches Verhalten läßt sich relativ gut mit den Steuerungsvorstellungen nach *Stegemann* (1974) erklären. Mit zunehmender Belastungsdauer entsteht eine Verschlechterung der Stoffwechselsituation im Muskel, die über einen Anstieg des sympathischen Tonus zu einer Herzfrequenzsteigerung führt. Da der venöse Rückstrom sich nicht wesentlich ändert, fällt entsprechend das Schlagvolumen ab.

Schließlich sollte erwähnt werden, daß das eingestellte Herzminutenvolumen für eine bestimmte Belastung auch vom *Lebensalter* und dem *Geschlecht* abhängig ist. Mit Ausnahme der Gegebenheiten beim älteren Menschen sind hier allerdings die Daten der Literatur teilweise nicht ausreichend. Für *Frauen* wurde von *Astrand* (1964) beschrieben, daß bei gleicher Belastungsintensität das Herzminutenvolumen höher liegen soll. Er nimmt an, daß dies aufgrund des etwas niedrigeren Hämoglobinwertes zu erklären sei. Auf der anderen Seite wird dies aus anderen Daten nicht deutlich; so läßt sich aus den Zahlen von *Musshoff* (1959) kein Unterschied im Belastungsherzminutenvolumen zwischen Frauen und Männern aufzeigen. Ein niedrigerer Hämoglobinwert bedeutet eine Erniedrigung der maximalen *arteriovenösen Sauerstoffdifferenz*. Er bedeutet aber nicht zwangsläufig auch eine Verminderung der Sauerstoffutilisation auf submaximalen Stufen. Selbstverständlich müssen Frauen aufgrund ihrer im Durchschnitt kleineren Herzen und damit kleineren Schlagvolumina für die gleiche Belastung eine höhere Frequenz aufbringen als Männer.

Bezüglich der Abhängigkeit des Belastungsminutenvolumens vom Lebensalter liegen für *Kinder* aus leicht einsehbaren Gründen kaum Daten vor, die mit relevanten invasiven Untersuchungsmethoden erhoben wurden. Nach den Ergebnissen von *Erikson* (1971) ist bei ihnen das Minutenvolumen für gleiche Belastungsintensität gegenüber dem Erwachsenen vermindert. Dieser Befund bedarf sicher noch weiterer Kontrolle. Eine Verminderung des Minutenvolumens für gleiche Belastung ist dagegen für den *älteren Menschen* im Vergleich zum jüngeren eindeutig nachgewiesen. In diesem Zusammenhang kann besonders auf die Befunde von *Granath* (1964) verwiesen werden. Das Herzminutenvolumen für gleiche Belastungsintensität und damit gleiche Sauerstoffaufnahme liegt um etwa 1 bis 2 l/min niedriger als beim jüngeren, die periphere Sauerstoffutilisation ist entsprechend erhöht. Da es gleichzeitig beim älteren Menschen aufgrund der Physiosklerose zu einem Anstieg des Mitteldrucks bei gleichen Belastungsstufen kommt, ändert sich insgesamt gesehen die Herzarbeit unter körperlicher Arbeit durch das Alter nicht, es kommt allerdings zu einer Verschiebung von Volumen- zu Druckarbeit. Nach den Untersuchungen von *Gollwitzer-Meier* (1937) ist dies ungünstig, da die Druckarbeit für den myokardialen Sauerstoffbedarf entscheidend ungünstiger ist als die Volumenarbeit.

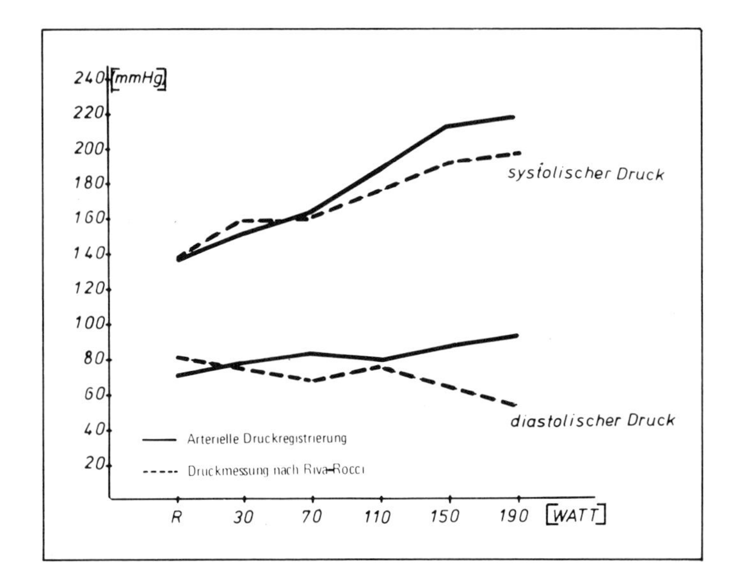

Abb. 2 Vergleich der arteriellen Druckwerte während der Ergometrie bei direkter und indirekter Messung. Der systolische Wert wird durch die indirekte Messung gut wiedergegeben. Für den diastolischen Druck zeigt die Messung nach Riva-Rocci dagegen mit ansteigender Belastung einen scheinbaren Druckabfall, der durch die direkte Messung nicht bestätigt wird.

Der arterielle Druck

Mit den letzten Bemerkungen des vorangehenden Abschnitts wurde bereits eine wesentliche Komponente der äußeren Herzarbeit unter Belastung angesprochen, der arterielle Druck, dessen Verhalten im folgenden erörtert werden soll. Das Blutdruckverhalten erweist sich als wesentlich variabler, da es im Gegensatz zu dem sich vergleichsweise nur träge ändernden Minutenvolumen sehr raschen Änderungen unterliegt. Über diese Verhältnisse gaben erst direkte, arteriell durchgeführte Messungen Auskunft, die teilweise telemetrisch durchgeführt wurden. In diesem Zusammenhang sind insbesondere die Untersuchungen von *Bachmann* (1969, 1970) bekannt geworden.

Der Hinweis auf den Wert der direkten arteriellen Druckmessung gibt Anlaß zu einer methodischen Vorbemerkung in bezug auf die *indirekte Druckmessung nach Riva-Rocci*. Diese Meßmethode läßt das Druckverhalten unter Belastungsbedingungen nur sehr unvollkommen erfassen. Auf der einen Seite ist sie relativ zeitaufwendig und erstreckt sich über eine Vielzahl von Herzaktionen, so daß rasche Änderungen nicht erfaßt werden können. Zum anderen ist diese Methode insbesondere hinsichtlich der Bewertung des diastolischen Drucks und damit auch des arteriellen Mitteldrucks sehr problematisch. Aus der Ergometrie ist bekannt, daß der diastolische Druck mit ansteigender Belastungsintensität, indirekt gemessen, häufig zunehmend absinkt. Im Extremfall kann sogar gelegentlich, meist nach Belastung, das sog. *„Nullphänomen"* beobachtet werden, d. h., es sind noch Korotkoff-Geräusche hörbar, obwohl der Manschettendruck bereits auf Null abgefallen ist. Vergleichende direkte und indirekte Druckmessungen können ein solches Verhalten nicht bestätigen (Abb. 2). Danach steigt bei Belastung mit dem Fahrradergometer auch der diastolische Blutdruck stets an, wenngleich in geringerem Maße als der systolische Wert.

Das Absinken des diastolischen Drucks bei fahrradergometrischer Belastung, wie es sehr häufig bei indirekter Messung gefunden wird, entspricht demnach nicht den wahren intravasal herrschenden Druckverhältnissen. Die Begründung hierfür ist methodisch zu sehen. Bisher existiert noch keine allgemeingültig anerkannte Theorie über die Frage der Entstehung der Korotkoff-Geräusche oder darüber, warum sie in der Nähe des diastolischen

Wertes verschwinden und welches exakte Kriterium für die diastolische Druckmessung besteht. Die Empfehlungen darüber, ob das Leiserwerden (Phase IV) oder das völlige Verschwinden (Phase V) verwendet werden soll, variieren stark. Trotzdem kann gesagt werden, daß die Entstehung der Korotkoff-Geräusche von der intravasalen Strömung und dem Manschettendruck beeinflußt wird. Unter Belastung erhöht sich die intraarterielle Strömung so stark, daß hierbei gelegentlich schon der Druck des Stethoskops ausreichend sein kann, um das Auftreten solcher Geräusche zu bewirken, obwohl der Manschettendruck bereits auf Null abgefallen ist.

Die *direkte Belastungsdruckmessung* ergibt wegen dieser Unzuverlässigkeit der indirekten Methode teilweise ganz neue und überraschende Aspekte. Nach der ersten Beschreibung des Druckanstiegs unter körperlicher Belastung durch *Zadek* (1881), scheint es allgemein als selbstverständlich angesehen zu werden, daß der Blutdruck unter körperlicher Arbeit ansteigt. Bei teleologischer Betrachtung erscheint dies keineswegs notwendig. Betrachtet man das Kreislaufziel unter körperlicher Arbeit, den Transport eines erhöhten Minutenvolumens und damit einer vergrößerten Sauerstoffmenge, so läßt sich dies durchaus nach dem Ohmschen Gesetz ohne Druckanstieg allein durch eine entsprechende Senkung des peripheren Widerstandes erreichen. Es ist nicht notwendigerweise einzusehen, warum das Herz das Ziel einer Steigerung seiner Pumpmenge mit einer zusätzlich erhöhten Druckarbeit bezahlen muß.

Kreislaufökonomisch betrachtet wäre es also am sinnvollsten, wenn die Steigerung des Herzminutenvolumens einfach durch eine entsprechende Weitstellung der Blutgefäße kompensiert werden könnte. Derjenige, der sich mit der Hämodynamik unter Belastung nicht besonders befaßt, wird mit Erstaunen feststellen, daß bei einer weitgehend von isotonen Muskelkontraktionen bestimmten Belastung dieses Kreislaufmuster tatsächlich angenähert verwirklicht wird. So steigt beispielsweise beim Laufen der arterielle Mitteldruck nicht wesentlich an, was anhand arterieller Druckkurven belegt werden soll. Die Abbildung 3a zeigt, daß beim *Laufen* mit ansteigender Geschwindigkeit der diastolische Druck unverändert bleibt, während der systolische Druck ansteigt. Gleichzeitig läßt die Abbildung erkennen, daß es zu einer Verformung der Druckwelle kommt. Die dikrote Welle rutscht gewissermaßen immer weiter nach unten. Da sich beim Laufen durch die Erschütterung des Katheters nur sehr schlecht artefaktfreie Registrierungen vornehmen lassen, soll diese Verformung der Druckwelle anhand von Kurven, die durch Drehkurbelarbeit in liegender Position gewonnen wurden, verdeutlicht werden. Die Abbildung 3b zeigt anhand solcher Kurven, daß die Dikrotie mit ansteigender Belastung praktisch verschwindet, die arterielle Druckkurve wird steiler.

Auf diese Verhältnisse wurde erstmals von *Holmgren* (1956) hingewiesen. Die Formveränderung der arteriellen Kurve ist in dem Absinken des peripheren Widerstandes unter Belastung und dadurch in den veränderten Reflexionsbedingungen in der Peripherie, die die Dikrotie bewirken, begründet. Die *Dikrotie* ist als Konsequenz der Überlagerung „stehender Wellen“ auf die Druckkurve zu verstehen, deren Minima und Maxima sich unter Belastung verschieben. Bereits in Ruhe ist die systolische Druckwelle in der A. brachialis geringgradig steiler als in der Aorta, der systolische Druck ist etwas erhöht. Unter Belastungsbedingungen wird dieser Effekt des Steilerwerdens wesentlich deutlicher. Beim Laufen steigt somit der zentral gemessene Druck nicht wesentlich an, ebenso wenig der für die Herzarbeit entscheidende, in der Peripherie gemessene arterielle Mitteldruck, während der systolische Druck durch die beschriebene Änderung der Kurvenform überhöht wird.

Diese Verhältnisse zeigen, daß die indirekte, peripher durchgeführte Druckmessung nur sehr unvollständige Informationen über das wahre Blutdruckverhalten gibt und daß insbesondere das Verhalten des arteriellen Mittel-

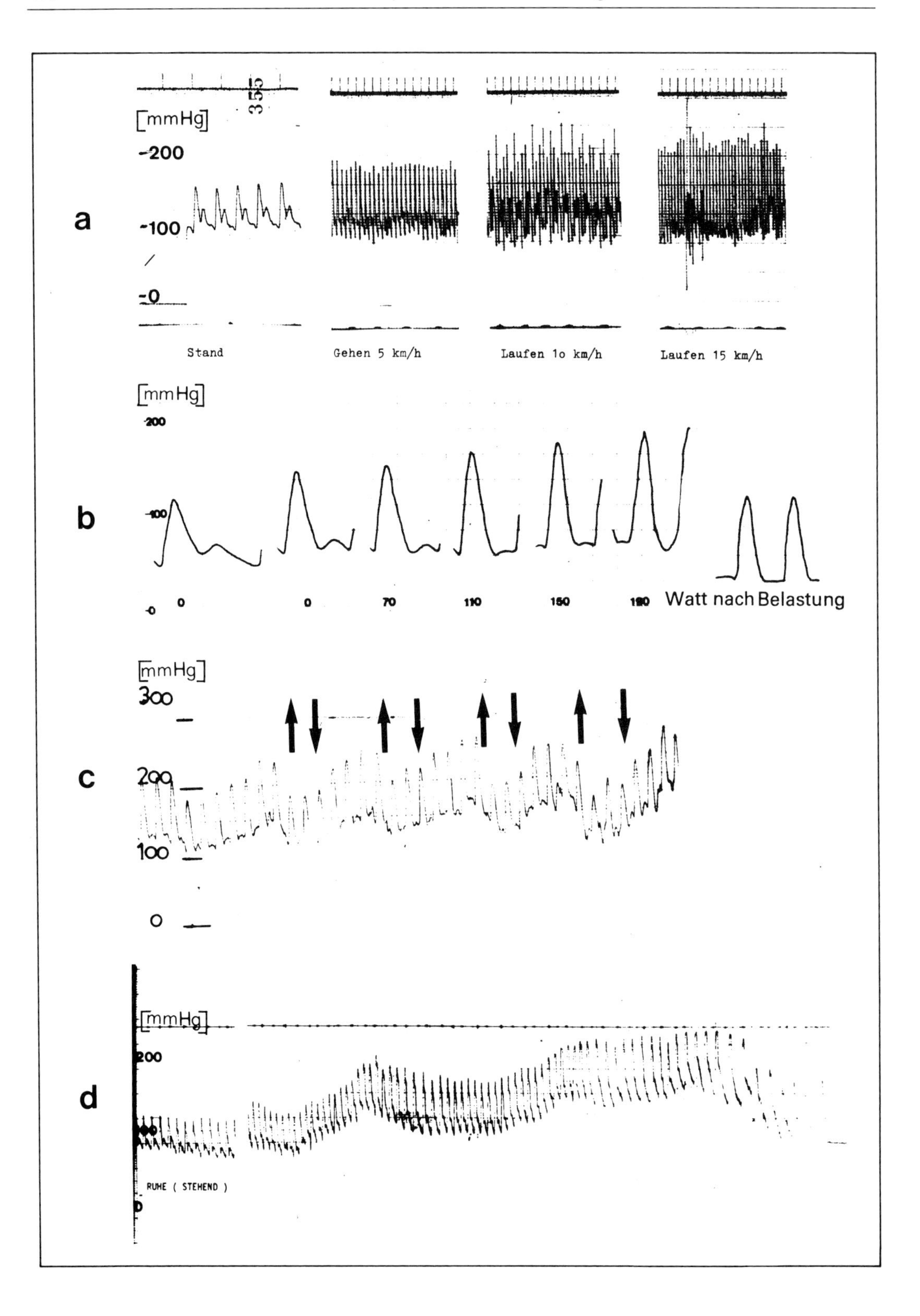

a
[mmHg]
200
100
0
Stand
Gehen 5 km/h
Laufen 1o km/h
Laufen 15 km/h
b
[mmHg]
200
100
0
0
0
70
110
150
190
Watt nach Belastung
c
[mmHg]
300
200
100
0
d
[mmHg]
200
100
RUHE (STEHEND)
0

drucks durch die alleinige Beurteilung des systolischen Wertes völlig falsch eingeschätzt werden kann. Aus diesen Gründen läßt sich weiterhin in besonderem Maße der Vorteil des Laufens oder ähnlicher Belastungsformen für den Koronarpatienten oder den Hypertoniker begründen. Auf der einen Seite weist das Laufen als typische Ausdauerbelastung einen sehr guten Trainingseffekt auf, der auf der anderen Seite nicht mit ständigen Drucksteigerungen bezahlt werden muß, die den myokardialen Sauerstoffverbrauch unnötig erhöhen.

Die Betrachtung der Abbildung 3b zeigt aber, daß bereits beim *Fahrradfahren im Liegen* sowohl der systolische als auch der diastolische Druck ansteigen und daß somit auch der arterielle Mitteldruck erhöht sein muß. Das Radfahren in liegender Position unterscheidet sich vom Laufen durch einen deutlich größeren Krafteinsatz. Hierbei werden relativ große Gefäßgebiete durch die Muskelkompression an einer entsprechenden Weitstellung gehindert, so daß der periphere Widerstand nicht in gleicher Art und Weise abfallen kann, wie dies die Steigerung der Muskeldurchblutung erfordern würde. Aus dieser Beobachtung läßt sich folgern, daß der Druckanstieg bei einer sportlichen Belastung um so größer sein wird, je höher der Krafteinsatz ist. Das *Fahrradfahren in sitzender Position* bewirkt allerdings nur einen geringen Druckanstieg, da hier der Krafteinsatz deutlich niedriger ist als beim Fahrradfahren im Liegen. Der Fahrradfahrer im Sitzen kann sein Körpergewicht einsetzen und spart Muskelkraft. Aus diesem Grunde kann auch das Fahrradfahren im Rahmen sportlicher Tätigkeit bei den genannten Gruppen von Herz-Kreislauf-Kranken empfohlen werden.

Eine dynamische Belastung mit sehr hohem Krafteinsatz stellt beispielsweise die rhythmische Durchführung von *Liegestützen* dar. Die Abbildung 3c zeigt, daß beim Niedergehen in die Beugehaltung durch den hiermit verbundenen hohen Krafteinsatz jeweils steile Druckanstiege bis 250 mmHg auftreten, die beim Hochgehen in die Streckhaltung sofort wieder verschwinden. Praktisch identische Kurven wurden von *Fleischer* (1976) beim *Rudern* registriert, das sich gleichfalls durch einen rhythmisch durchgeführten hohen Krafteinsatz auszeichnet. Solche Belastungsformen wären für Patienten nach Herzinfarkt oder Hochdruckkranke ungeeignet.

Das Phänomen der Drucksteigerung als Folge eines hohen Krafteinsatzes entsteht durch die Überlagerung einer von außen einwirkenden Kraft auf das Herz-Kreislauf-System. Solche Krafteinwirkungen können auch andere Ur-

◁

Abb. 3 Arterielles Druckmuster bei unterschiedlichen dynamischen Belastungsformen.

a) Arterieller Druck beim Stehen, Gehen und Laufen mit ansteigender Geschwindigkeit. Die Zeitmarkierung zeigt, daß beim Laufen der Papiervorschub verlangsamt wurde, um mehr Druckwellen zu erfassen. Es ergibt sich ein Anstieg des systolischen Drucks in Abhängigkeit von der Laufgeschwindigkeit, während der diastolische Druck unverändert bleibt. Die Dikrotie wird als dunkles Band sichtbar. Dies entspricht einer zunehmenden Einebnung der dikroten Druckwelle, wie dies besser in der Abbildung 3b deutlich wird.

b) Fahrradergometrische Belastungen in liegender Position. Um das Steilerwerden der Druckwelle besser deutlich zu machen, wurde jeweils nur eine einzige Druckwelle bei hohem Papiervorschub wiedergegeben. Es zeigt sich ein deutlicher Anstieg des systolischen und ein mäßiger Anstieg des diastolischen Drucks. Die dikrote Druckwelle verstreicht zunehmend, sie ist sofort nach Belastung eingeebnet.

c) Arterielles Druckverhalten bei Liegestützen. Bei Einnahme der Beugehaltung (Pfeil nach unten) kommt es zu einem deutlichen Anstieg des Drucks. Werden die Arme gestreckt (Pfeil nach oben), so kommt es zu einer Entlastung der Muskulatur. Der verringerte Krafteinsatz führt zu einem sofortigen Abfall des Drucks.

d) Arterielles Druckverhalten beim Eintauchen ins Wasser. Die Messung wurde bei einer Versuchsperson durchgeführt, die, um einen Valsalva-Mechanismus sicher zu vermeiden, mit einem Atemgerät 1 m tief in ein Wasserbecken eintauchte. Es zeigt sich ein Anstieg des arteriellen Drucks, der etwa der Überlagerung des hydrostatischen Außendruckes entspricht (ca. 75 mmHg). Gleichzeitig kommt es zu einer deutlichen Verlangsamung der Herzfrequenz mit entsprechender Zunahme der Druckamplitude.

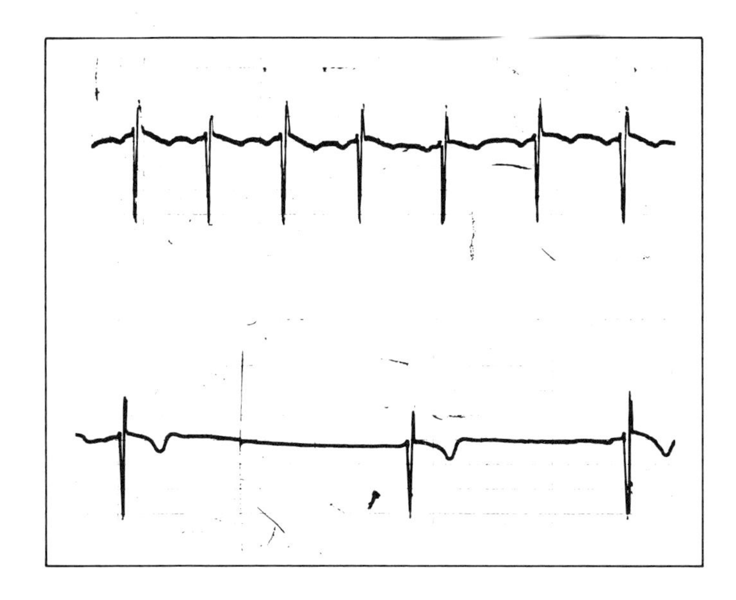

Abb. 4 EKG eines Schwimmers an der Wasseroberfläche (oben) und in 5 m Eintauchtiefe (unten). Die Streifen wurden telemetrisch gemessen. Die Frequenz unter Wasser von 34/min im Vergleich zu einer Schlagzahl von 70/min an der Wasseroberfläche demonstriert eindrucksvoll das Phänomen der Tauchbradykardie (Registrierung von *Völker*, 1983).

sachen haben, beispielsweise den Preßdruck im Rahmen des Valsalva-Mechanismus, das Auftreten von positiven oder negativen Beschleunigungskräften oder hydrostatische Drücke.

Das letztgenannte Beispiel wird beim *Schwimmen* und *Tauchen* realisiert. Wegen des großen Interesses, das dem Schwimmen bei der kardialen Rehabilitation zukommt, sollen die Grundlagen der Hämodynamik im Wasser, ausgehend von den Druckwerten, zusammenfassend abgehandelt werden. Die Abbildung 3d zeigt arterielle Druckkurven, die bei einer Versuchsperson beim Eintauchen ins Wasser registriert wurden. Sie zeigen, daß der arterielle Druck parallel mit der zunehmenden Eintauchtiefe ansteigt. Hierdurch können erstaunliche Absolutdrücke erreicht werden, wie dies an einem Modellexperiment aufgezeigt werden soll: Wenn bei einem Weltrekordversuch im freien Tauchen eine Tauchtiefe von 100 m erreicht wird, so wirkt auf das Gesamtsystem Mensch in dieser Tiefe ein Außendruck von 10 atü ein. Die Nullinie im rechten Vorhof verschiebt sich demnach auf 7600 mmHg, so daß der Blutdruck eines solchen Tauchers, gegen Außenbedingungen gemessen, absolut extreme Werte erreicht. Bereits bei einer Eintauchtiefe von 1 m steigt der Absolutdruck um 0,1 atü an, also um plus 75 mmHg. Bei einem Ausgangswert von 130/80 mmHg würden beispielsweise 205/155 mmHg erreicht.

Die verblüffend hohen Druckwerte stellen lediglich eine passive Überlagerung durch den hydrostatischen Druck von außen dar und müssen vom Herzen selbst aktiv nicht aufgebracht werden. Auf der anderen Seite führt das Eintauchen ins Wasser auch zu physiologischen Reaktionen, die für die Bewertung des Schwimmens im Rahmen sportlicher Aktivität von Herz-Kreislauf-Kranken bedeutsam sind. Wie die Abbildung 3d zeigt, kommt es mit dem Eintauchen zu einer deutlichen Frequenzverlangsamung mit entsprechendem Anstieg der Druckamplitude.

Diese Frequenzabnahme ist als *Tauchbradykardie* bekannt. Sie stellt ein interessantes Phänomen dar. Nach der zusammenfassenden Betrachtung von *Stegemann* (1969) muß man sie als einen Sparmechanismus auffassen, der einen längeren Unterwasseraufenthalt ermöglicht. Bei wasserbewohnenden Luftatmern im Tierreich ist sie besonders stark vorhanden, beim Menschen im Vergleich hierzu nur noch rudimentär. Neben der Bradykardisierung kommt es beim Tauchen auch noch zu weiteren Kreislaufumstellungen im Sinne einer Zentralisation auf die lebenswichtigen

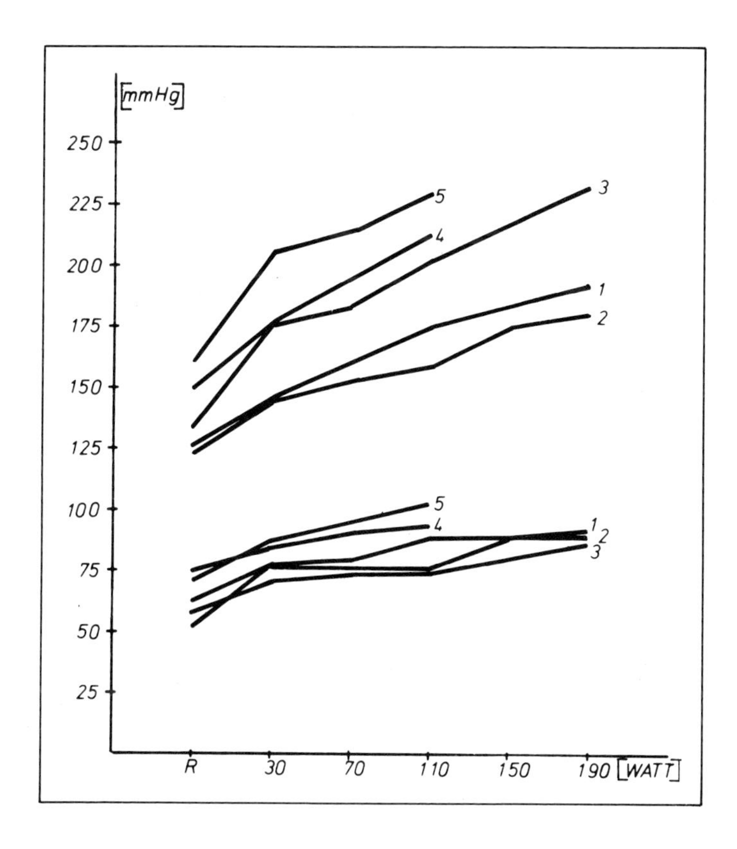

Abb. 5 Arterielles Druckverhalten bei ergometrischer Belastung. Die Untersuchungen erfolgten mittels direkter arterieller Druckmessungen. Gruppe 1 stellt junge untrainierte Männer, Gruppe 2 ausdauertrainierte junge Männer dar. Es zeigt sich kein Unterschied im Belastungsdruckverhalten. Gruppe 3 zeigt die Meßergebnisse einer Gruppe jugendlicher Hypertoniker. Gruppe 4 gibt die Werte älterer untrainierter Männer wieder. Sie liegen für gleiche Belastungen deutlich höher als die Werte jüngerer Menschen. Gruppe 5 zeigt die Werte älterer Hypertoniker.

Organe Herz und Gehirn. Die Tauchbradykardie wird durch einen Vagusreflex ausgelöst und ist durch Atropin unterdrückbar. Der Mechanismus der Reflexauslösung ist noch unklar. Ein erhöhter venöser Rückfluß durch die Schwerelosigkeit im Wasser, Sauerstoffmangel, Valsalva-Mechanismus und Rezeptoren im Trigeminusbereich werden diskutiert und wirken möglicherweise zusammen. Diese Tauchbradykardie kann extrem ausgeprägt sein. Die Abbildung 4 zeigt das Beispiel eines Tauchers, bei dem in 5 m Tiefe telemetrisch ein Frequenzabfall von vorher 70/min an der Oberfläche auf 34/min beobachtet wurde. Nach *Stegemann* stellt der Tauchreflex einen so großen Kreislaufantrieb dar, daß er alle anderen überspielt. Auch die Belastungstachykardie wird demnach reduziert.

Angaben über das Verhalten von *Herzzeit- und Schlagvolumen beim Schwimmen* sind in der Literatur selten, angesichts der technischen Schwierigkeiten, die bei der Messung auftreten. Unter den wenigen Daten sind sicher diejenigen von *Holmer* (1974) als die exaktesten zu betrachten, da sie bei 5 Probanden mit der Farbstoffverdünnungstechnik gewonnen wurden. Der Vergleich mit dem Laufen zeigt, daß für die gleiche Sauerstoffaufnahme beim Schwimmen und Laufen das Herzminutenvolumen, das Schlagvolumen und die Herzfrequenz etwa gleich groß sind, der arterielle Mitteldruck aber um etwa 20 mmHg höher liegt.

Nach diesen Daten spielen die Unterschiede der Belastung im Wasser, wie hydrostatischer Druck, Arbeit in horizontaler Körperlage, Einschränkungen der Atembewegungen und höhere Wärmeleitfähigkeit des Mediums Wasser, für die Volumenarbeit nur eine geringe Rolle. Lediglich im Maximalbereich zeigt sich eine Einschränkung im Vergleich zum Laufen, die sowohl für die maximale Sauerstoffaufnahme, die maximale arteriovenöse Sauerstoffdifferenz und die maximale Herzfrequenz im Bereich von 10 bis 20 % liegt, während das maximale Schlagvolumen, das ebenso wie bei der ergometrischen Belastung bereits im submaximalen Bereich gemessen wird, unverändert bleibt. Diese Daten weisen darauf hin, daß beim Schwimmen im Vergleich zum Laufen die maximale kardiopulmonale Auslastung weniger gut möglich ist, da die Muskelmasse nicht in einem gleich hohen Prozentsatz eingesetzt werden kann. Wahrscheinlich trägt hierzu die Arbeit in „Schwerelosigkeit" bei, da diejenigen Muskelanteile nicht benötigt werden, die normalerweise für die Aufrechterhaltung im Schwerefeld erforderlich sind. Aus diesen hämodynamischen Befunden ist ein geringerer kardiopulmonaler Trainingseffekt beim Schwimmen im Vergleich zum Laufen zu erwarten.

Die Kreislaufreaktion unter dynamischer Belastung wird neben den bisher genannten Faktoren, wie Belastungsintensität, Anteil isotoner zu isometrischer Muskelarbeit und einwirkenden Außendrücken, auch von *individuellen Faktoren* bestimmt. Als solche können psychische Faktoren, beispielsweise der sich unterschiedlich auswirkende psychologische Reiz einer Wettkampfsituation, Alter und pathologische Regulationsstörungen angesprochen werden. Die Abbildung 5 zeigt, daß bei gleicher Belastung der arterielle Druck beim älteren Menschen durch die Physiosklerose stärker ansteigt. Bezüglich der Verschiebung von Volumen- zu Druckarbeit, wie sie sich aus den Befunden von *Granath* (1964) beim älteren Menschen ergibt, darf auf den vorausgegangenen Abschnitt „Das Herzminutenvolumen" verwiesen werden.

Bei Patienten mit hypertonen Regulationsstörungen steigt der Blutdruck unter Belastungsbedingungen verstärkt an. Das Ausmaß des Ruhedrucks ist dabei nur bedingt mit der Belastungshypertonie korreliert. Diese hat daher in letzter Zeit besondere Aufmerksamkeit erfahren (*Franz*, 1979). Gerade für den sporttreibenden Hypertoniker ist die Messung des Blutdrucks unter Belastungsbedingungen von wesentlicher Bedeutung.

Die Herzarbeit unter statischer Belastung

Haltearbeit ist durch die isometrische Muskelkontraktion, d. h. durch eine reine Spannungsentwicklung, gekennzeichnet. Sie führt zu einer grundsätzlich anderen Kreislaufreaktion als die dynamische Belastung, da das Moment der Erschlaffung des Muskels zwischen 2 Kontraktionen fehlt. Durch die tetanische Dauerkontraktion der Muskulatur entsteht hinsichtlich der Energiezufuhr eine paradoxe Situation. Auf der einen Seite benötigt der Muskel mehr Energie, d. h. mehr Sauerstoffzufuhr, auf der anderen Seite komprimiert er durch seine Eigenaktivität die kleinen intramuskulären Gefäße und damit eben diese Energiezufuhr. Dieses Paradoxon der statischen Muskelarbeit ist schon seit 1877 bekannt und wurde erstmals von *Gaskell* beschrieben. Bei der maximalen Kraftentfaltung werden die Kreislaufverhältnisse zusätzlich durch den einsetzenden Preßdruck als sog. Valsalva-Mechanismus kompliziert.

Submaximale statische Belastung

Im folgenden sollen zunächst die hämodynamischen Reaktionen bei submaximaler statischer Belastung, also ohne Preßdruck, beschrieben werden. Nach den Befunden der Arbeitsgruppe von *Lind*, die sich mit diesen Verhältnissen in besonderem Maße beschäftigt hat, reicht die Durchblutung des Muskels zur aeroben Energiefreisetzung nur dann aus, wenn die entwickelte Spannung unterhalb von 15 % der möglichen Maximalkraft liegt. Oberhalb von 70 % dieser maximalen Kontraktionskraft soll die Durchblutung sogar völlig zum Erliegen kommen. Aus diesem Grund wird die statische Muskelarbeit ganz überwiegend von der anaeroben Energiefreisetzung in Form der Milchsäurebildung bestimmt. Wie

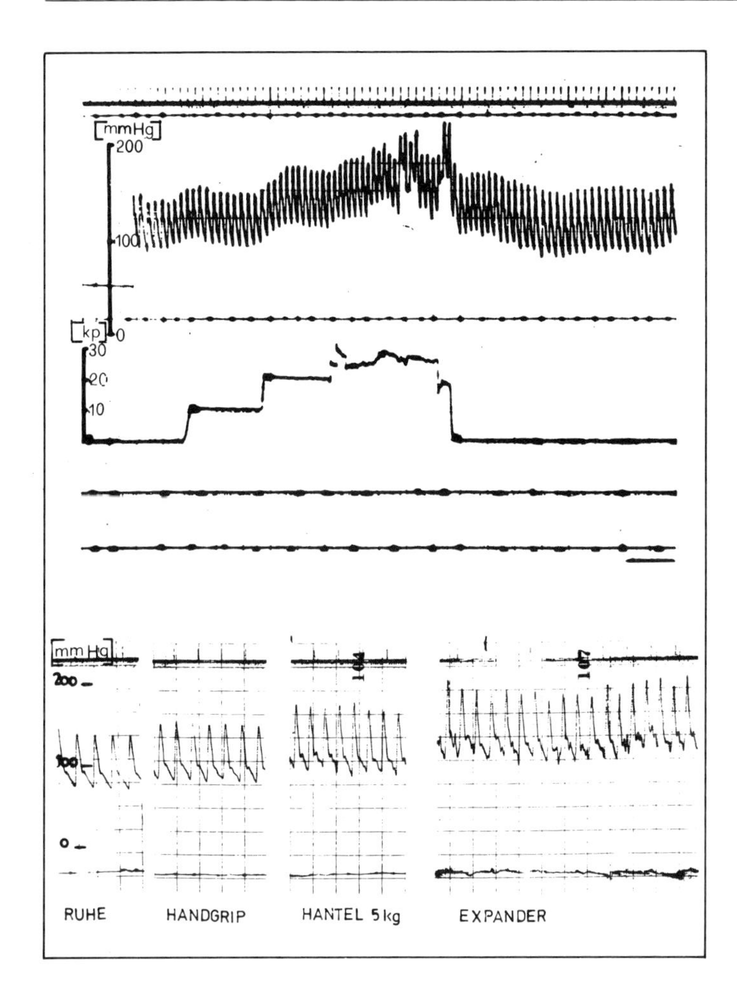

Abb. 6 Arterielles Druckverhalten bei statischer Belastung. Im oberen Teil der Abbildung wird die direkt gemessene Druckkurve bei Handgriffarbeit aufgezeigt. Die ausgeübte Kraft ist in der unteren Kurve registriert. Es zeigt sich ein Druckanstieg parallel zur ausgeübten Kraft. Die höchste eingestellte Kraftbelastung konnte vom Probanden gerade eben noch unter maximaler Kraftaufwendung gehalten werden. Die Druckkurve zeigt entsprechend bereits das typische Muster der Preßdruckkurve, wie dies in Abbildung 7 dargestellt ist. Im Gegensatz zur Abbildung 3 zeigt sich keine Veränderung der Kurvenform, da der periphere Widerstand unverändert bleibt. Der untere Teil der Abbildung zeigt diese Verhältnisse an einigen typischen Belastungsformen aus dem Sport. Beim Expanderziehen beispielsweise steigt der Druck von etwa 130/80 mmHg auf 200/120 mmHg an.

ein einfacher Selbstversuch, etwa das Halten eines Stuhles mit ausgestrecktem Arm, deutlich macht, können solche anaeroben Belastungen nur sehr kurzfristig durchgehalten werden, da die anaerob bereitstellbare Energiemenge gering ist, die entstehende Milchsäure zu Mißempfindungen und die Übersäuerung zu einer Blockade der Enzyme und damit der Energiebereitstellung führt.

Die Kreislaufreaktion bei einer solchen statischen Belastung ist genau konträr zu derjenigen, wie sie für eine von überwiegend isotonen Muskelkontraktionen bestimmte Belastungsform, beispielsweise dem Laufen, beschrieben wurde. Während sich diese durch eine hohe Volumenarbeit und einen nur sehr geringen oder fehlenden Druckanstieg auszeichnet, findet sich bei der isometrischen Muskelarbeit eine geringe Steigerung der Volumenarbeit des Herzens bei ausgeprägter Steigerung der Druckarbeit. Ein solches Muster ist teleologisch verständlich. Eine starke Steigerung des *Minutenvolumens* wäre sinnlos, da der arbeitende Muskel gewissermaßen von der Durchblutung abgekoppelt ist. Den Sinn des starken Druckanstiegs kann man in dem Versuch des Kreislaufs sehen, der transmuralen Kompression der Gefäße durch die Muskulatur entgegenzuwirken und den Muskeln trotz dieser widrigen Bedingungen möglichst viel Blut zukommen zu lassen.

Nach unseren Befunden, in Übereinstimmung mit den genannten Untersuchungen von *Lind*, steigt das Minutenvolumen bei der Haltearbeit nur auf 10 bis 12 l/min an, wobei dies durch eine Frequenzsteigerung bis 120/min bewältigt wird, während das Schlagvolumen unverändert bleibt. Da der periphere Widerstand sich gleichfalls nicht ändert, reicht die Zunahme des Minutenvolumens aus, um einen steilen, von der Intensität der Haltearbeit abhängigen *Druckanstieg* zu bewirken, was an direkten arteriellen Druckkurven verdeutlicht werden kann (Abb. 6). Bei statischen Belastungen, wie beispielsweise beim Expanderziehen, steigt der Druck auf 200/120 mmHg an. Die Betrachtung der Druckkurven zeigt im Gegensatz zur dynamischen Belastungsform dabei keine Verformung, da die hierfür ursächliche Erniedrigung des peripheren Widerstandes ausbleibt.

Die geschilderten Kreislaufverhältnisse scheinen zunächst in einem gewissen Widerspruch zu den eingangs gemachten Prämissen zu stehen. Durch die Kompression der intramuskulären Gefäße könnte man einen Anstieg des *peripheren Widerstandes* ohne wesentliche Steigerung des Minutenvolumens erwarten, wie dies beispielsweise von *Hettinger* (1973) beschrieben wurde. Es gilt hier jedoch die sympathisch bestimmte Gegenregulation zu berücksichtigen. Aufgrund der nach *Stegemann* (1974) in der Muskulatur anzunehmenden Rezeptoren kommt es zu einer Steigerung des sympathischen Tonus. Dieser bewirkt auch eine Erhöhung des Venentonus und damit eine Vergrößerung des venösen Angebotes an das Herz, also die Erhöhung des Minutenvolumens, deren Sinn man, wie beschrieben, in der Drucksteigerung sehen kann. Die Tatsache, daß der periphere Widerstand trotz der partiellen Gefäßkompression nicht ansteigt, kann mit einem Abfall des Widerstandes in anderen, nicht arbeitenden Muskelbereichen erklärt werden (*Eklund,* 1974). Während für die Drucksteigerung bei dynamischer Belastung mit hohen Kraftkomponenten allein die Überlagerung der Muskelkompression auf größere Gefäße als Erklärung angenommen wurde, kommt offensichtlich bei der statischen Haltearbeit, die sich über längere Zeit hinweg erstreckt, noch eine zweite Komponente hinzu, nämlich ein nervös-reflektorisch gesteuerter Vorgang. Solche Reflexe haben im vegetativen Bereich einen Zeitbedarf von mehreren Sekunden, der es verbietet, Drucksteigerungen, die direkt parallel zur ausgeübten Kraft verlaufen, wie beispielsweise in Abbildung 3c für Liegestütze aufgezeigt, auf diesem Wege zu erklären. Bei der rein isometrischen, über längere Zeit ausgeübten Arbeit werden jedoch solche Reflexe offensichtlich wirksam. Dies wird dadurch deutlich, daß nach den Befunden von *Lind* (1967) der Druckanstieg bei statischer Haltearbeit nicht von der eingesetzten Muskelmasse, sondern von der prozentualen Beanspruchung des Einzelmuskels abhängig ist. Die Belastung der großen Muskelmasse eines Beines mit 50% der Maximalkraft ruft somit die gleiche Drucksteigerung hervor wie die der kleineren Muskelmasse eines Armes bei Ausübung von gleichfalls 50% der maximalen Armkraft. Kreislaufphysiologisch ist es daher sinnvoll, statische Haltearbeit auf eine möglichst große Muskelmasse zu verteilen, da hiermit die relative Belastung der Einzelfaser und der sympathische Antrieb auf das Herz erniedrigt werden.

Die geschilderten hämodynamischen Bedingungen erklären die Tatsache, warum Kraftbelastungen für den Patienten mit einer organischen Herz-Kreislauf-Erkrankung im allgemeinen als ungünstig angesehen werden. Auf der einen Seite sind für das Herz-Kreislauf-System im Sinne einer Leistungssteigerung nur solche Reize trainingswirksam, die zu einer ausreichenden Steigerung des Minutenvolumens führen und darüber hinaus, nach Untersuchungen von *Hollmann* (1965), für mindestens 5 bis 10 Minuten einwirken. Kraftbelastungen können aus den beschriebenen Gegebenheiten heraus nur 1 bis 2 Minuten durchgehalten werden. Diese kurze Zeit ist auf der anderen Seite auch nicht ausreichend, um das Herzminutenvolumen entsprechend ansteigen zu lassen, wie dies im Zusammenhang mit der dynamischen Belastung beschrieben wurde. Statische Belastungen sind für das Kreislaufsystem also nicht

trainingswirksam und können durch die hohen Druckanstiege für den Koronarpatienten oder den Hypertoniker eher gefährlich werden.
Auf der anderen Seite soll an dieser Stelle darauf hingewiesen werden, daß es falsch wäre, die körperliche Aktivität des Herz-Kreislauf-Kranken immer nur aus dem Blickpunkt der aktuellen Kreislaufsituation abzuleiten. Auch der Kreislaufpatient benötigt Muskulatur, die sinnvoll entwickelt werden muß. Gerade die hier geschilderten Verhältnisse lassen den Sinn eines vernünftig durchgeführten Krafttrainings für den Herz-Kreislauf-Patienten begründen. Bei nur sehr gering entwickelter Muskulatur führen selbst die kleinsten Kraftbeanspruchungen des täglichen Lebens zu einer hohen relativen Spannungsentwicklung der Einzelfaser und damit zu einem erheblichen sympathischen Reiz. Aus diesem Grund sollte ein geeignetes Muskeltraining auch mit dem Koronarpatienten durchgeführt werden, es sollte allerdings stets nur im unteren Bereich der ausübbaren maximalen Kraft absolviert werden, wobei aus didaktischen Gründen als Grenze ca. 50% der Maximalkraft angegeben werden sollen.
Während also für den organisch erkrankten Herz-Kreislauf-Patienten Kraftbelastungen nur mit Zurückhaltung zu betrachten sind, gilt hinsichtlich des Patienten mit Hypotonie die umgekehrte Aussage. Ihm sollte man wegen der damit verbundenen Drucksteigerungen, die den Kreislauf gewissermaßen wieder an eine vernünftige Druckregulierung gewöhnen, kraftbetonte Belastungsformen empfehlen.

Valsalva-Mechanismus

Bei maximaler Kraftbelastung kommt es zu einer erheblichen Veränderung der Kreislaufreaktion durch die Überlagerung des Preßdrucks von außen. Der *Valsalva-Mechanismus* stellt ein reflektorisches Phänomen dar, das bekanntlich auch außerhalb der Kraftbelastung in sehr vielfältiger Art und Weise eingesetzt wird, bei so unterschiedlichen Bedingungen wie Stuhlentleerung, Geburtsvorgang, Posauneblasen, Belüftung des Mittelohres etc. Den Sinn dieses Mechanismus, bei dem es zu einer Druckerhöhung im intrathorakalen Raum durch eine Ausatmungsbewegung gegen die verschlossene Glottis kommt, kann man in dem Versuch sehen, möglichst stabile Ansatzverhältnisse im Bereich des Thorax und der Wirbelsäule für die Muskulatur zu schaffen. Der Druck, der hierbei im Thoraxraum aufgebaut wird, kann sehr hoch sein. Wir haben telemetrisch beim Gewichtheben zentralvenöse Drücke bis zu 178 mmHg bestimmt (vgl. Abb. 8). Beim Pressen kann also von *intrathorakalen Druckwerten* von 100 bis 200 mmHg ausgegangen werden.
Diese Erhöhung des intrathorakalen Drucks führt zu einer drastischen Behinderung des venösen Rückstroms, der sich in den gestauten Halsvenen augenfällig verdeutlicht. Entsprechend sinkt das *Herzminutenvolumen* nach eigenen Untersuchungen auf die Hälfte seines Ausgangswertes ab. Da es gleichzeitig zu einem reflektorischen Anstieg der *Herzfrequenz* kommt, fällt das *Schlagvolumen* sogar auf ein Drittel seines normalen Wertes. Diese Verkleinerung des Schlagvolumens wird echokardiographisch in Abbildung 7 deutlich. Solche Bilder können den Eindruck eines „Leerschlagens des Herzens“ unter Preßdruck vermitteln, wie es in der älteren Literatur dargestellt wird. Tatsächlich kommt es aber nicht zu einem echten „Leerschlagen“. Die Blutreserven im thorakoabdominellen Raum, der hier als funktionelle Einheit wirkt, sind so groß daß ein solches echtes „Leerschlagen“ innerhalb der 20 bis 30 Sekunden, die das Pressen allerhöchstens durchgehalten werden kann, nicht eintritt.
Die Drucküberlagerung des Kreislaufsystems resultiert weiterhin in einer sehr interessanten Veränderung der *arteriellen Druckkurve*, wie sie erstmals von *Hamilton* (1936) beschrieben wurde und wie sie in der Abbildung 7 verdeutlicht wird. Zunächst kommt es zu einer initialen Druckspitze, die additiv durch die Überlagerung des Preßdrucks auf die arterielle Druckkurve entsteht. Danach fällt der arte-

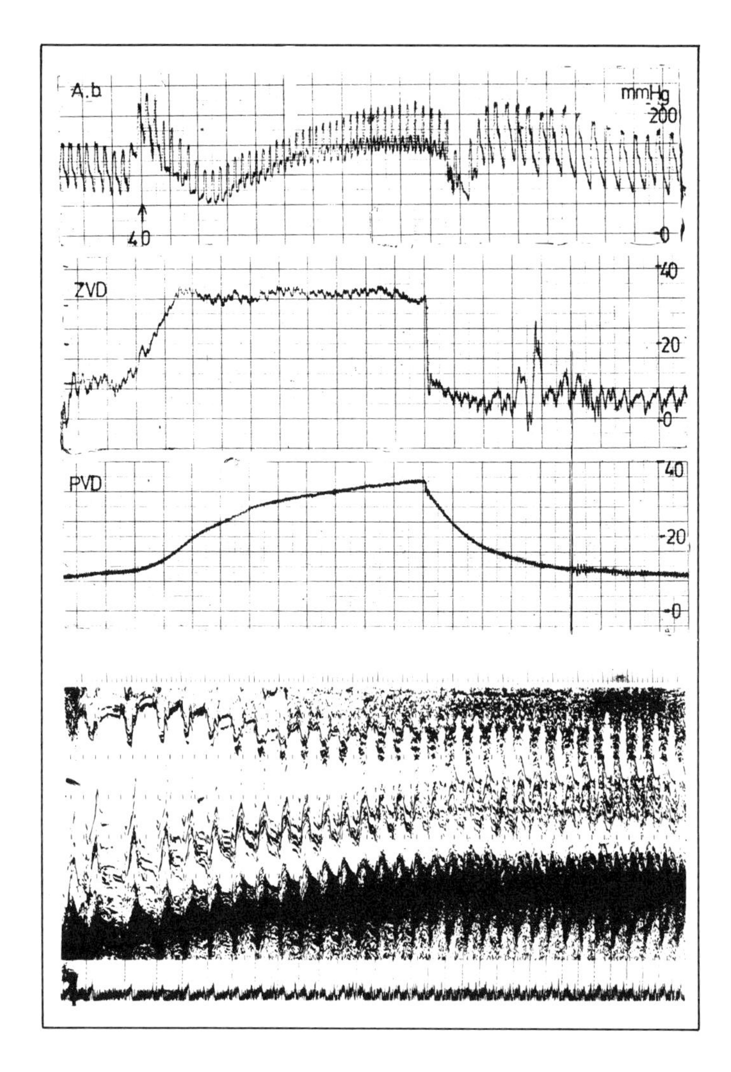

**Abb. 7 Kreislaufverhältnisse beim Preßdruck. Der obere Teil der Abbildung zeigt die Druckkurven. Ganz oben ist die arterielle Druckkurve wiedergegeben, die im einzelnen im Text beschrieben wird. Bei der Markierung 40 beginnt der Proband gegen ein Steigrohr mit einem Druck von 40 mmHg zu pressen. Die mittlere Kurve stellt den zentralvenösen Druck dar, sie entspricht somit dem intrathorakalen Druck. Sie zeigt das plötzliche Ansteigen des intrathorakalen Drucks mit Beginn und den Abfall mit Beendigung des Pressens. Die untere Kurve zeigt den peripher-venösen Druck. Es kommt zu einem langsamen Anstieg dieses Drucks, zum einen als Folge der Abflußbehinderung aus der Peripherie in den Thoraxraum, zum anderen als Folge des ansteigenden Sympathikustonus und der dadurch gleichzeitig erhöhten Venenwandspannung.
Der untere Teil der Abbildung zeigt ein Echokardiogramm während des Pressens. Man erkennt deutlich die zunehmende Verkleinerung des linken Ventrikels, gegen Ende der Preßphase scheinen Septum und Hinterwand gegeneinander zu schlagen.**

rielle Druck bei gleichzeitiger Frequenzsteigerung und Abnahme der Druckamplitude als Zeichen des abnehmenden venösen Rückstroms und Schlagvolumens. Nach 6 bis 7 Sekunden ist ein Wiederanstieg des Drucks zu beobachten, obwohl der Preßvorgang fortgesetzt wird. Dadurch entsteht das für die arterielle Preßdruckkurve typische Tal. Der Wiederanstieg ist mit dem Einsetzen der Reflexvorgänge zu deuten, die zu einem Anstieg des peripheren arteriellen Widerstandes führen, mit dem Ziel, einen völligen Abfall des Blutdrucks zu verhindern.

Mit Beendigung des Preßvorgangs entsteht zunächst ein kurzfristiger Druckabfall, der gewissermaßen das negative Spiegelbild der initialen Druckspitze darstellt, als Ausdruck des plötzlich nachlassenden hohen intrathorakalen Drucks. Nach 3 bis 4 Sekunden steigt der Blutdruck überraschenderweise wieder steil an, oft sogar höher als im Bereich der initialen Druckspitze. Dieser sog. „*postpressorische Überschußdruck*" ist die Konsequenz des jetzt wieder einsetzenden venösen Rückstroms aus der Peripherie mit einem entsprechenden Anstieg des Herzzeitvolumens, das

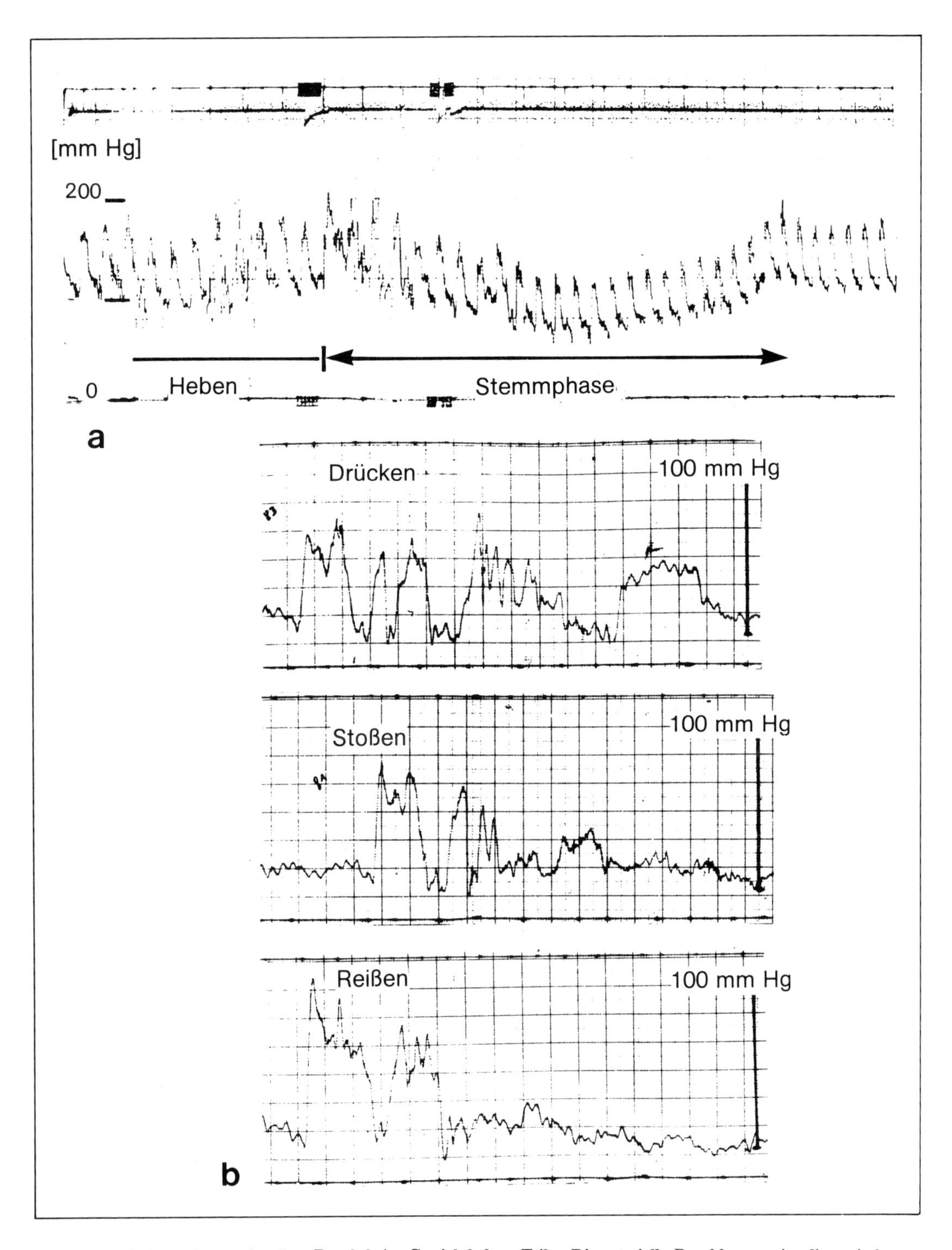

Abb. 8 Arterieller und zentralvenöser Druck beim Gewichtheben. Teil a: Die arterielle Druckkurve zeigt die typische „Talform", die für den Valsalva-Effekt charakteristisch ist (siehe Abb. 7). Teil b: Telemetrisch gemessene zentralvenöse Drücke bei den 3 klassischen Formen des Gewichthebens zeigen Anstiege über 100 mmHg.

immer noch gegen einen erhöhten peripheren Widerstand ausgeworfen wird. Als Folge dieses postpressorischen Überschußdrucks kommt es, bedingt durch die Pressorezeptoren in den großen arteriellen Gefäßen, zu einem starken Vagusreiz, der sich in der *postpressorischen Bradykardie* ausdrückt. Diese Vagusaktivierung kann zu erheblichen Rhythmusstörungen führen, selbst bei Gesunden lassen sich funktionelle AV-Blockierungen oder Extrasystolen auslösen, die naturgemäß beim Koronarpatienten besonders deutlich werden.
Faßt man diese Befunde zusammen, so ergibt sich durch den Preßdruck eine Reihe von Gefahrenmomenten. Dies bedeutet aber nicht, daß der Preßvorgang an sich eine erhebliche Kreislaufgefährdung darstellt. Beim Kreislaufgesunden wird er ohne Probleme toleriert. Bei einem Training mit Kreislaufgefährdeten müssen diese Besonderheiten allerdings Berücksichtigung finden:

1. Es entstehen gefährliche Druckspitzen, die im peripheren Gefäßbereich zu arteriellen Rupturen führen können. Für den Hochdruckpatienten bedeutet dies beispielsweise, daß bei einem Ausgangsdruck von 200/100 mmHg und einer Überlagerung durch einen Preßdruck von 100 mmHg eine Druckspitze von 300/200 mmHg entsteht. Es ist verständlich, daß hierdurch eine zerebrale Blutung ausgelöst werden kann.
2. Die Verminderung des Herzzeitvolumens auf die Hälfte seines Ausgangswertes führt auch dazu, daß die Koronardurchblutung um den gleichen Betrag abnimmt, wie dies von *Benchimol* (1972) nachgewiesen wurde. Dadurch entsteht die Gefahr der Auslösung von myokardialen Komplikationen wie Rhythmusstörungen und Herzinfarkt (siehe auch Abschnitt „Die traumatische Herzschädigung“).
3. Die Phase des kurzfristigen Druckabfalls bei Beendigung des Preßvorgangs führt gelegentlich dazu, daß es im Anschluß an maximale Kraftbelastungen zu Synkopen auch bei Kreislaufgesunden kommen kann.
4. Rhythmusstörungen können als Folge des erheblichen Vagusreizes im Rahmen der postpressorischen Bradykardie auftreten. Extrasystolen können hier ein Kammerflimmern auslösen.
5. Die venöse Stauung während des Preßvorgangs kann insbesondere im zerebralen Bereich zu perivasalen Blutungen führen. Der Venen- und Liquordruck steigt intrazerebral in gleichem Maße an wie der periphere venöse Druck.

Alle angeführten Gründe sollten dazu Anlaß geben, maximale Kraftbelastungen beim Herz-Kreislauf-Kranken grundsätzlich zu vermeiden.

Zusammenfassende Betrachtung

Die vorausgegangene Diskussion hat gezeigt, daß die Kreislaufreaktionen unter unterschiedlichen Belastungsformen einerseits sehr vielfältig sein können, andererseits bestimmten Gesetzmäßigkeiten folgen. Abschließend soll daher versucht werden, diese unterschiedlichen Gesetzmäßigkeiten in ein einheitliches Schema zu bringen, das es erlaubt, die jeweili-

▷

Abb. 9 Reaktionen bei Fernsehzuschauern während aufregender Sportübertragungen. Teil a: Arterielle Druckkurve bei einem Zuschauer während eines Fußballspiels der deutschen Nationalmannschaft anläßlich einer Weltmeisterschaft. Der Ausschnitt gibt eine Situation wieder, bei der die deutsche Mannschaft ein Tor erzielt. Es kommt zu einer Druckwelle, die 200 mmHg erreicht. Die typische Form dieser Kurve gibt im Prinzip das gleiche Muster wieder, das bereits vom Valsalva-Mechanismus her bekannt ist (siehe Abb. 7 und 8). Es entsteht durch das Aufspringen und den „Tor“-Schrei des Probanden. Teil b bestätigt den Valsalva-Mechanismus; die in dieser Kurve dargestellte telemetrische Messung des zentralvenösen Drucks zeigt einen Anstieg über 100 mmHg. Teil c stellt die durch solche Spannungssituationen möglicherweise ausgelösten Rhythmusstörungen dar. Das Beispiel stammt von einem Postinfarktpatienten, der das Endspiel um die Fußballmeisterschaften Deutschland gegen Holland 1974 beobachtete. Er reagierte auf das deutsche Siegestor zum 2:1 mit polytopen Extrasystolen.

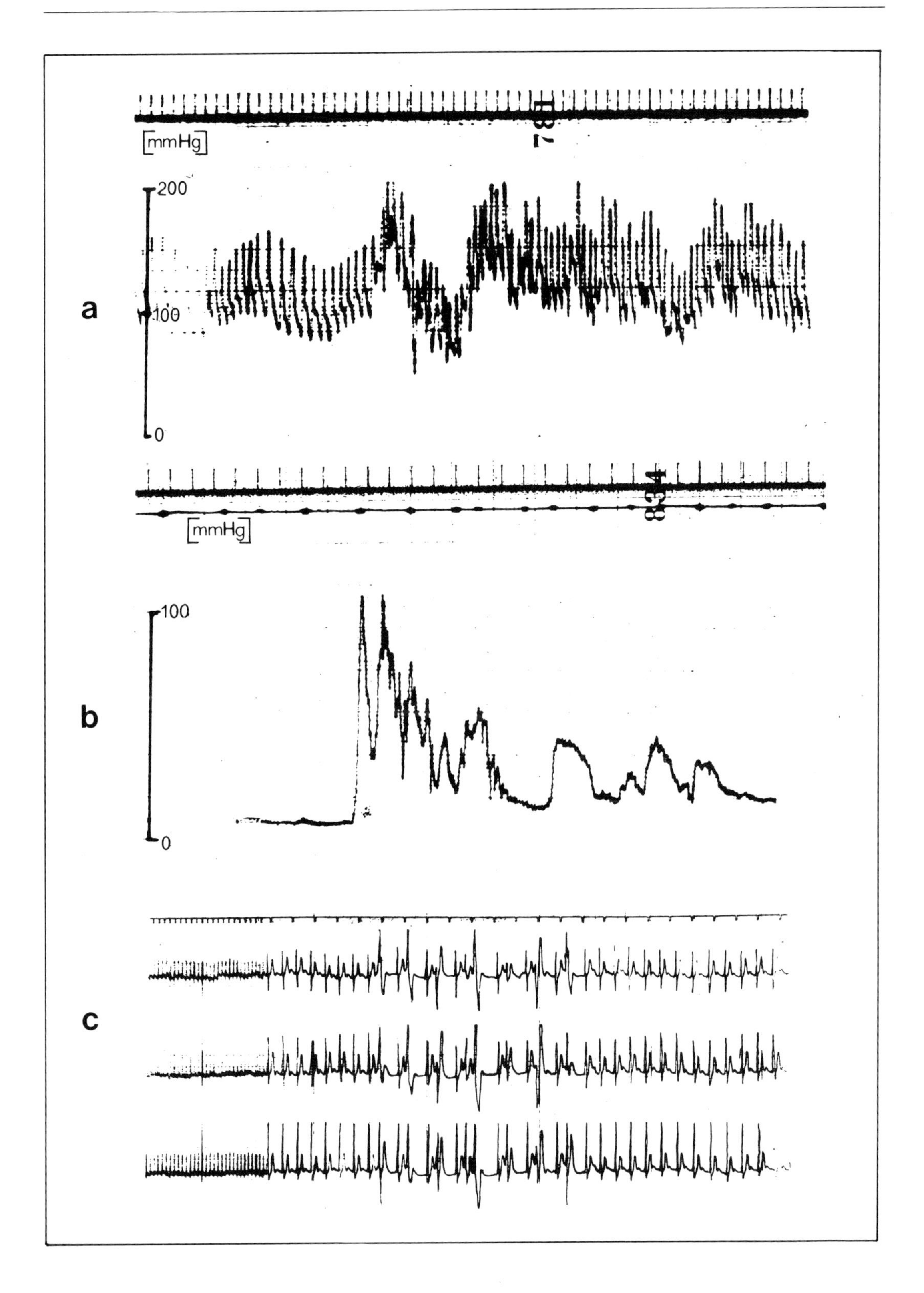
[mmHg]
200
a
100
0
[mmHg]
100
b
0
c

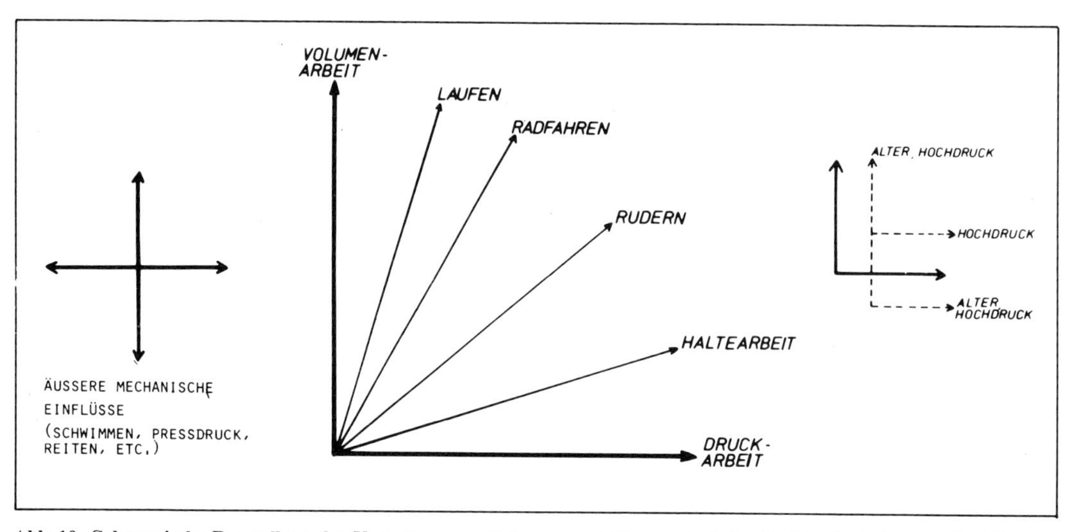

Abb. 10 Schematische Darstellung des Verhaltens von Volumen- und Druckarbeit des Kreislaufes bei unterschiedlichen Belastungsformen. Das Diagramm soll den Anteil dieser beiden Arbeitsformen aufzeigen. Je stärker der dynamische Anteil im Vordergrund steht, desto stärker ist die Volumenbelastung des Kreislaufs ausgeprägt, je stärker der Kraftanteil, umso mehr steht die Drucksteigerung im Vordergrund. Dieser Rahmen wird durch endogene Faktoren (rechts) bzw. durch äußere mechanische Einflüsse (links) verschoben. Im einzelnen kann hierzu auf den Text verwiesen werden.

ge zu erwartende Kreislaufreaktion für eine bestimmte Belastungsform vorauszusagen.
Dieser Versuch wird in der Abbildung 10 unternommen. Die Kreislaufreaktion ist zunächst von dem jeweiligen Anteil an Verkürzungs- bzw. Spannungsarbeit der Muskulatur abhängig. Je größer der Anteil an entwickelter Muskelspannung ist, um so höher liegt die Druckarbeit, und je ausgeprägter die rhythmische Muskelverkürzung ist, um so stärker steht die Volumenarbeit im Vordergrund. Dieser hierdurch gegebene Rahmen wird durch verschiedene exogene oder endogene Bedingungen verschoben. Unter äußeren Bedingungen sind vorwiegend Überlagerungen durch Druckeinwirkungen zu verstehen, die das vorgegebene Koordinatenkreuz verschieben. Solche äußeren Druckeinwirkungen wurden als hydrostatischer Druck beim Schwimmen und Tauchen bzw. als Überlagerung des Preßdrucks im Rahmen des Valsalva-Mechanismus geschildert. Die Druckeinwirkung von außen muß keineswegs immer nur in einer Drucksteigerung bestehen, auch negative Druckeinwirkungen sind im Sport zu beobachten, beispielsweise beim Turm- oder Fallschirmspringen. Als Kompression von außen kann auch Muskelkraft wie bei Ringern wirksam werden.
Zu einer durch endogene Faktoren bestimmten Verschiebung des Anteils von Druck- zu Volumenarbeit kann es unter physiologischen, psychologischen und pathologischen Bedingungen kommen. Wie im Zusammenhang mit den unterschiedlichen Kreislaufreaktionen in Abhängigkeit vom Lebensalter dargestellt, kommt es beim älteren Menschen zu einer Verschiebung von Volumen- zu Druckarbeit als Folge der Physiosklerose. Zu einer Erhöhung der Druckarbeit durch psychologische Faktoren kann es als Folge der dem Sport eigentümlichen psychischen Spannungsreize kommen. Die ausgeprägte Druckreaktion als Folge der psychischen Belastung beim Sport zeigt die arterielle Druckmessung bei einem Zuschauer während eines Fußballspiels der Weltmeisterschaften in Abbildung 9.
Ein typisches Beispiel der Verschiebung des Druck-Volumen-Diagramms unter pathologischen Bedingungen stellt die Reaktionsweise

des Hypertonikers dar. Wie in der Abbildung 5 aufgezeigt, ist der Blutdruck beim Hypertoniker für gleiche Belastungsintensitäten erhöht. Dies kann ähnlich wie im Rahmen der Physiosklerose mit einem verminderten Herzminutenvolumen verbunden sein. Aus hämodynamischen Untersuchungen, beispielsweise von *Julius* (1971), ist aber auch bekannt, daß das Minutenvolumen unverändert oder für gleiche Belastungsintensitäten erhöht sein kann. Der Anteil von Spannungs- und Volumenarbeit sowie die äußeren und individuellen Faktoren erlauben es somit, für jede Belastungsform mit relativer Sicherheit die jeweilige Kreislaufreaktion vorherzusagen.

Das Sportherz

„... und kommt zu dem Schluß, daß ein vergrößertes Herz eine gute Sache ist, wenn es eine vergrößerte Arbeit auf die Dauer ausführen kann." (Henschen, 1899)
„... daß eine solche Hypertrophie ... den Keim der späteren Insuffizienz in sich trägt, liegt auf der Hand und wird durch die Erfahrung bewiesen, daß die Mehrzahl der Berufsschwerathleten nicht alt wird." (Bruns, 1928)

Geschichtlicher Überblick und Wertung

Das Sportherz ist sicher eines der ältesten und anregendsten Objekte sportmedizinischer Forschung. Die Auswirkungen körperlicher Aktivität auf das Herz wurden erstmals in den letzten Jahrzehnten des vergangenen Jahrhunderts an Tieren festgestellt. *Bergmann* (1884) und *Parrot* (1893) beobachteten, daß wildlebende Tiere weitaus größere, auf das Körpergewicht bezogene Herzgewichte aufweisen als ihre domestizierten Artverwandten, etwa der Feldhase im Vergleich zum Stallhasen etc. Im Modellversuch wies *Külbs* Anfang dieses Jahrhunderts an Hunden, die auf einem Laufband trainierten, die Stimulierung einer Herzhypertrophie und -dilatation durch körperliche Belastung nach.
Das Verdienst der Erstbeschreibung des Sportherzens beim Menschen kommt jedoch *Henschen* (1899) zu, der es erstmals in den letzten Jahren des 19. Jahrhunderts in 2 Publikationen beschrieb. Das Alter des Sportherzens ist nicht nur zufällig fast identisch mit dem des modernen Hochleistungssports – bekanntlich fanden 1896 die ersten modernen Olympischen Spiele statt. Nur Leistungssport führt zu einer trainingsbedingten Herzvergrößerung. Andere körperliche Aktivitäten, etwa auch solche beruflicher Natur, sind hierzu nicht in der Lage, wenngleich diese Meinung häufig zu finden ist. Der bereits von *Henschen* geprägte Begriff des Sportherzens behält somit nach wie vor Gültigkeit. Seit seiner Feststellung „großes Herz gewinnt im Wettlaufen" wurde kein Begriff aus der Sportmedizin so bekannt, wie der des Sportherzens.
Auf der anderen Seite ist während der langen Forschungszeit über das Sportherz kein anderer Begriff in seiner Interpretation so umstritten gewesen. Die Betrachtung des Sportherzens war stets eine Gratwanderung zwischen der Wertung einerseits als ein physiologisch angepaßtes, extrem leistungsfähiges und gesundes Herz, andererseits als ein erkranktes Herz oder als ein Herz an der Grenze des Pathologischen.
Henschen (1899) kam zu seinen Ergebnissen durch einfache physikalische Untersuchungstechniken. Die Herzgröße wurde nur durch die sorgfältig ausgeführte Perkussion bestimmt. Wenn die späteren, irrtümlichen Interpretationen des Sportherzens berücksichtigt werden, die durch Autoren erfolgten, denen wesentlich kompliziertere Methoden zur Verfügung standen, erscheint es angebracht, die grundsätzlichen Ergebnisse von *Henschen*, die auch heute noch Gültigkeit haben, wörtlich zu zitieren:
„Hieraus geht hervor, dass der Skisport Vergrösserung des Herzens verursacht; und dieses vergrösserte Herz mehr Arbeit verrichten kann, als das normale Herz; sowie dass es somit eine physiologische Vergrösserung infolge von Sport giebt – *ein Sportherz*."
Henschen kam lediglich durch Benutzung seiner Finger und seines Gehirns zu der Schlußfolgerung, daß die Sportherzvergrößerung sowohl auf einer Dilatation als auch auf einer Hypertrophie basiert, also auf dem, was in der modernen Terminologie als *exzentrische Hypertrophie* bezeichnet wird. Er schrieb hierzu, daß durch Skifahren, besonders wenn es in der Jugend erfolge, das Herz dilatiere und daß dann die Dicke dieser dilatierten Herzwand

zunimmt, wenn dieses Herz mehr Arbeit verrichten muß. Er beobachtete auch, daß alle Teile des Herzens an der Hypertrophie teilnehmen und nicht nur die linke Seite. Er fand heraus, daß die Sieger eine Vergrößerung des Herzens sowohl auf der rechten als auch auf der linken Seite aufwiesen. Diese symmetrische Vergrößerung ist einer der entscheidenden Unterschiede des Sportherzens gegenüber einer Vergrößerung aus pathologischen Ursachen, die überwiegend nur bestimmte Herzanteile betrifft, wie etwa bei der Aortenklappenstenose den linken oder bei der Mitralklappenstenose den rechten Ventrikel.

Dieser Rückblick erscheint nützlich, um die Tatsache zu unterstreichen, daß Ergebnisse wissenschaftlicher Forschung nicht unbedingt von einer komplizierten Untersuchungstechnik abhängen müssen. Auf der anderen Seite soll diese Bemerkung nicht bedeuten, daß seit den Untersuchungen von *Henschen* letztlich alles über das Sportherz bekannt ist und somit weitere Forschung und Diskussion hierüber nutzlos sei. Die Einführung der röntgenologischen Herzgrößenbestimmung in die Betrachtung des Sportherzens, besonders von skandinavischen Wissenschaftlern wie *Kjellberg* (1949), sowie die Herstellung der Beziehung zwischen röntgenologischer Herzgröße und Leistungsfähigkeit durch *Reindell* (1954) haben hier neue Impulse gesetzt. Obgleich die Diskussion um das Sportherz mit diesen Techniken zunächst abgeschlossen schien, wurde sie neu belebt durch die Einführung neuerer Untersuchungsverfahren, wie insbesondere der Echokardiographie oder auch der Bandspeichertechnik Anfang der 70er Jahre, die neue Aspekte des Sportherzens aufzeigten.
Natürlich führten die beschränkten Möglichkeiten von *Henschen* auch zu Irrtümern. So fand er nach erschöpfender Belastung eine akute Dilatation des Sportherzens, die ein Herzversagen bedeuten würde. Die nur wenige Jahre später bei Sportlern durchgeführten röntgenologischen Untersuchungen durch *Moritz* (1902) konnten diese Dilatation nicht bestätigen. Das gleiche galt für eine Vielzahl ähnlicher Folgeuntersuchungen, die bei *Liljestrand* (1938) zusammengestellt sind.
Aber trotz seiner besseren Untersuchungstechniken und Ergebnisse weigerte sich *Moritz* (1934), die Sportherzvergrößerung als ein rein physiologisches Phänomen zu akzeptieren. Er versuchte diese dilatierten Herzen in sein Konzept der Herzvergrößerung als Folge einer akuten Überlastung (tonogene Dilatation) oder eines myokardialen Versagens (myogene Dilatation) einzugliedern. In einer Arbeit zusammen mit *Dietlen* (1908) äußerte er die Befürchtung, daß die fortgesetzte und übertriebene Belastung dieser Herzen in einem schnelleren Verschleiß des kardiovaskulären Systems enden könnte.
Schon dieser Rückblick auf die „Kindheit“ des Sportherzens zeigt die kontroverse Bewertung, die wie ein roter Faden durch seine nun bald hundertjährige Geschichte hindurchgeht. Einige Beispiele sollen demonstrieren, daß die Interpretation des Sportherzens von *Henschen* als ein Phänomen innerhalb der physiologischen Grenzen weit davon entfernt war, selbstverständlich zu sein.
Deutsch (1924) definierte die Größenzunahme des trainierten Herzens als eine Dilatation aus einer Herzschwäche heraus. *Kaufmann* (1933) sah sie als Konsequenz eines Schadens bei einer konstitutionellen Minderwertigkeit. *Lysholm* (1934) erklärte die Sportherzbildung aufgrund des Starling-Mechanismus, d. h. auf der Grundlage einer Dilatation bei Überbelastung. Die Befürchtung, daß eine solche Herzvergrößerung den späteren Keim der Insuffizienz in sich trüge, kommt in dem als Einleitung verwendeten Zitat von *Bruns* anläßlich eines Vortrags vor dem Deutschen Sportärztekongreß 1928 in Berlin zum Ausdruck. *Bruns* schließt sich hier einer Meinung an, die ihm als völlig selbstverständlich erschien, weil sie weitgehend die Ansicht des vergangenen Jahrhunderts über die Auswirkungen des Sports auf das Herz-Kreislauf-System darstellte, nämlich die Annahme, daß Leistungssportler nicht alt würden. Diese Ansicht war nach einer Übersicht von *Roskamm* (1964) zu diesem Thema besonders in der angloamerikani-

schen Literatur des 19. Jahrhunderts weit verbreitet. Die Lebenserwartung des Leistungssportlers wurde als verkürzt angesehen, im Gegensatz zu epidemiologischen Studien, die in der gleichen Arbeit zusammengestellt wurden und die dies nicht belegen konnten. Solche epidemiologischen Studien zeigen, daß das Sportherz eigentlich mit der *Lebenserwartung* wenig zu tun hat. Es ist ein besonders leistungsfähiges Herz, sein Träger lebt aber weder, wie früher meist vermutet, kürzer, oder wie heute überwiegend angenommen, länger als die Durchschnittsbevölkerung.

Dieser aufgezeigte Sinneswandel in der Betrachtung der Auswirkungen von Leistungssport auf die „Haltbarkeit" des kardiovaskulären Systems sei an einem weiteren Zitat belegt. Während es heute als allgemein und selbstverständlich gilt, daß körperliche Aktivität einen wichtigen Faktor zur Verhinderung der Arteriosklerose darstellt, findet sich unter der Aufzählung der Risikofaktoren für die Entstehung sklerotischer Gefäßveränderungen in einer älteren Darstellung von *Luda* folgender Satz: „Es steht außer Frage, daß die in heutiger Zeit an der Tagesordnung stehenden übermäßigen sportlichen Anstrengungen häufig die Ursache von Gefäßverkalkung sind... Fast alle Berufsathleten oder Rennfahrer ziehen sich früher oder später infolge Überanstrengung solche Schädigungen zu."

Solche Fehldeutungen sind aber keineswegs nur der älteren Literatur vorbehalten. Die überraschendste Interpretation kann in dem Standardlehrbuch der amerikanischen Kardiologie, das von *Friedberg* (1972) herausgegeben wurde, noch in der vor 10 Jahren erschienenen Neuauflage gefunden werden, in der festgestellt wird, daß das Sportherz zwar früher als physiologisches Anpassungsphänomen gesehen wurde, daß es aber heute als Konsequenz einer Überbelastung bei rheumatischer, syphilitischer oder angeborener Herzkrankheit zu interpretieren sei.

Das alte Mißtrauen gegenüber dem Sportherzen wird in der neueren Literatur in neue Formen gegossen und durch neue Argumente unterstützt. In einer Übersicht zur Frage des plötzlichen Herztodes bei Sportlern kommt *Keren* (1981) zu der Schlußfolgerung, daß der plötzliche Herztod bei Sportlern häufiger sei. „Dies scheint Folge der Veränderungen zu sein, die das sogenannte Sportherz bilden." Der Autor begründet seine durch keine epidemiologische Untersuchung belegte Vermutung mit der Möglichkeit eines häufigeren Auftretens von schweren kardialen Arrhythmien bei Athleten.

Rhythmusveränderungen finden sich beim Sportler besonders häufig auch in Form der Frequenzverminderung; die Trainingsbradykardie kann beim auf Ausdauer trainierten Sportler Werte von weniger als 30 Schläge/min erreichen. Die Frage kann gestellt werden und wird in der Praxis nicht selten erörtert, ob körperliches Training nicht in der Notwendigkeit eines künstlichen Schrittmachers enden kann. *Franz* (1979) veröffentlichte den Fall eines Langläufers, dessen Herzfrequenz bei jeder Kontrolle abfiel, bis schließlich eine elektrische Stimulation aufgrund eines totalen AV-Blockes erforderlich wurde.

Ein sehr interessanter neuerer Verdacht gegen das Sportherz kann von den Beobachtungen von *Maron* (1980) abgeleitet werden. Er konnte bei 14 von 29 Sportlern, die plötzlich verstarben, eine hypertrophe Kardiomyopathie nachweisen. Nach den Untersuchungen von *Morganroth* (1975) ist besonders bei Kraftsportlern häufig ein verdicktes Septum zu finden, ähnlich den Befunden bei Patienten mit einer asymmetrischen Septumhypertrophie.

Hieraus ergibt sich die Frage, ob die physiologische Hypertrophie schließlich in pathologische Formen einmünden kann, eine Frage, die letztlich den Kreis wieder schließt. Sie kommt auf das alte abwehrende Gefühl gegenüber einem unlimitierten körperlichen Training und gegenüber der Sportherzvergrößerung zurück, das aus den früheren, oben zitierten Untersuchungen hervorgeht, nur jetzt auf einer neueren und höheren Diskussionsebene.

Alle diese Verdächtigungen gegenüber dem Sportherzen können in dem Ausdruck des „*Sportherz-Syndroms*" zusammengefaßt wer-

den, wie es sich besonders in der amerikanischen Literatur häufig findet. Nach einem medizinischen Lexikon stellt ein Syndrom „eine Gruppe von Krankheitszeichen dar, die gemeinsam erscheinen".
Die häufige Interpretation des Sportherzens als ein erkranktes Organ ist sehr gut verständlich. Der Physiologe beobachtet während seiner Tierexperimente eine Herzvergrößerung als Folge einer Überlastung. Der Kliniker sieht Herzvergrößerungen als Ausdruck eines beginnenden Herzversagens. Für ihn ist die Herzgrößenzunahme stets ein wichtiges, negatives diagnostisches Zeichen. Hinzu kommt, daß die vergrößerten Sportherzen häufig noch zusätzliche Veränderungen aufweisen, insbesondere elektrokardiographische Anomalien. Die falsche Annahme, die häufig in der Gleichsetzung „große Herzen gleich kranke Herzen" auch für das Sportherz zum Ausdruck kommt, liegt darin begründet, daß dem physiologischen Experiment der Faktor Wachstum als Anpassungsvorgang fehlt, während auf der anderen Seite vom Kliniker nicht berücksichtigt wird, daß beim Sportherzen die Größenzunahme auch mit einer entsprechenden Steigerung der Leistungsfähigkeit verbunden ist.
Um diese Vergrößerung durch Wachstum, verbunden mit einer Zunahme der Leistungsfähigkeit, zu verdeutlichen, führte *Reindell* (1960) bewußt, im Gegensatz zur tono- bzw. myogenen Dilatation nach *Moritz*, den Begriff der *regulativen Herzvergrößerung* ein. Dieser Autor war es auch, der die Beziehung zwischen Herzgröße und Leistung als Kriterium einer positiven Anpassungsreaktion beim Sportherzen systematisch quantifizierte, worauf im weiteren Verlauf eingegangen werden soll. Ein wichtiges Argument für die Wertung des Sportherzens als physiologisches Anpassungsphänomen ergaben intrakardiale Druckmessungen in Ruhe und unter Belastung durch *Kindermann*, *Knipping*, *Musshoff*, *Reindell* und andere Autoren, die keine pathologischen Fluß-Druck-Beziehungen aufzeigten. In der weiteren Diskussion um das Sportherz trat zunehmend das Moment einer besonders positiven Wertung aus gesundheitlicher Sicht in den Vordergrund, die sich aus der ökonomischen Funktionsweise, der Bewältigung der gleichen Leistung mit niedrigerer Frequenz, ergibt. Auf diese Arbeitsweise, die durch ihren Einsparungseffekt an myokardialem Sauerstoffbedarf das Sportherz in Teilbereichen zum Modellfall der Anwendung des Sports auch bei kardialen Erkrankungen werden läßt, wurde bereits 1932 von *Ewig* verwiesen.
Selbst wenn in einzelnen Fällen einer der oben geäußerten Verdachtsmomente zutreffen mag, d. h., daß Training gelegentlich eine präexistente Funktionsstörung verstärken kann, so muß doch auf der anderen Seite eindeutig unterstrichen werden, daß die lange Zeit der Forschung über das Sportherz die Grundwertung von *Henschen* (1899) bestätigt, „daß ein vergrößertes Herz eine gute Sache ist, wenn es eine vergrößerte Arbeit auf die Dauer ausführen kann". Ein Beweis dafür, daß die physiologischen Grenzen im Rahmen der Sportherzentwicklung überschritten werden, konnte nie erbracht werden. Im folgenden sollen die dimensionalen, funktionellen und klinischen Aspekte dieses außergewöhnlichen Herzens erörtert werden.

Dimensionale Veränderungen

Anatomische Befunde

Eine Literaturübersicht über anatomische Befunde beim Sportherzen zeigt einen auffallenden Mangel an entsprechenden Daten, wenn man von den Untersuchungen von *Kirch* absieht, die bereits in den 30er Jahren veröffentlicht wurden. Zwar existieren weitere Veröffentlichungen über Befunde bei plötzlich verstorbenen Athleten, diese Autoren waren allerdings vorwiegend an den Todesursachen interessiert und nicht an den Besonderheiten der physiologischen Hypertrophie. Hinsichtlich der Anatomie des Sportherzens sind wir also nach wie vor immer noch auf die Ergebnisse von *Kirch* angewiesen, die nicht befriedigend sein können, da die von ihm untersuchten Athleten nach den Angaben in der Vorgeschichte im Durchschnitt oft als nur mäßig trainiert angesehen werden müssen. Hinzu kommt, daß Trainingsintensität und Umfang seit den 30er Jahren im allgemeinen erheblich zugenommen haben.

Kirch hat seine Ergebnisse in 2 Vorträgen 1935 und 1936 vorgestellt. Er sammelte Befunde bei 35 Sportlern, die plötzlich während körperlicher Aktivität oder unabhängig davon verstarben. Seine persönliche Erfahrung bezog sich dabei auf 14 Fälle, während er sich bei den restlichen Fällen auf Autopsieprotokolle stützen mußte. Sowohl die Sportart als auch die Trainingsintensität waren bei diesen Sportlern sehr unterschiedlich.

Die wichtigste Erkenntnis von *Kirch* (1935, 1936) bestand darin, daß eine deutliche Herzhypertrophie als Folge körperlichen Trainings nachgewiesen werden konnte. Dies wurde früher von anderen Pathologen durchaus nicht als selbstverständlich angesehen. *Aschoff* (1928) akzeptierte eine Herzvergrößerung lediglich als Teil der allgemeinen Kräftigung des Körpers, nicht aber als spezifisches Anpassungsphänomen. Dagegen beobachtete *Kirch* bei Sportlern Herzen, die die Normalgröße um das Doppelte übertrafen. Nach seiner Interpretation handelte es sich dabei um gesunde Herzen, die auch zu einer Rückbildung der Hypertrophie nach Beendigung des Trainings in der Lage waren. Hinweise auf Schädigungen als Folge übertriebenen körperlichen Trainings wurden von ihm nicht gesehen.

Ein zweiter wichtiger Punkt aus den Ergebnissen von *Kirch* ist weniger bekannt, die Tatsache nämlich, daß die Hypertrophie nicht unbedingt immer symmetrisch erfolgt, sondern daß einseitige Bevorzugungen der rechten oder linken Herzhälfte zu beobachten sind. In den meisten Fällen überwiegt allerdings die rechtsventrikuläre Hypertrophie. *Kirch* gelang es aber nicht, diese Unterschiede in der Hypertrophie bestimmten Sportarten zuzuordnen. Die Beobachtung der überwiegenden Rechtshypertrophie ist wegen der später zu diskutierenden größeren Häufigkeit des inkompletten Rechtsschenkelblockbildes im Sportherz-EKG von Interesse.

Aus diesem Grund kann der Begriff der *harmonischen Hypertrophie* des Sportherzens, der von *Linzbach* (1958) eingeführt wurde, nicht auf eine gleichmäßige Vergrößerung aller Herzkammern und Wände bezogen werden, wie dies häufig geschieht. Tatsächlich war dieser Terminus von *Linzbach* auch nicht in dieser Bedeutung gemeint worden. Er versuchte ein umfassendes System der Hypertrophieformen zu erstellen, in das er sowohl physiologische als auch pathologische Formen eingliedern wollte. Der Begriff der harmonischen Hypertrophie sollte dabei herausheben, daß die mikroskopische Struktur des physiologisch hypertrophierten Muskels exakt dem normalen Myokard entspricht, gewissermaßen „wie durch ein Vergrößerungsglas betrachtet". Im Gegensatz zu der physiologischen Hypertrophie ist die pathologische Form durch eine *„Gefügedilatation"* gekennzeichnet, die ein Vorstadium des Herzversagens darstellt. Eine solche Gefügedilatation läßt sich beobachten, wenn der Grenzwert des *kritischen Herzgewichtes* überschritten wird, eine Grenzwertüberschreitung, die von *Kirch* bei den von ihm untersuchten Sportlern aber nie beobachtet wurde. Diese kritische Grenze wurde mit 500 g festgelegt.

Wenn man hier neuere histochemische Befunde (*Walpurger*, 1970) in die Betrachtung mit einschließen darf, so ist es möglich, die Ansicht von *Linzbach* auch über die mikroskopischen Grenzen hinaus in den biochemischen Bereich zu extrapolieren. Das Enzymmuster des trainierten Herzens unterscheidet sich nach diesen Befunden nur quantitativ, nicht aber qualitativ vom untrainierten Herzen.

Hier besteht ein deutlicher Gegensatz zum Skelettmuskel, bei dem erhebliche Unterschiede in Abhängigkeit von der jeweiligen Trainingsform beobachtet werden. Am Skelettmuskel finden sich sogenannte langsame bzw.

rote Fasern, die sich vorwiegend durch Enzyme aus dem Bereich der aeroben Energiefreisetzung auszeichnen und die in besonderem Maße beim Ausdauertrainierten gefunden werden. Dagegen sind in der Muskulatur des Kraft- oder Schnellkraftathleten vorwiegend weiße Fasern zu finden, die wenige Enzyme der aeroben Energiefreisetzung, dafür aber relativ viele der anaeroben Energiebereitstellung aufweisen. Die Uniformität in der Arbeit des Herzmuskels kommt offensichtlich auch hier in einer Uniformität der Struktur zum Ausdruck, während umgekehrt beim Skelettmuskel spezielle Belastungsformen spezielle Strukturen bedingen.

Linzbach (1958) unterstrich weiterhin die Tatsache, daß unter den Bedingungen der physiologischen Hypertrophie die Zahl der Herzmuskelfasern konstant bleibt. Diese Konstanz der Faserzahl bzw. das Fehlen einer Möglichkeit zur Hyperplasie am Herzmuskel nach der Geburt ist allerdings nach seiner Meinung nicht die Ursache für die Einhaltung des kritischen Herzgewichts, wenngleich dies häufig so beschrieben wird. Demnach muß das Unvermögen der Muskelfaser, sich zu teilen, bei extremer Hypertrophie zu einer Verlängerung der Diffusionsstrecke des Sauerstoffs in das Zellinnere und damit zur Gefahr zentraler Fasernekrosen führen. Nach den Befunden von *Linzbach* bleibt dagegen die Relation zwischen Kapillaren und Faserzahl auch dann erhalten, wenn das kritische Herzgewicht überschritten wird, eine Bedingung, unter der also auch eine Hyperplasie stattfindet. Die Gründe für die Gefügedilatation wurden von ihm in einer Koronarinsuffizienz gesehen, die nicht als Folge einer zu großen Zunahme der Faserdicke erklärt wurde, sondern als Folge eines ungenügenden Wachstums der Koronargefäße und ihrer Ostien bei zusätzlich häufigen arteriosklerotischen Manifestationen.

Allerdings ist im Gegensatz zur Ansicht von *Linzbach* die Möglichkeit einer myokardialen Hyperplasie beim Menschen nach der Geburt in der Literaturdiskussion nach wie vor offen geblieben, selbst wenn einige Ergebnisse aus Tierversuchen eine solche Hyperplasie wahrscheinlich erscheinen lassen (*Kleitke*, 1977). Ein weiterer Gesichtspunkt aus den Untersuchungen von *Linzbach* und *Kirch* muß diskutiert werden, nämlich die Frage des Absolutwertes des *kritischen Herzgewichtes*, der von diesen Autoren festgelegt wurde. Wie bereits erwähnt, waren die Athleten, die *Kirch* untersuchte, nach unseren heutigen Maßstäben nur mäßig trainiert, nur 4 von ihnen waren Berufssportler. Unter den gut dokumentierten Fällen, die er selbst untersuchte, fand sich das schwerste Herz mit einem Gewicht von 530 g bei einem Berufsboxer. Nach unseren Erfahrungen ist bei Boxern kaum mit einer ausgeprägten Sportherzvergrößerung zu rechnen. Solche Athleten erreichen nie Herzvolumina, die 1200 ml überschreiten. Es ist kaum vorstellbar, daß Herzen bei extrem auf Ausdauer trainierten Radrennfahrern oder Läufern, die Herzvolumina bis zu 1700 ml zeigen, nicht ein größeres Gewicht aufweisen sollten.

Aus diesem Grunde möchten wir annehmen, daß Sportherzen existieren, die ein Gewicht von 500 g deutlich überschreiten. Es erscheint weiterhin wahrscheinlich, daß die Grenze des kritischen Herzgewichtes nicht als fest anzusehen ist, sondern daß sie von individuellen Faktoren, insbesondere auch von den Körperausmaßen, abhängt. Wenn tatsächlich 500 g eine absolute Grenze darstellen, so wäre logischerweise die Trainierbarkeit eines kleinen Athleten größer als die eines großen, da er die kritische Grenze später erreicht. Hieraus ist die Schlußfolgerung zu ziehen, daß der Begriff des kritischen Herzgewichtes nicht dogmatisch verstanden werden kann. Wenn wir diesen Begriff aber als Aussage dafür interpretieren, daß die physiologische Herzhypertrophie nicht unbegrenzt erfolgt, so ist dieses Modell sehr sinnvoll. Gerade die Entwicklung des Sports in den letzten Jahrzehnten unterstreicht ein solches Konzept. Obwohl seit den 50er Jahren, in denen *Reindell* (1960) seine ersten Untersuchungen zur röntgenologischen Herzgrößenbestimmung an Sportlern durchführte, Trainingsumfänge und Trainingsintensitäten erheblich zugenommen haben und die Leistungen der Athleten ganz erheblich angestiegen sind, finden wir trotzdem bei heutigen Sportlern keine größeren röntgenologischen Herzwerte, als diejenigen, die seinerzeit bestimmt wurden. Aus diesem Grunde kann angenommen werden, daß die Grenze der physiologischen Herzhypertrophie vergleichsweise früh erreicht wird und daß dann im Trainingsprozeß weitere Verbesserungen nur noch durch metabolische bzw. peripher-vaskuläre Adaptationen stattfinden können.

Röntgenologische Befunde

Nach den bereits genannten ersten röntgenologischen Untersuchungen von *Moritz* (1902) war der nächste Schritt die quantitative planimetrische Auswertung der Herzgröße, die von dem gleichen Untersucher 1934 eingeführt wurde. Seine Ergebnisse spiegeln allerdings nicht absolut die heutigen Erkenntnisse über das Sportherz wider. So fand er beispielsweise keine Herzvergrößerungen bei Schwimmern, die zu den Ausdauersportlern gehören, während er umgekehrt Sportherzen bei Ringern beobachtete, die normalerweise mäßig auf Ausdauer trainiert sind. Diese Beurteilung ist möglicherweise auf das Fehlen der dritten Dimension zurückzuführen, nämlich der durch die planimetrische Untersuchung nicht erfaßten Tiefenausdehnung des Herzens.
Letztere wurde durch die Messung des *Herzvolumens* durch skandinavische Autoren eingeführt. *Rohrer* (1916) war der erste, der diese Technik anwandte, und unabhängig von ihm wiederholte sie *Kahlstorf* (1933), so daß diesen beiden Autoren die Herzvolumenbestimmung zugeschrieben werden kann. *Kjellberg* (1949) demonstrierte als erster eine Korrelation zwischen Leistungsfähigkeit und röntgenologischem Herzvolumen. Um eine solche Korrelation quantifizieren zu können, führte *Nylin* (1933) einen nach ihm benannten Index ein, nämlich das Verhältnis zwischen Herzvolumen und Schlagvolumen. Dieser Index erfaßte als erster mathematisch das alte Kriterium von *Henschen* (1899), die Frage, ob ein vergrößertes Herz auch in der Lage ist, eine vergrößerte Arbeit auszuführen.
Unter Berücksichtigung der technischen Schwierigkeiten bei der Messung des Schlagvolumens in der Alltagsroutine, ersetzte es *Reindell* in diesem Index durch die maximale Sauerstoffaufnahme pro Herzschlag, den sogenannten *„maximalen Sauerstoffpuls"*. Dieser Index wurde weitgehend benutzt, um die pathologische von der physiologischen Herzvergrößerung zu unterscheiden. *Reindell* kombinierte damit die röntgenologische Auswertung des Sportherzens mit der funktionellen Betrachtung unter *Vita-maxima-Bedingungen* mittels der Spiroergometrie. Diese wurde durch die Arbeitsgruppe von *Knipping* in die Klinik eingeführt und von dort durch *Hollmann* (1959) in die Sportmedizin übertragen. Nach *Reindell* kann ein Sportherz dann als gesund betrachtet werden, wenn die Relation zwischen Herzgröße und maximalem Sauerstoffpuls innerhalb normaler Grenzen liegt.

Da dieser Betrachtungsweise nach wie vor auch heute noch praktische Bedeutung zukommt, soll sie hier kurz in ihren technischen Details erläutert werden: Die *röntgenologische Herzvolumenbestimmung* geschieht in Deutschland im Regelfall auf der Basis der *Rohrer-Kahlstorf*-Formel nach der Modifikation dieser Technik durch *Musshoff* (1956). Die Herzvolumenbestimmung wird in liegender Position durch Fernaufnahmen mit einem Fokus-Film-Abstand von 2 m durchgeführt, um orthostatisch bedingte Veränderungen in der Füllung des Herzens zu vermeiden bzw. um einen parallelen Strahlengang ohne Verzerrung der Größendarstellung des Herzens zu erreichen. Die Fläche des Herzens wird in der p.a.-Aufnahme bestimmt, wobei eine Ellipse mit der Länge (L) und der Breite (B) zugrunde gelegt wird. Zur Ermittlung des Tiefendurchmessers (T) erfolgt eine seitliche Aufnahme mit Breischluck. Schematisch wird dieses Verfahren in der Abbildung 11 gezeigt. Berücksichtigt man, daß es sich bei dem Herzen nicht um ein quaderförmiges Gebilde

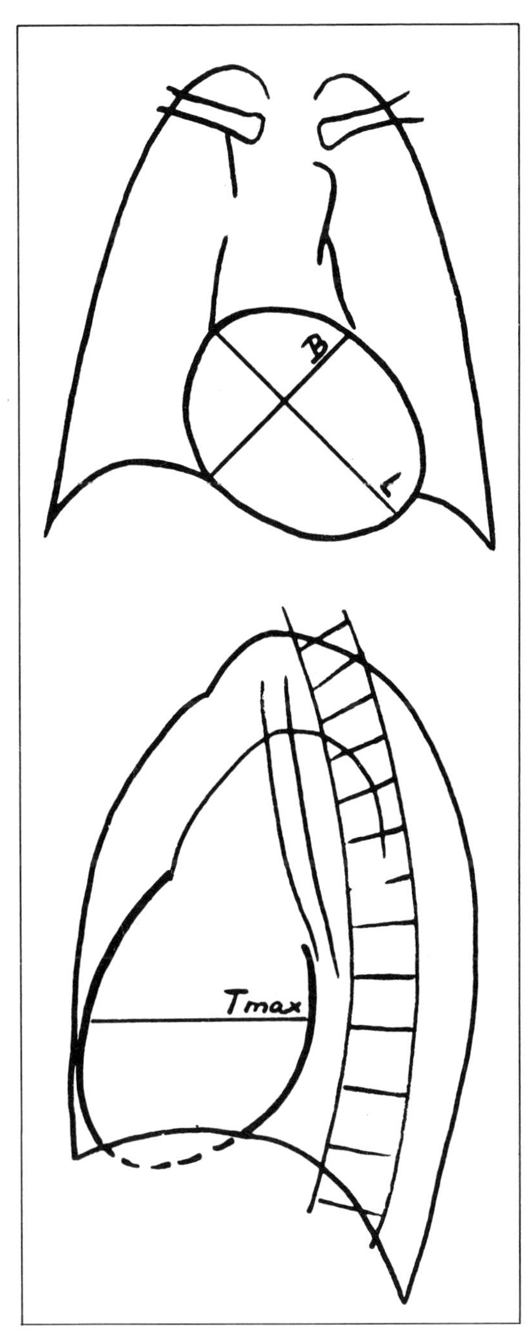

Abb. 11 Schematische Darstellung der röntgenologischen Herzvolumenbestimmung. Das Herzvolumen ergibt sich aus dem Produkt von Länge (L) und Breite (B) der Ellipse in der p.a.-Aufnahme, multipliziert mit dem Tiefendurchmesser T_{max} in der seitlichen Aufnahme. Dieses Produkt wird mit dem Korrekturfaktor 0,4 multipliziert.

handelt, ist ein Korrekturfaktor erforderlich. Das Herzvolumen wird dann nach folgender Formel ermittelt:

$$HV = 0{,}4 \times B \times L \times T.$$

Der *maximale Sauerstoffpuls* wird spiroergometrisch in einem Belastungstest ermittelt. Er stellt die maximale Sauerstoffaufnahme dividiert durch die unter Maximalbedingungen erreichte Herzfrequenz dar. Geht man davon aus, daß die maximale Sauerstoffaufnahme beim Untrainierten etwa bei 3 l/min liegt, so beträgt der maximale Sauerstoffpuls ca. 15 ml. Der Trainierte, der seine maximale Sauerstoffaufnahme bei im wesentlichen unveränderter maximaler Herzfrequenz bis auf 6 l/min verdoppeln kann, kann maximale Sauerstoffpulswerte von bis zu 30 ml erreichen. Setzt man diesen maximalen Sauerstoffpuls zum Herzvolumen statt zum Schlagvolumen in Beziehung, so ergibt sich folgende Formel für den *Herzvolumenleistungsquotienten* (HVLQ):

$$HVLQ = \frac{\text{Herzvolumen}}{\text{max. Sauerstoffpuls}} =$$

$$= \frac{\text{Herzvolumen}}{\text{max. Sauerstoffaufnahme} \times \text{max. Frequenz}^{-1}}.$$

Der Herzvolumenleistungsquotient wird auch als *Herzvolumenäquivalentwert* bezeichnet. Geht man von einem durchschnittlichen Herzvolumen von 750 ml aus, so errechnet sich dieser Leistungsquotient, eine dimensionslose Zahl, mit ca. 50. Vergrößert sich ein Herz als Folge körperlichen Trainings, so steigt entsprechend seine Leistungsfähigkeit an. Verdoppelt sich beispielsweise das Herzvolumen auf 1500 ml, so muß entsprechend auch der maximale Sauerstoffpuls auf mindestens 30 ml ansteigen, so daß der Leistungsquotient im gleichen Bereich bleibt. Vergrößert sich ein Herz unter pathologischen Bedingungen, so steigt die Leistungsfähigkeit nicht entsprechend an, der Quotient wird zu groß. Als pathologischer Grenzwert kann ein Quotient von 60 angesehen werden.

Selbstverständlich läßt eine solche Bewertung einer Herzvergrößerung nur ein vergleichsweise grobes Raster zu. Trotzdem gibt dies in der Praxis einen guten quantitativen Anhalt. Dem Kliniker stellt sich häufig die Frage, ob eine Herzvergrößerung bei einem Patienten, der angibt, Sport zu treiben, pathologisch zu deuten oder auf das körperliche Training zurückzuführen sei. Hier ist die Herstellung einer Beziehung zwischen körperlicher Leistungsfähigkeit und Ausmaß der Herzvergrößerung sinnvoll. Auch dann, wenn keine Spiroergometrie zur Verfügung steht, kann dieser Leistungsquotient abgeschätzt werden, falls die Beziehung zwischen der mechanischen Leistung und der Sauerstoffaufnahme bekannt ist. Der Sauerstoffmehrverbrauch pro Watt Leistung beträgt, wie bereits im Zusammenhang mit den hämodynamischen Anpassungsreaktionen ausgeführt, 12 ml/min. Die Sauerstoffaufnahme für eine bestimmte Belastungsintensität ist demnach:

$$VO_2 = 300 + 12 \times \text{Leistung (in Watt) [ml/min]}.$$

Die Zahl 300 gibt in dieser Gleichung die Ruhesauerstoffaufnahme an. Zeigt beispielsweise ein Patient eine Vergrößerung des Herzvolumens auf 1200 ml, der im ergometrischen Test maximal 200 Watt bei einer Pulsfrequenz von 180 erreicht, so errechnet sich für ihn eine maximale Sauerstoffaufnahme von 2,7 l/min bzw. ein maximaler Sauerstoffpuls von 15 ml. Der Herzvolumenleistungsquotient wird entsprechend mit 80 als pathologisch bestimmt, d. h., die körperliche Leistungsfähigkeit entspricht nicht der Größenzunahme des Herzens.

Natürlich besitzt die moderne Klinik noch weitere diagnostische Verfahren zur funktionellen Beurteilung des Herzens, die im Zweifelsfall genutzt werden sollten, wie beispielsweise Echokardiographie, Einschwemmkatheteruntersuchung etc. Trotzdem soll die aufgezeigte Herstellung der Beziehung zwischen der Größe eines Herzens und seiner Leistungsfähigkeit darauf hinweisen, daß der häufig zu beobachtende klinische Fehler, ein Sportherz einfach seiner Größe wegen für krank zu erklären, überflüssig ist, wenn gleichzeitig dessen Leistungsfähigkeit berücksichtigt wird.

Auch der im umgekehrten Sinne häufig zu beobachtende Fehler, nämlich die Erklärung einer Herzvergrößerung als Folge einer körperlichen Aktivität, die von ihrer Intensität her als Hypertrophiereiz keineswegs ausreicht, läßt sich durch eine solche Betrachtungsweise leicht vermeiden. Es sollte an dieser Stelle betont werden, daß im allgemeinen das Ausmaß an körperlicher Belastung, das zur Erzeugung eines Sportherzens erforderlich ist, erheblich unterschätzt wird. Lediglich Training, das leistungssportliche Aktivitäten mit Ausdauerkomponenten enthält, führt zu einer Sportherzbildung. Breitensportliche Aktivität ist ebenso wie körperliche Belastung im Beruf nie ausreichend, um eine Herzvergrößerung zu induzieren. Hinzu kommt, daß sich die physiologische Hypertrophie im allgemeinen sehr rasch wieder zurückbildet, wenn der Trainingsreiz entfällt. Körperliche Aktivität in der Jugend reicht also nicht aus, um eine Herzvergrößerung beim älteren Menschen als „Sportherz“ zu erklären, wenn dieser seit Jahrzehnten keinen Sport mehr betrieben hat. Bei der Bewertung der Herzvergrößerung des Sportlers im Röntgenbild ist festzustellen, daß diese in der normalen p. a.-Aufnahme im Stehen weniger zur Geltung kommt. Diese Aufnahme zeigt im Regelfall nur ein im oberen Grenzbereich der Norm liegendes oder gering vergrößertes Herz, das mitral- oder aortenkonfiguriert sein kann. Das volle Ausmaß der Herzvergrößerung wird erst durch die beschriebene Herzvolumenberechnung deutlich (Abb. 12). Bei der Bewertung des Herzvolumens muß berücksichtigt werden, daß diese Größe im Prinzip von 2 Faktoren abhängig ist, zum einen von der Körpermasse, zum anderen von der Leistungsfähigkeit. Der Gewichtheber besitzt zwar auch ein vergrößertes Herz; diese Herzvergrößerung erfolgt jedoch in Relation zu seiner Körpermasse. Im Gegensatz hierzu vergrößert sich das Herz des auf Ausdauer trainierten Sportlers auch gewichts-

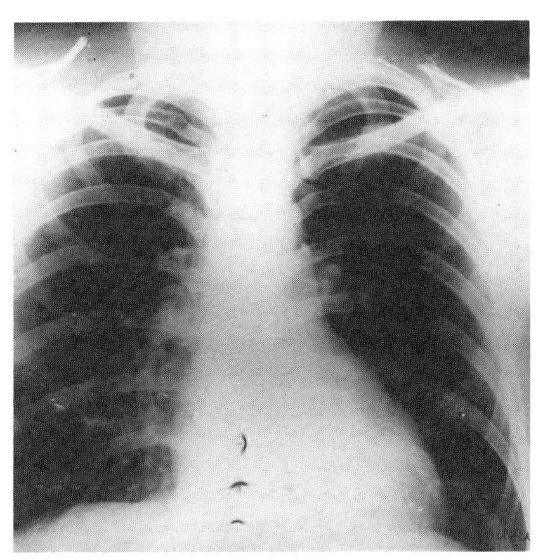

Abb. 12a

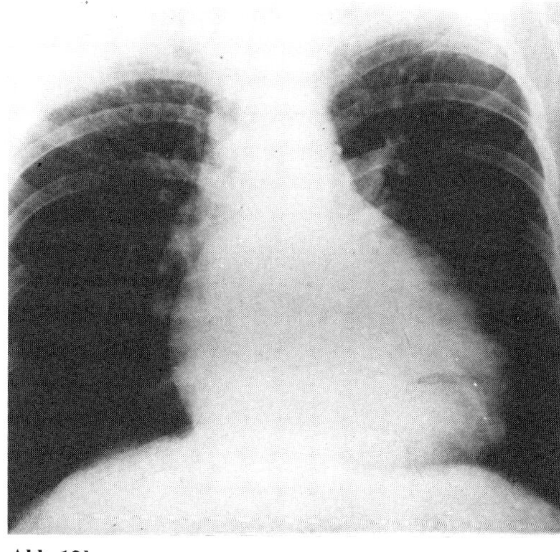

Abb. 12b

Abb. 12 Die Abbildung 12a zeigt das Herz eines der bekanntesten Straßenradrennfahrer der Nachkriegszeit in der p.a.-Aufnahme. In der Abbildung 12b wird das gleiche Herz bei Position im Liegen zur Bestimmung des Herzvolumens dargestellt.

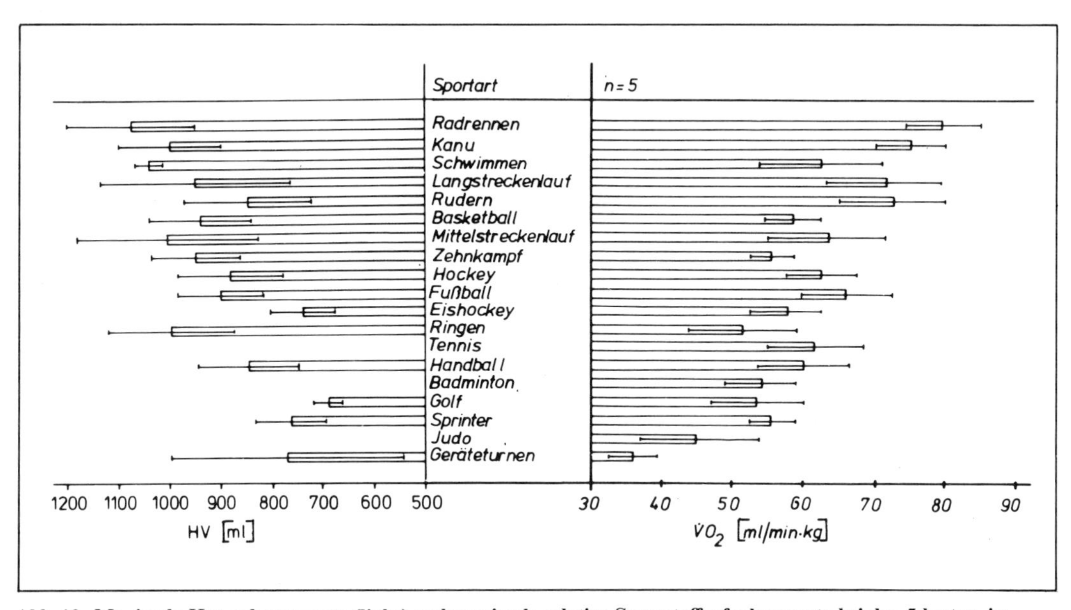

Abb. 13 Maximale Herzvolumenwerte (links) und maximale relative Sauerstoffaufnahmewerte bei den 5 besten, im Institut für Kreislaufforschung und Sportmedizin, Köln, untersuchten Sportlern verschiedener Sportarten. Die größten Herzen und die größten Sauerstoffaufnahmewerte finden sich bei den Ausdauersportlern. Beide Werte korrelieren sehr gut miteinander (nach *Heck*, zitiert nach 116).

bezogen. Dies wird deutlich bei der Betrachtung der größten Herzvolumina, die im Kölner Institut für Kreislaufforschung und Sportmedizin bei verschiedenen Spitzenathleten gefunden wurden (Abb. 13). Hier findet sich eine sehr gute Korrelation zwischen der Herzgröße und der maximalen Sauerstoffaufnahme.

Die durchschnittliche, auf das Gewicht bezogene Größe des Herzvolumens beträgt beim Mann ca. 11 ml/kg Körpergewicht, also bei einem Gewicht von 75 kg ca. 825 ml. Die Werte der Frau sind sowohl absolut als auch gewichtsbezogen relativ niedriger und betragen ca. 10 ml/kg Körpergewicht. Als obere Normgrenze für den Mann werden 12 ml/kg Körpergewicht, für die Frau 11 ml/kg angegeben.

Die absolut größten Sportherzen wurden mit einem Volumen von 1700 ml von *Medved* (1964) bei einem Wasserballer sowie von *Hollmann* (1965) bei einem Berufsradfahrer beobachtet. Beiden Sportarten ist gemeinsam, daß die Körpermasse keinen limitierenden Faktor darstellt, da sie von dem Medium des Sports, dem Wasser bzw. dem Fahrrad, getragen wird. Dies erklärt die Tatsache, warum die Herzen von Läufern nicht die gleichen Absolutwerte erreichen. In Relation zur Körpermasse finden sich dagegen gerade beim Langläufer besonders hohe Werte, der höchste hier beschriebene Wert wurde von *Reindell* mit 20,8 ml/kg Körpergewicht gefunden (*Keul*, 1982).

Das größte Herz bei einer Sportlerin beobachtete *Medved* bei einer Skilangläuferin mit 1150 ml. Auch gewichtsbezogen war dieses Herz mit 16,0 ml/kg Körpergewicht relativ kleiner, als dies bei männlichen Spitzenathleten gefunden wurde. Diese Feststellung unterstreicht die Tatsache, daß die physiologische Sportherzhypertrophie bei Frauen sowohl absolut als auch relativ geringer ausfällt als bei

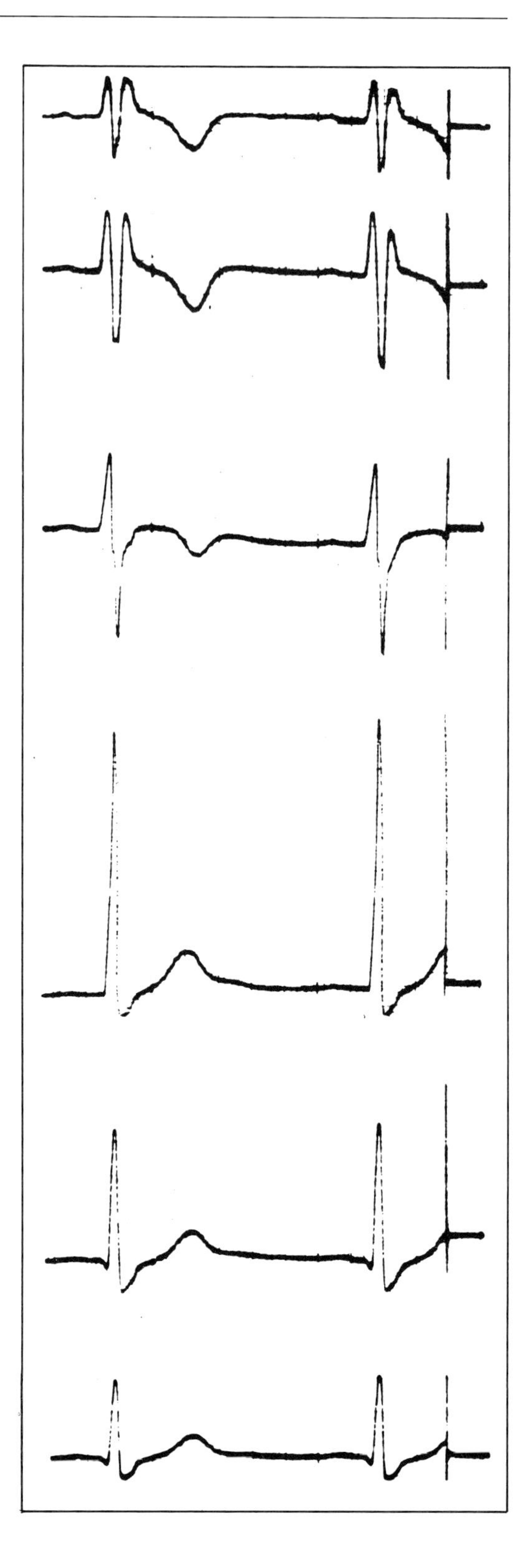

▷
Abb. 14 Typische Hypertrophiezeichen im Sportherz-EKG. Die Rechtshypertrophie zeigt sich in der Rechtsverspätung in Form eines M-förmigen Kammerkomplexes in V1 und V2. Die Linkshypertrophie zeigt sich in der sehr hohen R-Zacke in V4.

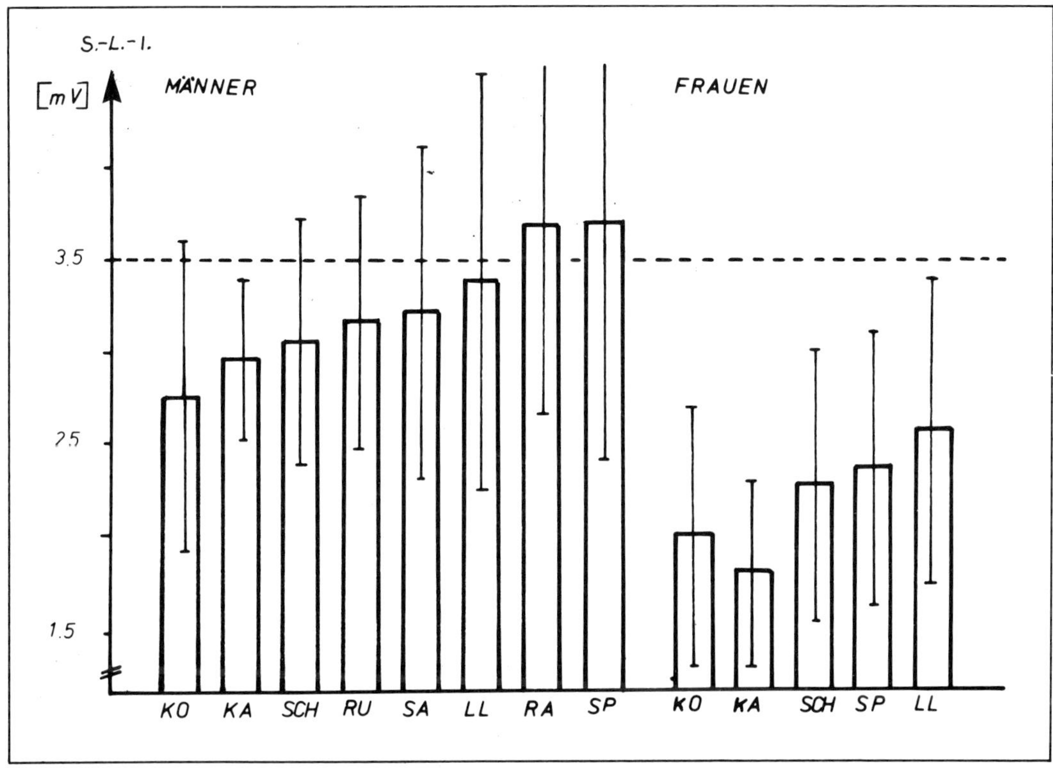

Abb. 15 Linksventrikulärer Sokolow-Lyon-Index bei männlichen und weiblichen Sportlern aus unserem Untersuchungsmaterial, zusammengestellt von *Reinke* (1982). Bedeutung der Abkürzungen: KO = Kontrollgruppe, KA = Kanusportler, SCH = Schwimmer, RU = Ruderer, SA = Schwerathlet, LL = Langläufer, RA = Radrennfahrer, SP = Mannschaftssportler. Der normale obere Grenzwert des linksventrikulären Sokolow-Lyon-Index mit 3,5 mV ist eingezeichnet. Er wird nach den angegebenen Streubreiten von zahlreichen Sportlern übertroffen. Es findet sich allerdings kein Zusammenhang mit dem Ausdauertraining. Die verhältnismäßig wenig ausdauertrainierten Mannschaftssportler haben die höchsten Indexwerte.

Männern. Hier muß allerdings die Frage offen bleiben, ob eine solche Feststellung nicht später korrigiert werden muß, wenn, wie dies dem Trend der Zeit entspricht, mehr Frauen ein intensives Ausdauertraining durchführen werden.

Elektrokardiographische Hypertrophiezeichen

Das typische EKG eines hypertrophierten Sportherzens zeigt die Abbildung 14. Im Gegensatz zur Röntgentechnik hat sich das EKG kaum als nützliches Werkzeug zur nichtinvasiven Bestimmung der Sportherzhypertrophie erwiesen. Es existiert eine weitgehende Übereinstimmung in der Literatur darüber, daß die elektrokardiographischen Parameter der links- ebenso wie der rechtsventrikulären Hypertrophie beim Sportler nur eine geringe Korrelation mit den anatomischen Befunden aufweisen. Die Überlappung zwischen Ausdauertrainierten und Untrainierten ist groß. Die Literatur soll hier nicht im einzelnen referiert werden, da die elektrokardiographischen Besonderheiten in einer früheren Monographie zusammengefaßt wurden (*Rost*, 1980). Die geringe Aussagekraft des *Sokolow-Lyon-Index* über die linksventrikuläre Hypertrophie geht auch aus der Abbildung 15 her-

Parameter		Regressionsgerade	r	p
y: RV_5+SV_1 x: HV	♂	$y = 0{,}0009\,x + 2{,}49$	,20	,033
	♀	$y = 0{,}0011\,x + 1{,}40$	,24	,053
	♂ ♀	$y = 0{,}0024\,x + 0{,}90$	,45	$\leq$,001
y: RV_5+SV_1 x: TED	♂	$y = ,3687\,x + ,520$	,27	,003
	♀	$y = -,2911\,x + 4{,}112$	−,06	,651
	♂ ♀	$y = ,5784\,x - 1{,}326$	,41	$\leq$,001
y: HV x: $LVID_d$	♂	$y = 245{,}0\,x - 399{,}1$	,70	$\leq$,001
	♀	$y = 117{,}7\,x + 81{,}9$	,58	$\leq$,001
	♂ ♀	$y = 284{,}7\,x - 662{,}6$	,75	$\leq$,001
y: HV x: $LVWD_d$	♂	$y = 661{,}9\,x + 262{,}0$	,53	$\leq$,001
	♀	$y = 164{,}1\,x + 517{,}3$	,26	$\leq$,036
	♂ ♀	$y = 865{,}9\,x - 9{,}4$	,64	$\leq$,001
y: HV x: TED	♂	$y = 189{,}5\,x - 491{,}8$	,75	$\leq$,001
	♀	$x = 101{,}1\,x - 18{,}7$	,60	$\leq$,001
	♂ ♀	$y = 220{,}3\,x - 761{,}3$	,81	$\leq$,001

Tab. 1 In der Tabelle werden die in unserem Untersuchungsmaterial gefundenen Korrelationen zwischen echokardiographischen, röntgenologischen und elektrokardiographischen Kriterien zur Beurteilung der linksventrikulären Hypertrophie bei Sportlern wiedergegeben. Abkürzungen: linksventrikulärer Sokolow-Lyon-Index = $RV_5 + SV_1$, Herzvolumen = HV, gesamter echokardiographischer linksventrikulärer Durchmesser: TED = Summe aus linksventrikulärem Innendurchmesser zum Zeitpunkt der Enddiastole ($LVID_d$) plus linksventrikuläre Wanddicke zum Zeitpunkt der Diastole ($LVWD_d$) plus Septumdicke. Die Korrelationen zeigen, daß zwischen dem Herzvolumen und den echokardiographischen Durchmessern einerseits sowie dem Sokolow-Lyon-Index andererseits nur eine sehr schlechte Korrelation besteht, während zwischen echokardiographischen und röntgenologischen Parametern eine gute Korrelation vorhanden ist (nach Reinke, 1982).

vor, in der ausgerechnet die wenig ausdauertrainierten Ballspieler die größten Indizes aufweisen. Die niedrigen, nicht signifikanten Korrelationsfaktoren bei der Beziehung zwischen Herzvolumen und Sokolow-Lyon-Index einerseits und echokardiographischen Befunden und EKG-Kriterien andererseits zeigt die Tabelle 1.

Aus diesen Beobachtungen kann geschlossen werden, daß zwar beim Sportler häufig eine Vergrößerung des Sokolow-Lyon-Index gefunden wird, daß dies aber im Regelfall eher als Ausdruck der besonders guten Leitfähigkeitsverhältnisse bei dem jungen durchtrainierten Sportler zu sehen ist als als Zeichen einer kardialen Hypertrophie. Diese Tatsache sollte berücksichtigt werden, bevor Sportler aufgrund von Hypertrophiezeichen im EKG, wie dies leider nicht selten zu beobachten ist, für herzkrank erklärt werden. Ergeben Röntgenbefunde und Echokardiogramme in solchen Fällen keinen Hinweis auf eine wesentliche Hypertrophie, so sollten entsprechende EKG-Befunde relativiert werden.

Bezüglich der Darstellung der Sportherzhypertrophie im EKG ist nach *Schmidt* (1961) davon auszugehen, daß diese als ideale „*Doppelvolumen-Hypertrophie*" zum Ausdruck kommen sollte, nachdem mehr oder minder alle Anteile des Herzens an der Hypertrophie beteiligt werden. Dies bedeutet, daß das EKG insgesamt unverändert sein müßte mit lediglich symmetrisch vergrößerten Kammerkomplexen. Auf der anderen Seite kann aus den diskutierten Ergebnissen von *Kirch* (1935, 1936) eine Bevorzugung der rechtsventrikulären Hypertrophie ersehen werden. Es erscheint als möglich, daß der relativ häufige Befund einer *physiologischen Rechtsverspätung* bzw. eines *inkompletten Rechtsschenkelblocks* bei Sportlern durch diese geringfügig asymmetrische Hypertrophie erklärt werden kann (Abb. 14).

Nach einer Literaturübersicht, bei der gleichfalls auf die EKG-Monographie verwiesen werden kann, findet sich der inkomplette Rechtsschenkelblock je nach Autor bei 10 bis 50% aller Sportler. Werden auch die rechtspräkordialen Ableitungen in die Betrachtung mit einbezogen, so erhöht sich dieser Prozentsatz noch weiter bis auf 80% bzw. bei vektorkardiographischen Befunden bis auf 90%. Die Deutung des inkompletten Rechtsschenkelblocks als Trainingsfolge ist nicht unumstritten und wird beispielsweise von *Butschenko* (1967) in Frage gestellt. Auf der anderen Seite fand *Roskamm* (1966) eine klare Korrelation zwischen der Herzvergrößerung und der relativen Häufigkeit des inkompletten Rechtsschenkelblocks; er fand ebenso eine Rückbildung dieses Phänomens, wenn das Training beendet wurde.

Durch diese Beobachtungen dürfte die Rechtsverspätung im EKG beim Sportler als Ausdruck der physiologischen Hypertrophie hinreichend bewiesen sein. In diesem Zusammenhang sollte für die Praxis betont werden, daß der Begriff des inkompletten Rechtsschenkelblocks sehr ungünstig ist, da die hierdurch beschriebene EKG-Veränderung in keiner Weise eine Blockierung ausdrückt. Leider ist es immer wieder zu beobachten, daß Sportler, denen der Befund eines „Herzblocks" mitgeteilt wird, hierdurch unnötigerweise verunsichert werden. Aus diesem Grunde sollte der Begriff „Block" im Zusammenhang mit dem Sportherz-EKG vermieden werden; besser wäre eine rein phänomenologische Beschreibung als physiologische Rechtsverspätung bzw. als M-förmiger Kammerkomplex in V1, rSR-Typ etc.

Echokardiographische Befunde

Obwohl die Diskussion um die Anatomie des Sportherzens mit den Obduktionsbefunden von *Kirch* (1935, 1936) und den röntgenologischen Ergebnissen von *Reindell* spätestens mit Ende der 50er Jahre abgeschlossen schien, erhielt sie einen neuen kräftigen Impuls durch die Einführung der Ultraschalldarstellung. Sportmedizin und Ultraschall scheinen gewissermaßen füreinander geschaffen zu sein. Auf der einen Seite bieten Athleten optimale Bedingungen zur Registrierung eines Echokardiogramms angesichts des Fehlens von Lungenemphysem, der dünnen Fettschicht und der Herzvergrößerung, auf der anderen Seite ist die Sportmedizin weitgehend auf nichtinvasive Techniken angewiesen. Trotzdem konnte bis heute die Echokardiographie das Röntgenbild nicht völlig ersetzen, da eine komplette Darstellung des Herzens selbst mit der zweidimensionalen „sector-scan"-Technik nicht möglich ist.

Der Ultraschall gleicht einen der wesentlichsten Nachteile zumindest der Routine-Röntgentechnik aus, die nicht zwischen der Herzkammer und der Herzwand unterscheiden kann. Die Echokardiographie ermöglicht damit die Untersuchung eines alten Diskussionspunktes um das Sportherz, nämlich die Unterscheidung zwischen Dilatation und Hypertrophie. Darüber hinaus ergibt die Echokardiographie weitere Möglichkeiten hinsichtlich der Auswertung der Sportherzfunktion sowie im Rahmen der Diagnostik, auf die im weiteren Verlauf eingegangen werden wird.

Unter Berücksichtigung dieser Vorteile liegt es auf der Hand, daß in der letzten Dekade, seit unserer ersten Veröffentlichung über echokardiographische Befunde bei Sportlern anläßlich der Olympischen Spiele in München (*Rost*, 1972), eine große Anzahl von Untersu-

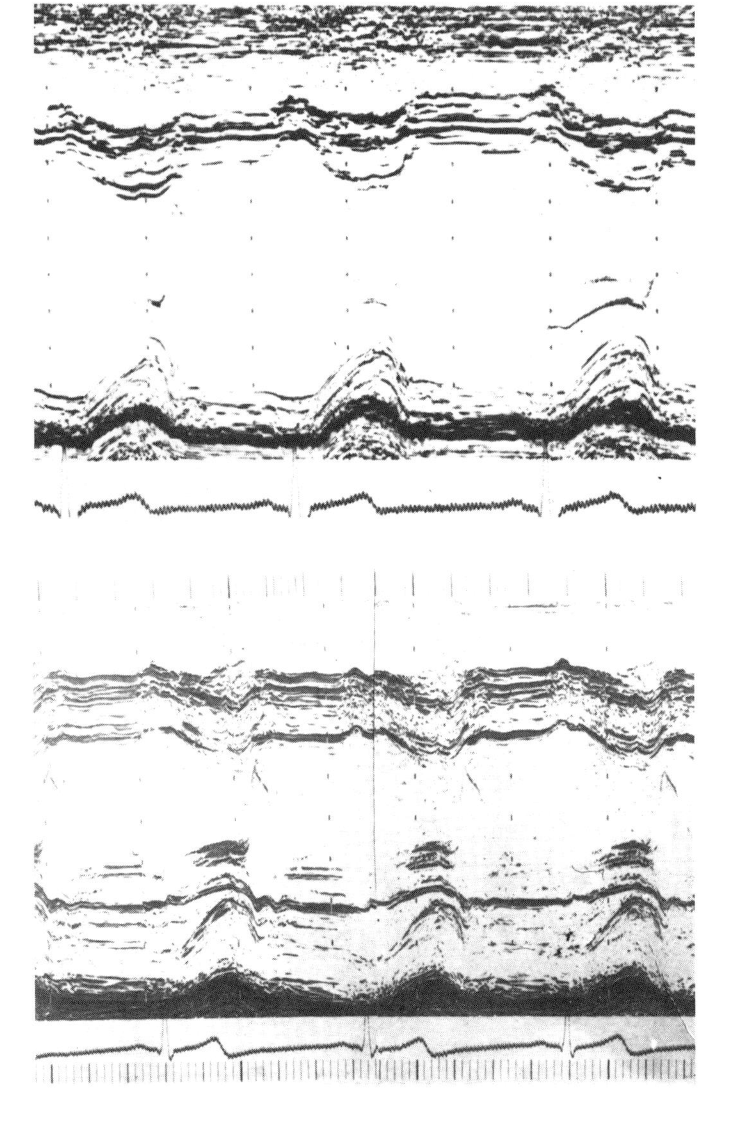

Abb. 16 Gegenüberstellung typischer Echokardiogramme bei einem Ausdauersportler (oben) und einem Kraftathleten (unten). Das Echokardiogramm des Ausdauersportlers stammt von einem Weltmeister im Profiradrennfahren. Es zeichnet sich durch einen enddiastolischen linksventrikulären Durchmesser von 70 mm aus. Die Wanddicke ist nur mäßig erhöht. Das Echokardiogramm des Kraftathleten stammt von einem bekannten deutschen Meister im Gewichtheben. Der linksventrikuläre Durchmesser ist mit 53 mm nur wenig verändert, es zeigen sich deutlich verdickte Wände, wobei vorwiegend das Septum betroffen ist.

chungen zu diesem Thema ausgeführt wurden. Auch diese Literatur kann hier nicht insgesamt wiedergegeben werden. Der an weiteren Informationen interessierte Leser wird hier auf eine eingehendere monographische Darstellung verwiesen (*Rost*, 1982). Wie dies an typischen Einzelbeispielen (Abb. 16) und aufgrund der Mittelwerte bei ca. 500 Sportlern (Abb. 17) gezeigt werden kann, lassen sich echokardiographisch die Kammeraufweitung sowie die Wandverdickung sehr gut nachweisen.

Ein neuer Gesichtspunkt um die Sportherzhypertrophie wurde auf der Grundlage echokardiographischer Befunde von *Morganroth* (1975, 1977) in die Diskussion eingebracht, der als erster unterstrich, daß möglicherweise eine besondere Art der Herzanpassung bei Kraftathleten gefunden werden könnte, eine Tatsache, die vorher stets völlig verneint wur-

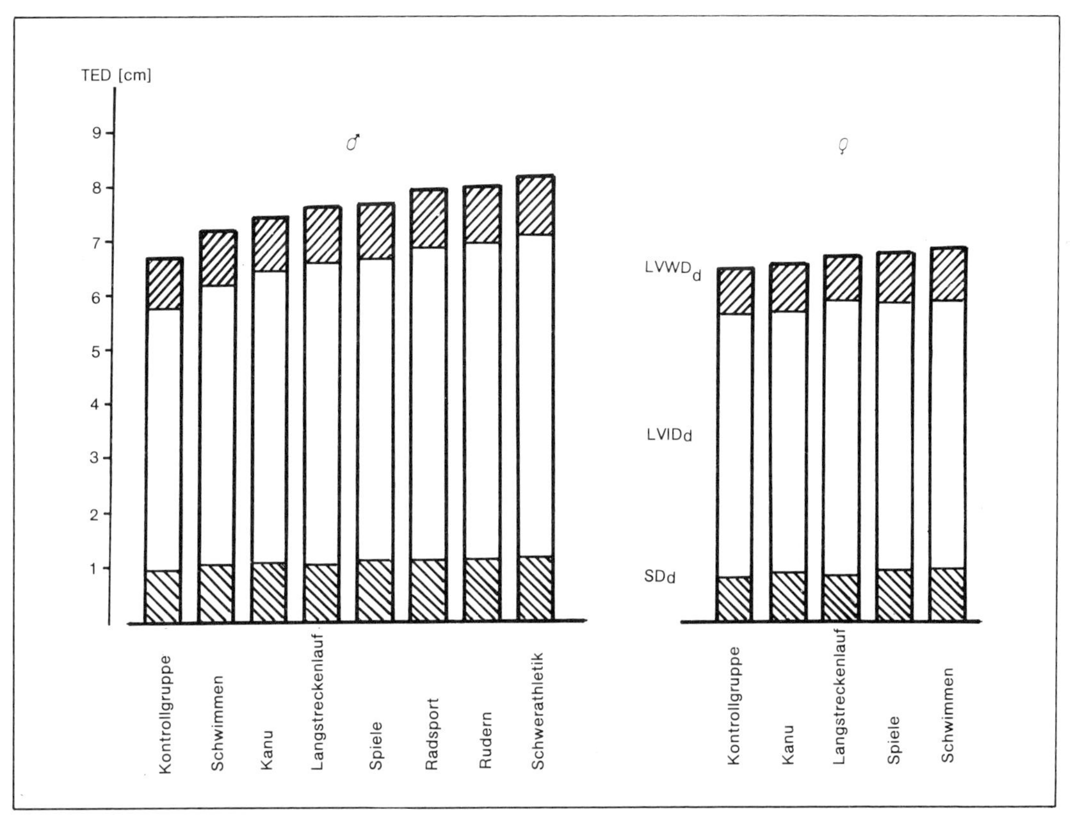

Abb. 17 Echokardiographische Meßwerte bei unterschiedlichen männlichen und weiblichen Sportlergruppen, zusammengestellt aus unserem Material von *Reinke* (1982). Abkürzungen: $LVWD_d$ = linksventrikuläre Wanddicke, $LVID_d$ = linksventrikuläre Innendurchmesser, SD_d = Septumdicke, TED = totaler enddiastolischer Durchmesser als Summe von Innendurchmesser, Septum- und Wanddicke.

de. Das Sportherz wurde lediglich dem auf Ausdauer trainierten Athleten zugeordnet. *Morganroth* fand dagegen bei Kraftathleten eine „reine (konzentrische) Hypertrophie" im Gegensatz zu einer „reinen Dilatation" bei Ausdauersportlern. Ein solches Reaktionsmuster erscheint durchaus verständlich, wenn man sich die unterschiedlichen hämodynamischen Verhältnisse bei überwiegend dynamisch-isotonischer Arbeit im Vergleich zu überwiegend isometrischer Arbeit betrachtet. Im ersten Fall steht die Volumenbelastung, im zweiten Fall die Druckbelastung im Vordergrund.

Andererseits kann schon aus theoretischen Gründen die einfache Unterscheidung von *Morganroth* nicht richtig sein. Sie wird darüber hinaus durch andere Resultate, darunter unsere eigenen (Abb. 17), widerlegt. Nach dem *Laplace*schen Gesetz muß eine Vergrößerung des Herzinnenraumes mit einer Erhöhung der Wandspannung einhergehen; eine Dilatation muß daher immer mit einer Wandverdickung verbunden sein, um die Zunahme der Arbeit der Einzelfaser auszugleichen. Schon *Henschen* hatte, wie einleitend unterstrichen, eine gleichzeitige Hypertrophie und Dilatation auch für den Ausdauertrainierten angenommen. Die Abbildung 17 demonstriert, daß größere Herzen auch dickere Wände besitzen, selbst dann, wenn sie Ausdauersportlern gehören, im Gegensatz zu den

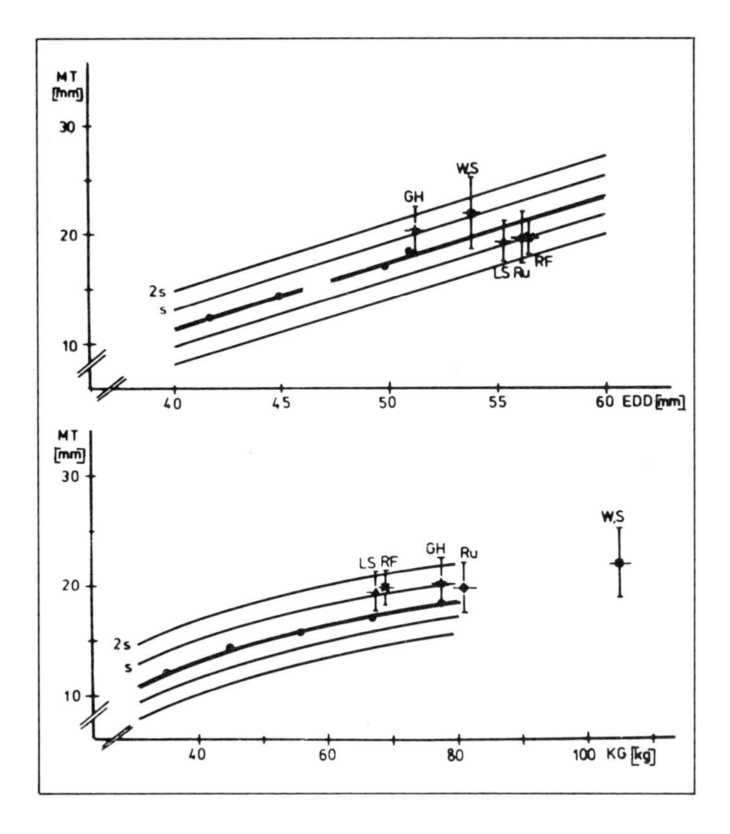

Abb. 18 Beziehungen zwischen der gesamten linksventrikulären Wanddicke (MT = Summe aus linksventrikulärer Wanddicke plus Septumdicke) zum enddiastolischen Ventrikeldurchmesser (EDD) bzw. zum Körpergewicht (KG) nach *Simon* (1981). Die Korrelationsgerade und die Streuung zeigen den Normalbereich an. Dargestellt sind die Werte von Kraftathleten (GH = Gewichtheber, WS = Werfer/Stoßer) und von Ausdauersportlern (LS = Langstreckenläufer, RF = Radfahrer, RU = Ruderer). Beide Gruppen zeigen in bezug auf das Körpergewicht eine Erhöhung der Wanddicken gegenüber dem Untrainierten. Bezogen auf den linksventrikulären Durchmesser ist die Wanddicke jedoch über-, bei den Ausdauerathleten unterdimensioniert.

Befunden von *Morganroth.* Die Herzvergrößerung des auf Ausdauer trainierten Athleten entspricht also nicht einer reinen Dilatation, sondern einer *exzentrischen Hypertrophie.*

Auf der anderen Seite erscheinen auch die Befunde von *Morganroth* bei Kraftathleten als unwahrscheinlich. Er beobachtete nämlich bei Weltklassekugelstoßern, deren überdimensionaler Körperbau durch die Angabe einer Körperoberfläche von 2,52 m^2 ausgewiesen wurde, lediglich normale linksventrikuläre Durchmesser mit einer erheblichen Zunahme der Wanddicke, also eine konzentrische Hypertrophie. Bei solchen Athleten müßte, wie aus röntgenologischen Befunden bekannt ist, die Herzgröße parallel mit der Körpergröße wachsen, so daß überdurchschnittlich große linksventrikuläre Durchmesser zu erwarten wären, wie sich dies auch aus unseren, in der Abbildung 17 dargestellten Befunden ergibt.

Obgleich also die reine Konzeption von *Morganroth* sicherlich zu einfach ist, kann sie in einer modifizierten Form doch Gültigkeit haben. Nach anderen Befunden führen sowohl der Ausdauer- als auch der Kraftsport zu einer Herzhypertrophie, wobei beim Ausdauersportler die Dilatation, beim Kraftsportler die Hypertrophie im Vordergrund steht (siehe beispielsweise *Simon*, 1981, u. Abb. 18).

Die Diskussion dieses Themas erscheint als sehr kompliziert, da schon die normale Zunahme der Körpermasse auf das Verhältnis von Wanddicke zu Durchmesser Einfluß hat. Wird die im allgemeinen überdurchschnittliche Körpergröße des Kraftathleten berücksichtigt, so ist es schwierig zu entscheiden, ob die Gründe für eine vorliegende myokardiale Hypertrophie in dem Kraftsport oder in den Körperdimensionen zu suchen sind. Trotz dieser Schwierigkeiten scheinen die Ergebnis-

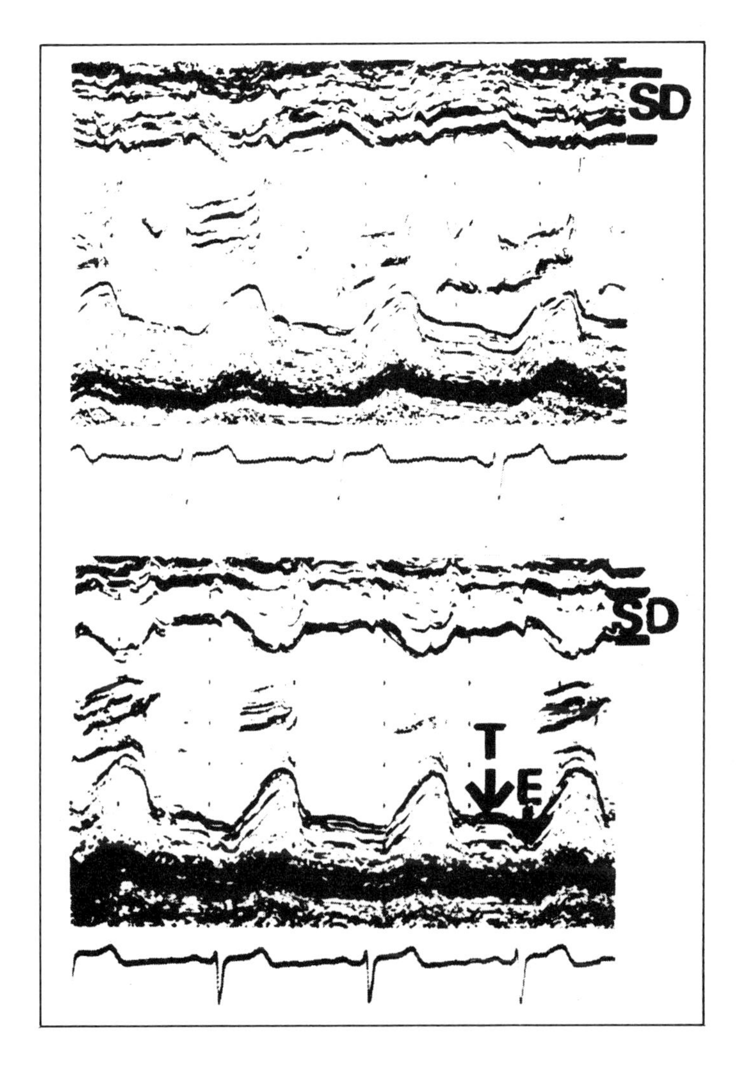

Abb. 19 Die Echokardiogramme stammen von einem Gewichtheber. Das obere Echo scheint eine deutlich vermehrte Septumdicke (SD) und Hinterwanddicke zu zeigen. Dies entsteht jedoch vorwiegend aufgrund unscharfer rechts- bzw. linksventrikulärer Endokardabgrenzungen. Bei Veränderung der Empfindlichkeit zeigt sich, daß die rechtsventrikuläre Seite wahrscheinlich durch die Überlagerung eines Trabekelmuskels verfälscht dargestellt erscheint, das Septum ist in Wirklichkeit dünner als zunächst angenommen. Das gleiche gilt für die Hinterwand, bei der im oberen Bild ein Trabekelecho (T) das eigentliche Endokardecho (E) vortäuscht. Das Beispiel soll die Möglichkeit irrtümlicher echokardiographischer Interpretationen beim Sportherzen verdeutlichen.

se von *Simon* eine betonte Hypertrophie beim Kraftathleten zu zeigen. Diese Befunde werden von *Longhurst* (1980) bestätigt. Der Autor fand bei Gewichthebern gleiche Durchmesser wie bei Nichtsportlern mit gleicher Körperoberfläche, allerdings dickere Wände und Septen. Wenn die linksventrikuläre Muskelmasse, nach dem Echokardiogramm berechnet, zur Skelettmuskelmasse in Beziehung gesetzt wurde, unterschieden sich die Ergebnisse nicht von denen bei Untrainierten. Im Gegensatz dazu fand sich beim Ausdauerathleten auch gewichtsbezogen eine Vergrößerung der Herzmuskelmasse. Nach diesen Befunden führt ein isometrisches Training zu einer Hypertrophie der linksventrikulären Muskelmasse, parallel zur Gesamtmasse der Muskulatur. Nach den Ergebnissen von *Dickhuth* (1979) erfolgt dabei die Hypertrophie unter Betonung des Herzseptums.

Nach unseren Befunden konnten wir diese Ergebnisse nicht allgemein bestätigen, selbst wenn auch wir Gewichtheber mit verdickten Herzwänden fanden (Abb. 16). Ähnliche Echos konnten aber auch bei auf Ausdauer trainierten Sportlern beobachtet werden (Abb. 20). Wir fanden bei Athleten ein Verhältnis von Septum- zu Hinterwanddicke im

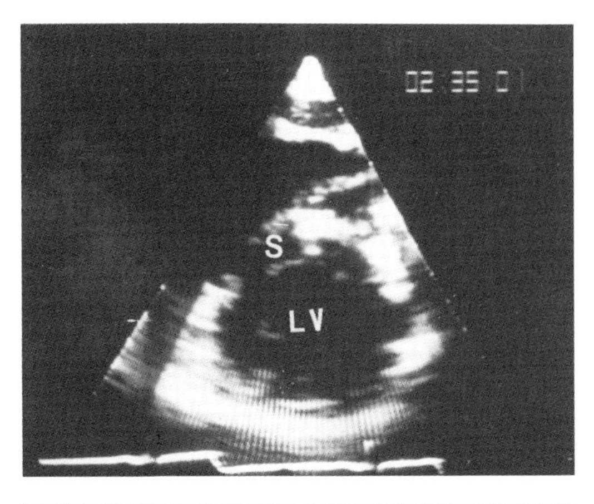

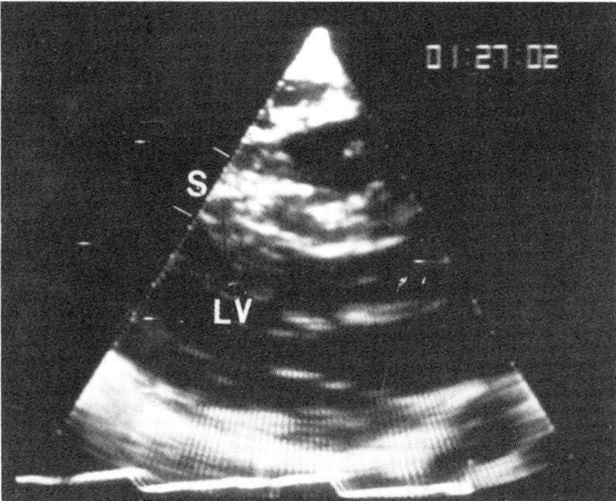

Abb. 20 Beispiel eines verdickten Septums bei einem klinisch völlig unauffälligen Schwimmer, dargestellt mit der zweidimensionalen Echokardiographie in unserem Material von *Satomi* (in Vorbereitung), oben linksventrikulärer Querschnitt, unten „Zweikammerblick", LV = linker Ventrikel, S = Septum.

Bereich von 1:1, das Verhältnis von Herzwanddicke zu ventrikulärem Durchmesser betrug im Mittel 1:5,5, ohne daß sich hier klare Unterschiede zwischen den einzelnen Athleten verschiedener Sportarten bzw. beim Vergleich zwischen Sportlern und Nichtsportlern aufzeigen ließen.
Solche Unterschiede in der Literatur müssen methodisch erklärt werden. Es ist schwierig, die Herzhypertrophie durch eine „Einstrahl-Messung" zu beurteilen, wie dies mit der M-Mode-Technik geschieht. Wie im Zusammenhang mit den Volumengrößen diskutiert wird, halten wir es auch für sehr problematisch, die linksventrikuläre Muskelmasse aus dem M-Mode-Echo zu berechnen.
Die Unterschiede in der myokardialen Wanddicke, die bei Sportlern gefunden wurden, sind ziemlich klein. Während sich die linksventrikulären Durchmesser eindeutig von 5 cm bei Untrainierten auf 5,5 bis 6 cm, in außerordentlichen Fällen bis auf 7 cm erhöhen können, verdickt sich die Myokardwand lediglich im Bereich von 1 bis 2 mm. Die Wanddickenmessung kann nicht immer eindeutig erfolgen, insbesondere die rechtsventrikuläre Septumseite ist oft schwierig abgrenzbar (Abb. 19). Somit muß zunächst noch offen bleiben, ob eine sportartspezifische Form der Hypertrophie beim Kraftathleten zu beobachten ist. Die Frage stellt sich, ob die Druckerhöhungen, die beim Kraftathleten umgerechnet auf einen 24-Stunden-Tag nur verhältnismäßig kurze Zeit bestehen, ausreichend sind, um eine Hypertrophie zu erzeugen. In Untersuchungen aus unserem Arbeitskreis (*Reinke*, 1982) fanden wir bei jugendlichen Hypertonikern, bei denen der mittlere Druck über 24 Stunden sicherlich höher liegt, keine eindeutig nachweisbare Hypertrophie. Es bleibt zu erwarten, daß dieses Problem weiter abgeklärt werden kann, wenn die zweidimensionale Echokardiographie soweit entwickelt sein wird, daß sie eine eindeutige Abgrenzung des Endokards im gesamten linken Ventrikel ermöglicht (Abb. 20).

Entwicklung und Rückbildung des Sportherzens

Obwohl es in der Literatur eine große Anzahl von Querschnittsuntersuchungen zwischen Trainierten und Nichttrainierten gibt, sind Längsschnittuntersuchungen zur Beantwortung der Frage nach der Entwicklung und der Rückbildung des Sportherzens erstaunlich selten. Die im folgenden zu nennenden Fragen bezüglich des Sportherzens können daher bis jetzt kaum definitiv beantwortet werden:
1. Gibt es eine genetische Disposition für die Entwicklung des Sportherzens, und falls ja,

wie ist sie erkennbar? Kann jedes Herz bei entsprechendem Training ein Volumen von 1700 ml erreichen, oder sind es nur die Kinder mit unerwartet großen und offensichtlich gesunden Herzen, die die späteren Olympiasieger in Ausdauersportarten sein werden, wie dies häufig angenommen wird, oder müssen wir möglicherweise nach anderen Anzeichen für die typische Ausdauerbegabung Ausschau halten?

2. In welchem Alter entwickelt sich die physiologische Hypertrophie? Es gibt keinen Zweifel daran, daß dies in der postpubertären Wachstumsphase möglich ist. In der Literatur ist es jedoch durchaus umstritten, ob die Sportherzbildung bereits vor der Pubertät einsetzen kann, ob die Herzgröße des Athleten weiter zunimmt, wenn dieser über das 20. Lebensjahr hinaus trainiert, oder ob eine Sportherzbildung bei Menschen möglich ist, die erst nach dem 40. Lebensjahr anfangen zu trainieren.

3. Gibt es eine komplette Rückbildung der Sportherzveränderungen nach dem Training oder nicht? Falls keine solche komplette Rückbildung möglich ist, ist dies Folge eines irreversiblen Wachstums des Herzskeletts oder bleiben diese Herzen größer durch den minimalen Trainingsreiz der körperlichen Aktivität des Exathleten, der nach wie vor über eine erhöhte körperliche Leistungsfähigkeit verfügt?

Zu diesen Fragen bestehen im allgemeinen mehr Meinungen als auf Tatsachen begründete Antworten. Die Ursache hierfür ist leicht verständlich. Bezüglich der Entwicklung des Sportherzens liegt der Grund darin, daß es sehr unsicher ist, welcher unter der sehr großen Anzahl von Jugendlichen, die in den Sport eintreten, der spätere Spitzenathlet sein wird. Es ist kaum möglich, alle jugendlichen Sportler zu untersuchen, um hier letztlich definitive Aussagen zu erhalten. Bezüglich der Rückbildung des Sportherzens ist es im allgemeinen selten, daß ein früherer Leistungssportler jede körperliche Aktivität völlig einstellt und so eine unbeeinflußte Beobachtung der Rückbildungsvorgänge ermöglicht.

Zu den unter 1 bis 3 aufgeführten Fragen lassen sich folgende Aussagen treffen:

Ad 1: In der Literatur gibt es eine weitgehende Übereinstimmung darüber, daß die maximale Sauerstoffaufnahme zu einem hohen Grade von genetischen Faktoren bestimmt wird, aber der Prozentsatz zu dem dies geschieht, wird sehr unterschiedlich angenommen. Während beispielsweise *Weber* (1976) und *Ekblom* (1968) die Rolle von Erbfaktoren mit 50 % einsetzten, kann nach *Astrand* (1969) die maximale Sauerstoffaufnahme nur zu 20 % durch Training modifiziert werden und nach *Klissouras* (1971) um weniger als 10 %. Eine Studie, die diesen Einfluß der Erbfaktoren hinsichtlich der metabolischen und der kardiozirkulatorischen Komponenten untergliedert, existiert leider nicht. Die Frage, ob die maximale Sauerstoffaufnahme durch die aller Wahrscheinlichkeit nach genetisch wesentlich mitbestimmte Zahl der roten Muskelfasern oder durch genetische kardiovaskuläre Faktoren bestimmt wird, kann noch nicht beantwortet werden. Selbst wenn die Frage bejaht werden muß, daß nicht jedes Herz zu einem extremen Sportherzen werden kann, so bleibt die Frage offen, ob dies in einer ihm innewohnenden Beschränkung des Wachstumsvermögens begründet liegt oder in einer genetischen Beschränkung der maximalen muskulären Fähigkeiten zur Sauerstoffverwertung, die dann nur sekundär eine Begrenzung des kardialen Wachstums bewirkt.

Ad 2: Ein Blick auf die Literatur zeigt, daß *Reindell* (1960) eine große Abhängigkeit der Herzvergrößerung von der Trainingsintensität selbst bei Erwachsenen fand. Im Gegensatz dazu nimmt *Czermak* (1970) eine Möglichkeit zur physiologischen Herzhypertrophie nur bei Jugendlichen an. Diese Meinung wurde von *Grimby* (1966) unterstützt, der keine größeren Herzen bei Sportlern fand, die ihr Training bis in die 5. bis 6. Lebensdekade fortsetzten, wenn er diese mit jungen Athleten verglich. Er zog daraus die Schlußfolgerung, daß sich die Herzen bei Erwachsenen nicht mehr vergrößern.

Andererseits glaubte man lange an die allgemeine Theorie, daß vor der Pubertät eine Trainierbarkeit des Kreislaufs nicht gegeben sei. Eine solche Ansicht beruhte auf der Tatsache, daß bei Trainingsuntersuchungen mit Kindern im Vergleich zu Kontrollgruppen keine wesentlichen Einflüsse auf die Kreislaufleistungsfähigkeit zu finden waren. *Schmücker* (1973) begründete beispielsweise aufgrund eigener Befunde diese Hypothese mit dem Fehlen hinreichender hormonaler Voraussetzungen. Es ist bekannt, daß für die Hypertrophie des Skelettmuskels eine entsprechende Testosteron-Konzentration erforderlich ist. Die fehlende kardiale Trainierbarkeit des Kindes vor der Pubertät könnte man analog erklären. Tierversuche von *Beznak* (1960) bzw. *Goldberg* (1969) unterstützen die These einer Abhängigkeit der Trainierbarkeit des Herzmuskels von der Testosteron-Konzentration. Ähnliche Befunde, die keine kardiale Trainierbarkeit des Kindes zeigten, stammen auch aus anderen deutschen Arbeitsgruppen, wie z. B. *Wasmund* (1972), bzw. aus Israel von *Bar-Or* (1972). Obwohl vorwiegend Untersucher aus der DDR und Osteuropa im Gegensatz hierzu eine Trainierbarkeit von Kindern feststellten (*Oelschlägel*, 1976; *Leupold*, 1969), ist nach wie vor in der Trainingslehre das Dogma von der fehlenden kardiopulmonalen Trainierbarkeit des Kindes vor der Pubertät weit verbreitet.

Auf der anderen Seite ist diese Ansicht nicht mehr mit den modernen Entwicklungen des Hochleistungssports in Übereinstimmung zu bringen. Hier findet sich eine zunehmende Verlagerung des Leistungsalters in die Kindheit hinein, die für die Disziplin Schwimmen auch den Ausdauerbereich betrifft. Wenn Kinder heute bereits vor der Pubertät täglich ein 3- bis 4stündiges Schwimmtraining absolvieren, so läßt sich dies sicher nicht allein mit dem Ziel des Erreichens einer optimalen Schwimmtechnik erklären. In eigenen Untersuchungen, die in der Abbildung 21 gezeigt werden, konnten wir nachweisen, daß bei Kindern auch bereits im Alter von 8 bis 10 Jahren eine deutliche Steigerung der maximalen Sauerstoffaufnahme mit einer entsprechenden Vergrößerung des Herzvolumens sowie einer echokardiographisch nachweisbaren Zunahme von Herzinnendurchmesser und Herzwanddicke als den Kriterien der Sportherzbildung zu beobachten ist.

Die Tatsache, daß in anderen Untersuchungen kein Trainingseffekt zu finden war, erklärt sich daraus, daß bei Kindern auch die angeblich untrainierten Kontrollgruppen ein hohes Maß an körperlicher Aktivität aufwiesen. Bei den oben zitierten Untersuchungen wurde zu sehr von den Verhältnissen bei Erwachsenen ausgegangen. Bei dem durchschnittlichen „Nulltrainingszustand" des Bundesbürgers

▷

Abb. 21 Untersuchungsergebnisse im Quer- und Längsschnitt bei Kindern vor der Pubertät (aus unserer Arbeitsgruppe von *Gerhardus*, 1980). Dargestellt sind die Werte einer leistungsmäßig Schwimmsport betreibenden Gruppe von Kindern im Alter von 8, 9 und 10 Jahren (schraffierte Säule). Diese Werte wurden jeweils nach der ersten Kontrolle (1. Säule) 1 Jahr später nochmals überprüft (2. Säule). Jede Altersgruppe war mit 6 Jungen und 6 Mädchen besetzt, die hier zusammen aufgeführt werden, da sich statistische geschlechtsabhängige Unterschiede nicht ergaben. Dieses Kollektiv wurde einer entsprechend zusammengesetzten Gruppe von Schulkindern gegenübergestellt (leere Säulen). Wie die Abbildungen im einzelnen zeigen, besteht bereits bei Kindern vor der Pubertät eine deutliche Vergrößerung der absoluten und relativen maximalen Sauerstoffaufnahme (Teil a). Die Vergrößerung der maximalen Sauerstoffaufnahme geht einher mit einer entsprechenden Erhöhung des absoluten und relativen Herzvolumens (Teil b). Die echokardiographischen Werte zeigen, daß die Herzvolumenvergrößerung nicht etwa auf einer Dilatation beruht, sondern auf einem echten Anpassungsvorgang. Nicht nur der linksventrikuläre Innendurchmesser ($LVID_d$), sondern auch die linksventrikuläre Wanddicke ($LVWD_d$) sind erhöht. Kinder vor der Pubertät im Alter von 8 bis 10 Jahren zeigen somit im Querschnittsvergleich gegenüber einer untrainierten Gruppe die deutlichen Zeichen einer Sportherzbildung. Die Längsschnittbeobachtung zeigt darüber hinaus, daß die Meßwerte der Leistungsfähigkeit sowie der Herzgröße wesentlich stärker zunehmen, als dies dem Alter entspricht.

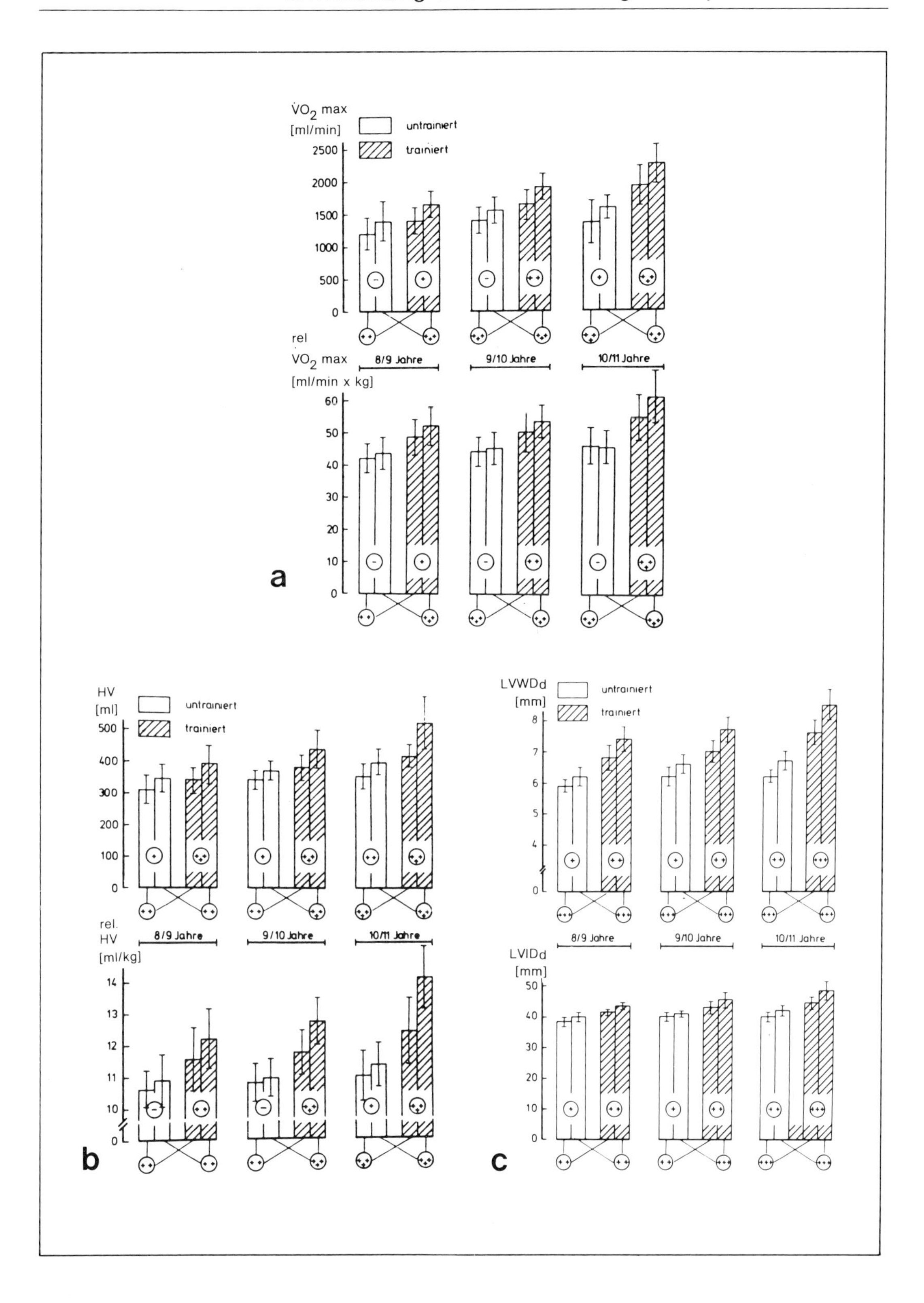
VO2 max
[ml/min]
untrainiert
trainiert
8/9 Jahre
9/10 Jahre
10/11 Jahre
rel
VO2 max
[ml/min x kg]
a
HV
[ml]
rel.
HV
[ml/kg]
b
LVWDd
[mm]
LVIDd
[mm]
c

sind schon geringe Trainingsintensitäten ausreichend, um einen Leistungsfortschritt zu erzielen. Kinder sind dagegen weitgehend in Bewegung; so gesehen gibt es praktisch nie oder nur sehr selten wirklich „untrainierte“ Kinder. Andererseits ist aus der Trainingslehre bekannt, daß ein Trainingseffekt um so leichter erreichbar ist, je geringer das Ausgangsniveau ist. Trainingseffekte lassen sich daher bei Kindern nur durch eine vergleichsweise höhere Trainingsintensität nachweisen. Dies beruht allerdings nicht auf einer geringeren Trainierbarkeit des Kindes, sondern auf dem Fehlen wirklich „untrainierter“ Kontrollgruppen.

Auf der anderen Seite könnte diskutiert werden, ob nicht ein solch früher Trainingsbeginn zu größeren Sportherzen führen könnte als zu denjenigen, die wir bisher kennen, wenn die größere Plastizität des kindlichen Herzens bedacht wird. Unsere Längsschnittuntersuchungen, in denen solche Kinder über fast 10 Jahre beobachtet wurden, zeigten keinerlei Bestätigung für eine solche Hypothese. Die Schwimmer erreichten trotz des frühen Beginns keineswegs größere Herzen, als dies bei Sportlern dieser Disziplin üblich ist. Diese Befunde können als eine weitere Bestätigung der Gültigkeit der Konzeption des kritischen Herzgewichtes angesehen werden. Aus den Längsschnittuntersuchungen bei solchen Kindern kann darüber hinaus festgehalten werden, daß in keinem Fall der sichere Hinweis auf eine kardiale Schädigung durch den so frühen Beginn eines Hochleistungstrainings zu finden war. Von daher kann aus kardiologischer Sicht festgestellt werden, daß Kinder auch durch Ausdauerbelastungen mit sehr frühem Beginn kardial nicht geschädigt werden. Die Frage, ob ihnen ein solch frühes Training in diesem Umfang zugemutet werden darf, kann durch eine solche Feststellung allerdings nicht beantwortet werden. Eine Stellungnahme ist hierzu vorwiegend aus pädagogischer Sicht erforderlich.

Der Frage der kardiopulmonalen Trainierbarkeit des Kindes kommt über den bisher aus rein leistungssportlichen Aspekten heraus diskutierten Problemen in neuerer Zeit auch ein wichtiger breiten- bzw. schulsportlicher Aspekt zu, die Frage, ob bereits das Kind Ausdauersport betreiben solle, um den kardiovaskulären Erkrankungen des späteren Lebensalters vorzubeugen. Hiergegen wurde früher häufig der Einwand erhoben, daß Kinder in diesem Alter noch gar nicht trainierbar seien, unter Verweis auf die oben zitierten Befunde. Unsere Ergebnisse lassen zwar die Aussage zu, daß Kinder sehr wohl einen Trainingseffekt im Herz-Kreislauf-System aufweisen können, andererseits zeigt sich aber auch, daß sich dies angesichts der relativ hohen körperlichen Aktivität durch das 1- bis 2malige Laufen pro Woche in der Schule kaum wesentlich verbessern läßt.

Gegen ein solches Ausdauertraining spricht die Überlegung, ob es Sinn hat, mit Kindern bereits ein längeres Lauftraining etwa bis hin zur Marathonstrecke durchzuführen, wenn berücksichtigt wird, daß Kinder zum einen noch gar nicht von ischämischen Herz-Kreislauf-Erkrankungen bedroht sind und Ausdauerbelastungen der mehr auf das Spielerische eingestellten Mentalität des Kindes widersprechen, zum anderen stundenlange Ausdauerbelastungen den Kindern möglicherweise Zeit für Sportformen wegnehmen, die aus gesundheitlicher und pädagogischer Sicht für sie günstiger wären, nämlich Spiel- und Gymnastikformen. Heute ist das Kind besonders durch Haltungsfehler bedroht, die zu späteren degenerativen Wirbelsäulenerkrankungen führen. Aus sportpädagogischer Sicht sollten dem Kind möglichst vielfältige Belastungsformen angeboten werden, um sein hohes koordinatives Lernvermögen auszunutzen und um ihm Gelegenheit zu geben, sich „seine“ ihm besonders entsprechende Sportform auszuwählen.

Auf der anderen Seite kann dieses letzte Argument aber gerade auch für das Ausdauertraining schon in der Schule verwandt werden. Bereits das Kind sollte auch die Ausdauerbelastung als wichtigen Teil körperlicher Aktivität kennenlernen. Es hat wenig Sinn, wenn der 40jährige nach 20jährigem

Nikotinmißbrauch und ebenso langer körperlicher Untätigkeit erst dann mit dem Laufen beginnt, wenn sich die ersten kardialen Symptome bemerkbar machen. Bereits dem Kind sollte ein regelmäßiges Ausdauertraining ebenso selbstverständlich werden wie andere Maßnahmen der körperlichen Hygiene. Für die Durchführung einer solchen Ausdauerbelastung in der Schule geht es dann allerdings um das Kennenlernen, nicht um die leistungsmäßige Durchführung, die etwa – wie leider häufig zu beobachten ist – durch die Abforderung von Ausdauerleistungen bei unvorbereiteten Kindern eher negativ als positiv motiviert.

Ad 3: *Untersuchungen zur Sportherzrückbildung* wurden von *Holmgren* (1959) an 19 und von *Roskamm* (1964) an 92 älteren ehemaligen Athleten durchgeführt. Beide Untersucher kamen zu sehr ähnlichen Ergebnissen. Die Herzen dieser Sportler waren immer noch größer als die von untrainierten Vergleichspersonen, dies galt selbst dann, wenn sie mit dem Training völlig aufgehört hatten. Auf der anderen Seite war auch die Leistungsfähigkeit der Untersuchungspersonen überdurchschnittlich groß. Ein überraschender Befund für denjenigen, der vorwiegend positive Auswirkungen vom Sport erwartet, mag die Tatsache sein, daß sich bei diesen ehemaligen Athleten, wenn auch nicht statistisch signifikant absicherbar, häufiger pathologische EKG-Veränderungen zeigten als in der Kontrollgruppe.

Wie bereits diskutiert, muß die Frage gestellt werden, ob die verbleibende Herzvergrößerung bei diesen Athleten als Folge einer inkompletten Rückbildung, insbesondere des Herzskeletts, zu sehen ist, oder ob es sich hierbei lediglich um den Ausdruck einer gesteigerten Leistungsfähigkeit handelt. Die Tatsache, daß diese Sportler zum Teil keinerlei körperlichen Aktivitäten mehr nachgingen, lädt einerseits zu der These ein, daß bereits normale körperliche Aktivitäten ausreichend sind, um eine vergrößerte Leistungsfähigkeit zu erhalten, andererseits könnte es sich bei den Sportlern um eine auch ohne Training besonders leistungsfähige, positiv selektierte Gruppe handeln.

Das Problem von Selektionsfaktoren läßt sich besonders gut an den Daten von *Holmgren* verdeutlichen. Bei den von ihm untersuchten ehemaligen Leistungssportlern (n = 19) fanden sich in 8 Fällen, also in einem hohen Prozentsatz, pathologische Veränderungen im Ruhe- und/oder Belastungs-EKG. Im Vergleich zu einem jüngeren Kollektiv von Sportlern war die Herzgröße praktisch unverändert, also deutlich größer als bei Untrainierten, während die Leistungsfähigkeit altersentsprechend zwar erhöht, aber doch nicht in gleichem Maße vergrößert war wie das Herzvolumen. Die Schlußfolgerung, die hieraus gezogen werden könnte, wäre die, daß bei Leistungssportlern später EKG-Veränderungen besonders häufig auftreten und sich ein einmal gebildetes Sportherz in seiner Größe nicht mehr zurückbildet; möglicherweise könnten beide Schlußfolgerungen zu der Formulierung zusammengefaßt werden, daß sich durch ein einmal ausgeprägtes Sportherz später besonders leicht kardiale Erkrankungen ausbilden. Um eine solche Interpretation zu relativieren, muß jedoch die Zusatzinformation gegeben werden, daß diese 19 untersuchten ehemaligen Sportler diejenigen waren, die sich aus 44 aufgeforderten Athleten zur Verfügung stellten. Es erscheint also wahrscheinlich, daß nur diejenigen Sportler bevorzugt die Möglichkeit einer solchen Untersuchung in Anspruch nahmen, die unter kardialen Beschwerden litten, und daß eine solche Aussage somit auf eine negative Selektion zurückzuführen wäre.

Die Frage der *Rückbildungsfähigkeit* des Sportherzens wird im allgemeinen Bewußtsein meist von der Negativhaltung gegenüber diesem Herzen bestimmt, die ausführlich erörtert wurde. In Diskussionen mit Sportlern und Sportärzten findet sich oft die Vorstellung, daß der Träger eines Sportherzens ständig weiterlaufen müsse, um einen Herzinfarkt zu vermeiden. Diese Vorstellungen treffen keineswegs zu. Auch wenn die Frage, ob die

Sportherzrückbildung komplett sein könnte oder nicht, angesichts der Tatsache, daß es wenig Sportler gibt, die nach Beendigung ihrer Laufbahn abrupt jede körperliche Aktivität völlig stoppen, sehr schwer zu beantworten ist, so unterscheidet sich grundsätzlich die Rückbildung des trainierten Herzmuskels nicht von der Rückbildung des trainierten Skelettmuskels. Dies mag durch unsere Beobachtung beispielhaft belegt werden, daß das Herz des Athleten mit dem größten, in der Literatur bestimmten Herzvolumen von 1700 ml 10 Jahre nach Beendigung der sportlichen Laufbahn seines Trägers wieder auf eine Normalgröße von 980 ml zurückgebildet war.

Während dieser Rückbildungsphase sind allerdings nicht selten dyskardische Beschwerden, teilweise auch Extrasystolen in Ruhe, zu beobachten, die häufig seinen Träger, den meist von der psychischen Struktur her sehr sensiblen Ausdauerathleten, in unnötige Ängste treiben. Solche Beschwerden, die in keiner Weise eine organische Gefährdung darstellen und die dem sogenannten *Sportentzugssyndrom* zuzurechnen sind, sollten Anlaß dafür sein, dem Sportler einen langsamen Abbau seiner Trainingsintensität anzuraten. Eine solche Empfehlung entspricht um so mehr den Erfordernissen des Sportlers, da dieser i. a. aus Freude an der Bewegung Sport treibt, selbst dann, wenn er dies nicht mehr unter den Bedingungen eines Hochleistungstrainings weiterführt. Muß der Athlet abrupt seine Laufbahn unterbrechen, so kann man ihn hinsichtlich einer möglichen kardialen Gefährdung mit gutem Gewissen völlig beruhigen. Auch der Sportler, der durch einen komplizierten Beinbruch ein halbes Jahr liegen muß, erleidet dadurch keinen Herzinfarkt.

Die Sportherzfunktion

Die Sportherzfunktion in Ruhe

Henschen war nicht nur der erste, der das Sportherz beschrieb, er war auch der erste, der die speziellen Aspekte seiner Funktion erörterte. Nach seiner Beobachtung besaßen die Sportler eine hohe Pulsamplitude, die auf große und kräftige Herzen hinwies. Aus dieser Feststellung von *Henschen* läßt sich die hämodynamische Schlußfolgerung eines großen Schlagvolumens des Sportherzens ableiten, die deutlich im Gegensatz zu der später geführten Diskussion um seine Funktionsweise steht.

Auf der anderen Seite ist es auffallend, daß die Untersuchungen von *Henschen* keinen Hinweis auf ein Hauptcharakteristikum des Sportherzens bietet, auf die *Trainingsbradykardie*. Dies ist dadurch zu erklären, daß seine Untersuchungen in einer Vorstartsituation, d. h. unmittelbar vor einem Wettkampf, erfolgten. Die Trainingsbradykardie kann sehr ausgeprägt sein. Werte unterhalb von 30 Schlägen/min wurden beschrieben. Der niedrigste von uns beobachtete Wert war 26/min, aufgezeichnet während einer Bandspeicheruntersuchung im Schlaf (Abb. 22). In der Literatur wird der niedrigste Wert mit 21/min unter gleichen Bedingungen beschrieben (*Zeppilli*, 1981).

Es ist dabei überraschend, daß diese niedrigen Frequenzen im allgemeinen auf einem Sinusrhythmus beruhen. Ersatzrhythmen sind weniger häufig, worauf bereits *Israel* (1975) hingewiesen hat. Das Ausmaß der Ruhebradykardie ist dabei nur ein sehr schlechtes Maß des Trainingszustandes. Die Ruhefrequenz ist weitgehend auch von psychischen Faktoren abhängig. Sehr niedrige Frequenzen finden sich teilweise auch bei untrainierten Vagotonikern. So ist es nicht unbedingt verwunderlich, daß *Roskamm* (1964) unter 9 deutschen Nationalmannschaften bei den Turnern mit die niedrigsten Frequenzen fand, Sportlern also, die eine vergleichsweise niedrige kardiovaskuläre Leistungsfähigkeit aufweisen.

Obwohl die Trainingsbradykardie ein sehr auffallendes Phänomen darstellt, ist sie bisher keineswegs hinreichend erklärt. Zu ihrer Deutung kann von zwei, sich scheinbar zunächst grundsätzlich widersprechenden Modellen ausgegangen werden, die aber wohl supple-

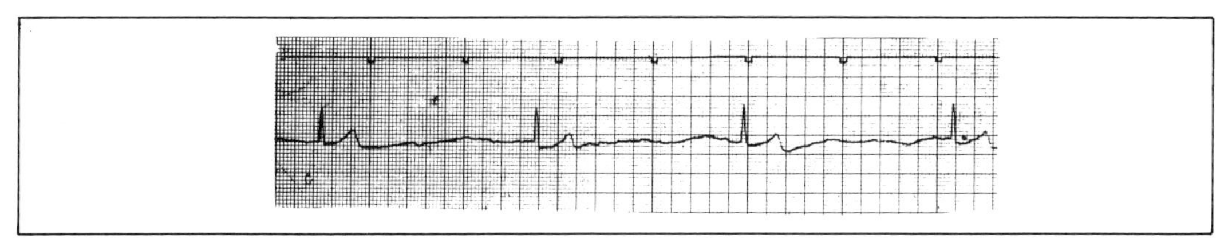

Abb. 22 Beispiel einer extremen Sportherzbradykardie, festgestellt in einer Bandspeicheruntersuchung während des Schlafs. Der Streifen zeigt bei einem Wasserballspieler das Auftreten einer Herzfrequenz von 26/min.

mentär zu verstehen sind. Die Trainingsbradykardie kann dabei zum einen als das Ergebnis des großen Schlagvolumens gesehen werden, wie dies *Frick* (1967) interpretierte, zum anderen wird, wie dies besonders die Arbeitsgruppe von *Stegemann* (1974) herausgearbeitet hat, die Herzfrequenz vorwiegend von peripheren Mechanismen kontrolliert. Von diesem Standpunkt aus wäre das hohe Schlagvolumen nicht als Ursache, sondern als Folge der niedrigen Herzfrequenz zu verstehen.

Um hier zu einer Übereinstimmung der beiden scheinbar kontroversen Standpunkte zu kommen, kann von einem Regelkreis ausgegangen werden. Ein vergrößertes Schlagvolumen erniedrigt wahrscheinlich die nervösen Impulse im Sinne eines „Feedback" auf das Herz, die Herzfrequenz sinkt. So gesehen beeinflussen sich die beiden Komponenten des Herzminutenvolumens, die Herzfrequenz und das Schlagvolumen, gegenseitig. Der These von *Frick*, daß das Sportherz sich eine entsprechend niedrige Herzfrequenz leisten könne, weil es ein hohes Schlagvolumen habe, stehen die geschilderten Beobachtungen der relativen Unabhängigkeit der Trainingsbradykardie von der Herzleistung entgegen, ebenso die Tatsache, daß sich im Breitensport durchaus Frequenzsenkungen als Trainingsfolge beobachten lassen, ohne daß die Herzgröße zunimmt. Diese Feststellungen belegen, daß die Frequenzregelung von vegetativ-nervösen Einflüssen bestimmt sein muß. Auf der anderen Seite sprechen solche Feststellungen nicht gegen die Möglichkeit, daß im Sinne des geschilderten Feedback-Mechanismus das vergrößerte Schlagvolumen wiederum einen Einfluß auf die Frequenz haben kann. Hinsichtlich der vegetativ-nervösen Steuerung der Herzfrequenz ist grundsätzlich zwischen Ruhe- und Belastungsbedingungen zu unterscheiden. Die erniedrigte Schlagzahl des Trainierten unter körperlicher Belastung läßt sich ohne Probleme auf die Abnahme des sympathischen Antriebs zurückführen. Dagegen wird für die Frequenzverminderung in Ruhe im allgemeinen eine *Vagotonie* verantwortlich gemacht. Hierbei wird allerdings meist nicht berücksichtigt, daß eine solch ausgeprägte Frequenzsenkung bis 30 Schläge/min wohl kaum mit einer allgemeinen Vagotonie erklärt werden kann. Diese müßte sich dann auch im nichtkardiovaskulären System in vagotonen Symptomen zeigen, beispielsweise in einer Pupillenvergrößerung, gesteigertem Speichelfluß etc.

Für das Verständnis des *Entstehungsmechanismus* der Trainingsbradykardie helfen hier Tierversuche weiter, insbesondere diejenigen von *Tipton* (1965). Sie weisen darauf hin, daß für die Entstehung der Pulsverminderung direkte myokardiale Veränderungen entscheidend sind. Es läßt sich zeigen, daß bei trainierten Ratten die Herzfrequenz auch dann abnimmt, wenn deren Herzen vom vegetativen System isoliert werden. Nach diesen Befunden ist es nicht eine allgemeine Erhöhung des Vagotonus, die die Frequenz vermindert, sondern eine verstärkte Empfindlichkeit des Herzens für vagale Impulse. In der Vorhofmuskulatur trainierter Ratten ließ sich eine erhöhte Konzentration von nicht neuralgebundenem Azetylcholin nachweisen. Wahrscheinlich dürften sich beim Trainierten sowohl ein verstärkter Vagotonus als auch eine erhöhte kar-

diale Ansprechbarkeit für vagale Impulse in der Entstehung der Trainingsbradykardie ursächlich addieren.
Hinsichtlich der *klinischen Wertung der Trainingsbradykardie* kann festgestellt werden, daß die Frequenzverminderung beim Ausdauerathleten zunächst ohne Probleme über das erhöhte Schlagvolumen kompensiert wird. Auch Leistungssportler mit extremen Pulsverlangsamungen weisen hierdurch keinerlei Beschwerden auf. Die Trainingsbradykardie ist somit ein physiologischer Vorgang. Auf der anderen Seite stellt sich im klinischen Bereich gelegentlich doch die Frage, ob die vagotone Reaktionsweise des Herzens pathogenetisch wirksam werden kann, ob sich gewissermaßen ein Patient „in einen Schrittmacher hineinlaufen" könne. Auch wenn es keinerlei Beweis dafür gibt, daß die Trainingsbradykardie so ausgeprägt werden kann, daß hierdurch Synkopen ausgelöst werden, so werden doch Fälle beobachtet, in denen zumindest der Eindruck besteht, daß sich hier der trainingsbedingte vagotone Einfluß zu einer organischen oder funktionellen Herzschädigung addieren kann und somit pathogenetisch wirksam wird.
Ein solcher Verdacht sei an einem Einzelbeispiel belegt: Von uns wurde ein 46jähriger Patient beobachtet, der seit 5 Jahren aktiv Langlauf betrieb, 5 bis 6 Trainingseinheiten pro Woche, Laufzeit über die Marathonstrecke 3 Stunden. Bereits seit der Jugend waren verhältnismäßig niedrige Frequenzen bekannt, die sich unter dem Training noch weiter verminderten, teilweise bis 30/min. Der Patient stellte sich wegen vorwiegend in Ruhe auftretender Beschwerden in Form von Extrasystolen und Atemnot vor. Bei einem dieser Zustände mit ausgeprägter Atemnot in der Nacht habe er eine Frequenz von 30/min gezählt. Er habe nur noch kriechen können, darunter seien die Beschwerden deutlich weniger geworden. Er habe jetzt mit dem Training ausgesetzt, die Frequenz sei wieder auf 54/min angestiegen. Die eingehende kardiologische Untersuchung, einschließlich His-Bündel-EKG, ergab keinen Hinweis auf einen organischen Herzbefund. Als Verdachtsdiagnose wurde angenommen, daß sich eine trainingsbedingte Vagotonie zu einer diskreten Sinusknotenschädigung (als Kind war eine Diphtherie durchgemacht worden) addierte und kritische Bradykardien auslöste. Von einem weiteren Langlauftraining wurde dem Patienten abgeraten.
Es ist anhand eines solchen Falles vorstellbar, daß dann, wenn ein mäßiggradig ausgeprägtes Sinusknotensyndrom besteht, die zusätzliche vagotone Überlagerung als Trainingsfolge klinisch bedeutsame Bradykardien bewirken kann. Ein solcher Verdacht ist um so wahrscheinlicher, wenn berücksichtigt wird, daß nach klinischen Befunden (*Treese*, 1982) Hinweise dafür bestehen, daß das Sinusknoten-Syndrom möglicherweise überwiegend als funktionelle Störung der vegetativen Herzinnervation aufzufassen ist. Ähnliche Beobachtungen sind in einer sportkardiologischen Untersuchungsstelle keineswegs absolute Raritäten. Die Annahme einer Addition des vagotonen Einflusses auf eine bestehende Überleitungsstörung, die schließlich in einer Schrittmacherimplantation wegen eines AV-Blocks III. Grades mündet, läßt sich in analoger Form aus einer Fallmitteilung von *Franz* (1979) ableiten: Bei einem 59jährigen Patienten, der stets Sport getrieben hat (Tennis, Langlauf, Schwimmen) zeigt die erste Untersuchung eine Sinusbradykardie, einen AV-Block I. Grades und einen PQ-Wert von 0,28″ mit Verkürzung der Überleitungszeit unter Belastung auf 0,16″. 18 Monate später findet sich ein Wechsel zwischen AV-Block I. Grades, PQ von 0,34 und Wenckebach-Periodizität. Weitere 18 Monate später berichtet der Patient über Adam-Stokes-Anfälle, es findet sich ein Block III. Grades, der eine Schrittmachertherapie erforderlich macht.
Solche Beobachtungen sind allerdings vorwiegend bei älteren Menschen, nur sehr selten bei jüngeren zu machen. Gerade beim älteren Menschen, der ein Ausdauertraining betreibt und bei dem gleichzeitig eine Bradykardie vorliegt, stellt sich in der Praxis nicht selten die Frage, ob hier eine Sinusknotenfunktionsstö-

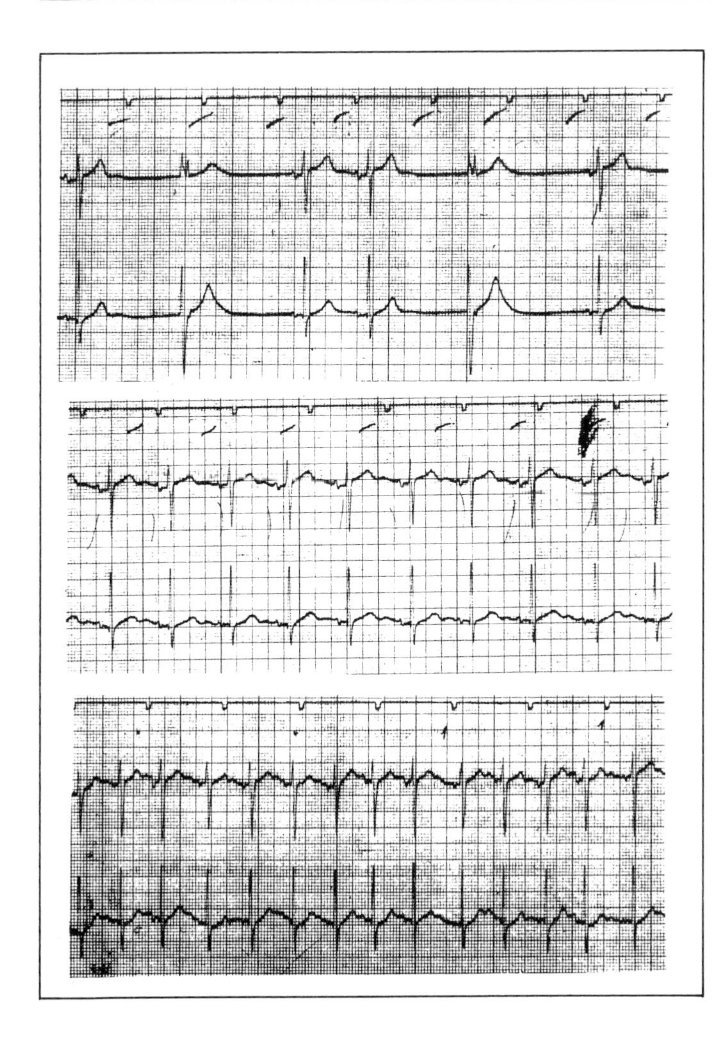

Abb. 23 Das EKG-Beispiel soll die Problematik typischer „trainingsbedingter" EKG-Veränderungen besonders beim älteren Menschen demonstrieren. Es stammt von einem 55jährigen Langläufer. Die beiden oberen Streifen zeigen das Ruhe-EKG, das von einer deutlichen Sinusbradykardie und Ersatzsystolen (2. und 4. Herzaktion) gekennzeichnet ist. Veränderungen dieser Art können beim jüngeren Athleten durchaus als Trainingserfolge auftreten. Beim älteren Sportler stellt sich die Frage, inwieweit dies trainingsbedingt oder Zeichen einer Sinusknotenfunktionsschädigung ist. Hier hilft das Belastungs-EKG weiter. Bei mäßiger Belastung kommt es zunächst zu einem regulären Frequenzanstieg (mittlerer Teil), bei hoher Belastung (unterer Teil) steigt die Frequenz nicht höher als 120/min; es zeigt sich darüber hinaus deutlich eine Sinusarrhythmie, die normalerweise unter Belastung nicht vorkommt. Diese Veränderungen sprechen für eine Sinusknotenschädigung.

rung oder ein Trainingseffekt vorliegt. Hier hilft das Belastungs-EKG bei der weiteren Entscheidung. Bei Sinusknotenfunktionsstörungen findet sich unter Belastungsbedingungen ein inadäquater Pulsfrequenzanstieg trotz hoher Ausbelastung. Die altersabhängige Maximalfrequenz, die mindestens 200 minus Lebensalter in Jahren betragen sollte, wird nicht erreicht. Statt dessen sind häufig schon bei niedrigen Belastungsintensitäten kompensatorische Extrasystolen sowie unter Belastung sonst nicht auftretende Sinusarrhythmien zu beobachten (Abb. 23).

Besteht die Fragestellung, ob ein ungenügender Frequenzanstieg bei einem älteren Menschen unter Belastung auf eine Sinusknotenfunktionsstörung oder auf eine mangelnde Ausbelastung durch ungenügende Beinkraft zurückzuführen ist, so hilft die Laktatbestimmung weiter. Man wird in Fällen eines kardial bedingten, ungenügenden Frequenzanstieges bei relativ niedrigen Pulsschlagzahlen hohe Laktatspiegel als Zeichen einer weitgehenden metabolischen Ausbelastung finden.

Bestehen Hinweise darauf, daß der trainingsbedingte Einfluß auf die Pulsfrequenz pathogenetisch zumindest als Teilfaktor wirksam werden kann, so sollte man hieraus die Konsequenz ziehen und betroffenen Sportlern von weiteren Ausdauerbelastungen abraten. Man sollte ihnen ersatzweise spielerische Belastungsformen wie Tennis, Gymnastik etc. empfehlen, eine Empfehlung, die bei engagierten betroffenen Langläufern allerdings häufig nur sehr schwer durchzusetzen ist.

Während es keinen Zweifel an den Auswirkungen eines Trainingseffektes auf die Herzfrequenz gibt, selbst wenn die Interpretation der Trainingsbradykardie Probleme bereitet, gab es in der Vergangenheit eine erhebliche Diskussion über die zweite Komponente des Herzminutenvolumens, nämlich über das *Schlagvolumen*. Diese Diskussion ist dabei keineswegs nur für das Sportherz, sondern grundsätzlich für die Regulation der Herzarbeit von Interesse, da ausgehend von früheren Befunden beim Sportherzen die Gültigkeit des Starling-Mechanismus beim gesunden Menschen in Frage gestellt wurde.

Wie im einzelnen bereits hinsichtlich der Regulation der Herzarbeit unter Belastungsbedingungen erörtert, spielt der Starling-Mechanismus bei der Anpassung des Herz-Kreislauf-Systems an Belastungsbedingungen keine entscheidende Rolle. Ein „Alleinvertretungsanspruch" des Starling-Mechanismus zur Schlagvolumensteigerung wird darüber hinaus durch die Befunde beim Sportherzen weiter in Frage gestellt, da das Schlagvolumen des trainierten Herzens nicht durch eine vermehrte Füllung, sondern durch das Herzwachstum gesteigert wird. Dieser Mechanismus der Schlagvolumensteigerung wurde von *Reindell* mit dem bereits erwähnten Terminus der „regulativen Herzvergrößerung" bezeichnet. *Reindell* hebt hervor, daß eine solche Anpassung keineswegs nur unter physiologischen Mehrbelastungen entsteht, sondern auch unter erhöhter Volumenarbeit auf der Grundlage pathologischer Bedingungen, z. B. Shuntvitien oder Klappeninsuffizienzen.

In der früheren deutschen Literatur, besonders der 50er Jahre, findet sich darüber hinaus ein überraschender Aspekt des Sportherzens, der den Starling-Mechanismus zunächst völlig aufzuheben schien. Trotz der Ansicht von *Henschen*, der dem großen Sportherzen auch ein kräftiges Schlagvolumen zuschreibt, wurde angenommen, daß das Ruheschlagvolumen des Sportherzens nicht vergrößert, sondern verkleinert sei. Diese Ansicht basierte auf den Ergebnissen nichtinvasiver Untersuchungsmethoden wie beispielsweise Sphygmographie, Ballistokardiographie und Fremdgasmethode (*Christensen*, 1937; *Jokl*, 1959; *Reindell*, 1960; *Israel*, 1968). Obwohl diese Ergebnisse durch spätere Untersuchungen mit invasiven Techniken nicht bestätigt werden konnten und somit nur noch historische Bedeutung haben, sollen sie hier kurz diskutiert werden, da sie zum einen noch häufig die Ansichten hinsichtlich der Sportherzfunktion bestimmen, zum anderen eine wesentliche Problematik der Sportkardiologie aufzeigen, nämlich die Frage der Untersuchungsmethodik.

Die Fortschritte in der allgemeinen Kardiologie wurden über eine lange Zeit hinweg ganz überwiegend nur mit invasiven Untersuchungsmethodiken, insbesondere also Kathetertechniken erzielt, die kaum an gesunden jungen Sportlern zur Anwendung kommen konnten. Die Befunde bei Athleten wurden dagegen mit weniger verläßlichen, nichtinvasiven Techniken erhoben. Die Überinterpretation solcher Ergebnisse mußte zwangsläufig leicht zu irrtümlichen Schlußfolgerungen führen. Erfreulicherweise für die Sportmedizin hat sich diese Voraussetzung in letzter Zeit erheblich geändert. Im Rahmen der Kardiologie ist heute eine größere Zahl sehr aussagekräftiger, zuverlässiger, nichtinvasiver Untersuchungsmethoden verfügbar, insbesondere die Echokardiographie, daneben auch nuklearmedizinische Untersuchungen, Computertomographie etc., die von der Sportmedizin mit Hinblick auf ihr Untersuchungsgut noch enthusiastischer begrüßt werden müssen als von der allgemeinen Kardiologie. Auf der anderen Seite soll die Möglichkeit der Überbewertung nichtinvasiver Untersuchungsmethoden, die die Geschichte des Sportherzens aufzeigt, eine Warnung davor sein, jetzt nicht gewissermaßen alte Fehler auf einem höheren Niveau zu wiederholen.

Die mit den oben genannten Methoden erhobenen Befunde eines verkleinerten Schlagvolumens des vergrößerten Sportherzens im Vergleich zum kleineren untrainierten Herzen sind nicht mit dem Starling-Mechanismus in Übereinklang zu bringen, insbesondere wenn auch die Ergebnisse von Belastungsuntersuchungen berücksichtigt werden. Nach invasiv erhobenen Untersuchungsbefunden (z. B. *Bevegard*, 1963; *Musshoff*, 1959) weist das Sportherz unter Belastung ein größeres Schlagvolumen auf als das untrainierte, obwohl sich gegenüber Ruhebedingungen sein Füllungsdruck und seine Größe nicht ändern. *Bevegard* findet zwar eine geringgradige Erhöhung des enddiastolischen Drucks bei Sportlern, die er als verringerte Compliance des hypertrophierten Sportherzens erklärt. Dieser Befund konnte von der Freiburger Arbeitsgruppe allerdings nicht bestätigt werden (siehe z. B. *Kindermann*, 1974). Aus diesen Ergebnissen heraus wurde geschlossen, daß der Starling-Mechanismus nur in Tierexperimenten oder an erkrankten Herzen Gültigkeit habe. Sogenannte „neue Herzgesetze" wurden aufgestellt. *Wezler* (1969) benutzte die Ergebnisse beim Sportherzen, um seine Hypothese eines aktiven diastolischen Tonus des Herzmuskels zu begründen. Er nahm an, daß sich das Myokard in der Diastole plastisch verschiedenen Füllungszuständen durch Autoregulation anpassen könne.

Wie im einzelnen bei *Reindell* (1960) nachzulesen, wurde folgendes hämodynamisches Muster angenommen: Das Sportherz arbeitet unter Ruhebedingungen nicht nur mit einer ungewöhnlich niedrigen Frequenz, sondern auch mit einem sehr niedrigen Schlagvolumen. Hieraus resultiert ein besonders stark erniedrigtes Herzminutenvolumen. Eine solche Abnahme des Herzzeitvolumens wurde mit der großen metabolischen Kapazität des trainierten Muskels, also mit einer hohen arteriovenösen Sauerstoffdifferenz, begründet. Hierin wurde ein Zeichen der besonders großen Wirksamkeit des trainierten Kreislaufs gesehen. Ein niedriges Schlagvolumen bei einem großen linken Ventrikel muß mit einem hohen endsystolischen Blutvolumen („Restblut") und einer niedrigen Auswurffraktion einhergehen. Nach dem Starling-Mechanismus führt bei einem gesunden Herzen eine Vergrößerung des endsystolischen Volumens zu einem hohen Schlagvolumen. Aus diesem Grund verlor innerhalb einer solchen Betrachtung das endsystolische Ventrikelvolumen seine große Bedeutung als Regulationsfaktor, es wurde als Reservevolumen betrachtet, das notwendig war, um die Phasen zwischen dem Beginn der Arbeit und dem Einsetzen des venösen Rückflusses zu überbrücken.

Die Ergebnisse eigener Untersuchungen (*Rost*, 1979; *Schneider*, 1970), die mit der Farbstoffverdünnungstechnik erarbeitet wurden, konnten den Befund eines erniedrigten Schlagvolumens in Ruhe beim Sportler nicht bestätigen (Abb. 24). Wir fanden eine Zunahme des Schlagvolumens in Abhängigkeit von der Herzgröße. Auf der anderen Seite war das *Herzminutenvolumen* in Ruhe beim Trainierten geringfügig niedriger als beim Untrainierten. Während untrainierte junge Männer ein Herzminutenvolumen pro m^2 Körperoberfläche (Herzindex) von 3,88 l/min aufwiesen, fanden wir bei Sportlern mit einer Bradykardie von weniger als 60 Schlägen/min einen Mittelwert von 3,23 l/min.

Ähnliche Befunde wurden von *Musshoff* berichtet. In seinen Ergebnissen war der Nylin-Index bei untrainierten Männern 9,17, bei Sportlern 10,33. Dies bedeutet, daß das Ruheschlagvolumen beim Trainierten, bezogen auf die Herzgröße, kleiner war als beim Untrainierten. Zusammengefaßt hierzu kann festgestellt werden, daß das Ruheschlagvolumen bei Sportlern zwar absolut größer ist als bei Untrainierten, daß es aber nicht ausreicht, um die Bradykardie völlig auszugleichen. Das mäßig verminderte Herzminutenvolumen des Untrainierten in Ruhe kann als Konsequenz eines verminderten venösen Rückflusses angesehen werden, wobei ursächlich eine Weitstellung des venösen Systems in Folge der allgemeinen Vagotonie angenommen werden darf. Ein vergrößertes Schlagvolumen bei Trainier-

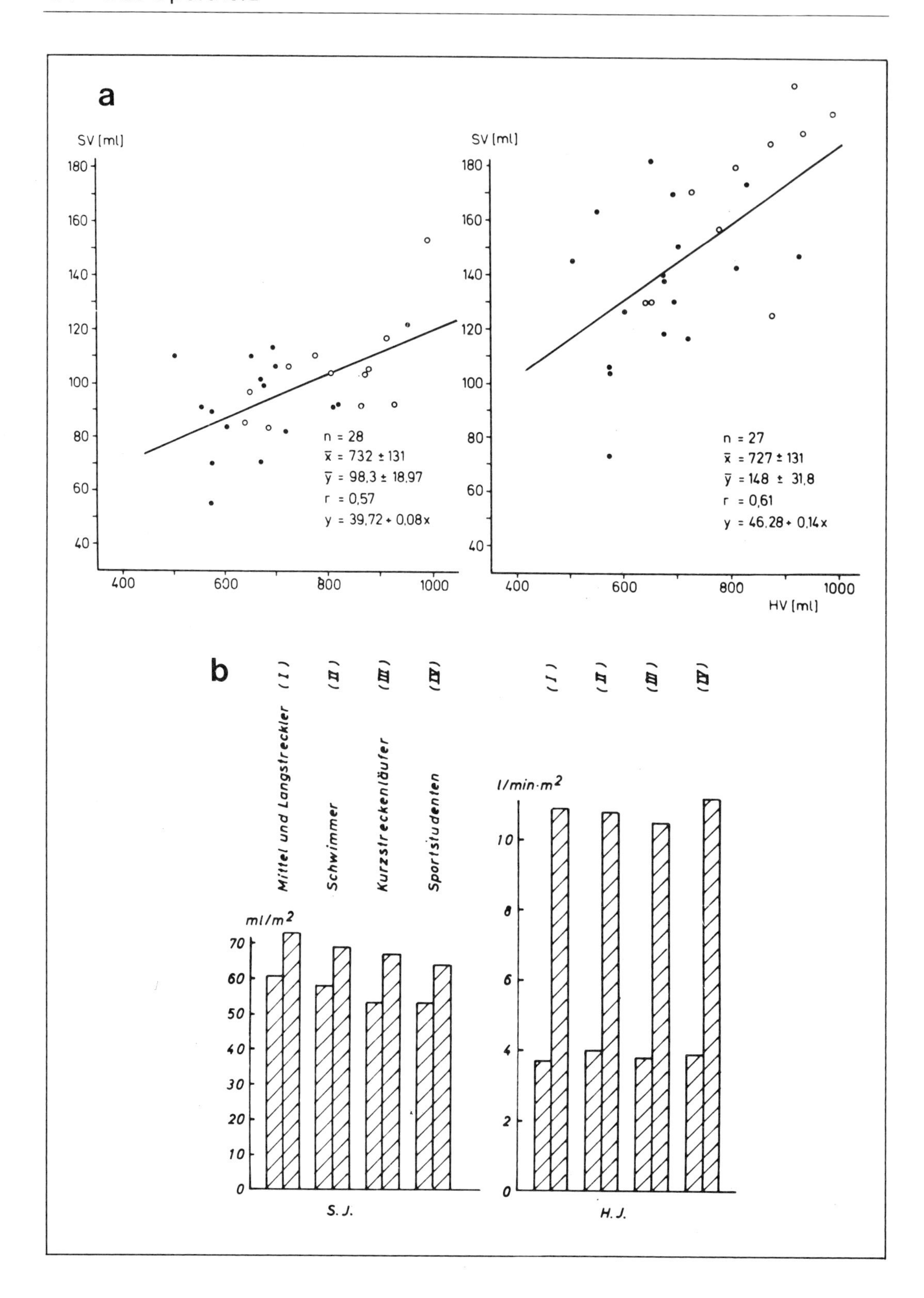
a
SV [ml]
n = 28
x̄ = 732 ± 131
ȳ = 98,3 ± 18,97
r = 0,57
y = 39,72 + 0,08x
SV [ml]
n = 27
x̄ = 727 ± 131
ȳ = 148 ± 31,8
r = 0,61
y = 46,28 + 0,14x
HV [ml]
b
Mittel und Langstreckler (I)
Schwimmer (II)
Kurzstreckenläufer (III)
Sportstudenten (IV)
ml/m²
l/min·m²
S. J.
H. J.

ten wurde auch von anderen Untersuchern, die mit invasiven Techniken arbeiteten, gefunden, beispielsweise von *Astrand*, 1964; *Bevegard*, 1963; *Grimby*, 1966; *Kindermann*, 1974. Andererseits wurden gegen solche Resultate Einwände erhoben. Nach diesen Einwänden kann man unter den Bedingungen arterieller Punktionen oder Katheteruntersuchungen kaum von echten Ruhebedingungen sprechen. Aus diesem Grund kommt den echokardiographischen Untersuchungen, die eine neue Dimension in der nichtinvasiven Auswertung der Herzfunktion ermöglichen, eine besondere Bedeutung zu.

Im Falle eines Zutreffens der älteren Auffassungen hinsichtlich der Sportherzfunktion wäre es erforderlich gewesen, daß das Sportherz in Ruhe nur sehr geringe Herzwandbewegungen aufweist im Gegensatz zu Belastungsbedingungen. Ähnliche Befunde wurden röntgenologisch-kymographisch erhoben und als Beweis verwendet. Sie lassen sich allerdings echokardiographisch nicht bestätigen. Beispiele, wie in der Abbildung 25a dargestellt, zeigen eindeutig, daß das Sportherz in Ruhe sehr kräftige Wandbewegungen aufweist, die sich größenordnungsmäßig kaum von denen unter Belastungsbedingungen unterscheiden, so daß, angesichts des großen Ventrikeldurchmessers, das Schlagvolumen des Sportherzens auch in Ruhe überdurchschnittlich groß sein muß.

Nach einer solchen qualitativen Aussage über das Schlagvolumen aus echokardiographischen Untersuchungen stellt sich die Frage, inwieweit die *Echokardiographie* auch für quantitative Auswertungen benutzt werden kann. Hier existiert eine Vielzahl von unterschiedlichen Formeln, die gerade auch in der Sportmedizin, angesichts der geschilderten Bedeutung nichtinvasiver Untersuchungsverfahren für ihre Untersuchungspersonen, große Anwendung finden. Unter diesen zahlreichen Formeln zur echokardiographischen Schlagvolumenberechnung hat sich weitgehend das „Ellipsoidmodell" (*Feigenbaum*, 1972) durchgesetzt. Danach wird das Schlagvolumen als Differenz der dritten Potenz des linksventrikulären systolischen und diastolischen Durchmessers errechnet.

Das Problem der echokardiographischen Schlagvolumenbestimmung mittels der M-Mode-Technik liegt in der Notwendigkeit begründet, aus einer eindimensionalen Größe wie dem linksventrikulären Durchmesser Schlußfolgerungen auf ein kompliziert gestaltetes, dreidimensionales Gebilde wie den linken Ventrikel zu ziehen. Ein solches Verfahren setzt eine ganze Reihe von Annahmen voraus, die alle nicht erfüllt sind, wie dies *Linhart* (1975) eindrucksvoll kritisierte. Seine Kritik ist in der bekannten Veröffentlichung zusammengefaßt, die die typische Überschrift trägt: "Left ventricular volume measurements by echocardiography fact or fiction?" Seine Antwort auf diese Frage war „Fiktion".

Es ist daher ein philosophisches Problem, ob man die Echokardiographie zur Schlagvolumenmessung anerkennt oder nicht. Die Autoren, die sich hier positiv entscheiden, beziehen

◁
Abb. 24 Die Abbildung soll die Einflußnahme von Training auf das Verhältnis von Größe zu Volumenarbeit des Herzens aufzeigen. Die Daten entstammen eigenen Messungen, wobei die Schlag- bzw. Minutenvolumina mit der Farbstoffverdünnungstechnik ermittelt wurden. Teil a gibt die Beziehung zwischen Herzgröße, gemessen als Herzvolumen, und Schlagvolumen (SV) korrelativ wieder. Die Punkte stellen die Werte Untrainierter, die Kreise die Werte ausdauertrainierter Sportler dar. Im linken Teil wurden die Ruhe-, im rechten Teil die Belastungsschlagvolumina auf die Herzgröße bezogen. Es zeigt sich eine deutliche Abhängigkeit des Schlagvolumens von der Herzgröße, die unter Belastung stärker wird. Teil b zeigt links den Schlagindex (Schlagvolumen pro m^2 Oberfläche), rechts den Herzindex (Herzminutenvolumen pro m^2 Oberfläche). Die erste Säule gibt jeweils den Ruhewert an, die zweite Säule den Wert bei einer ergometrischen Belastung von 210 Watt in liegender Position. Man beachte, daß das Ruhe- und Belastungsschlagvolumen einen deutlichen Zusammenhang mit dem Ausdauertrainingszustand aufweist. Die größten Werte zeigen die Mittel- und Langstreckenläufer, die kleinsten die verhältnismäßig untrainierten Sportstudenten. Dagegen ergibt sich für das Herzminutenvolumen in Ruhe und Belastung kein Zusammenhang mit dem Trainingszustand.

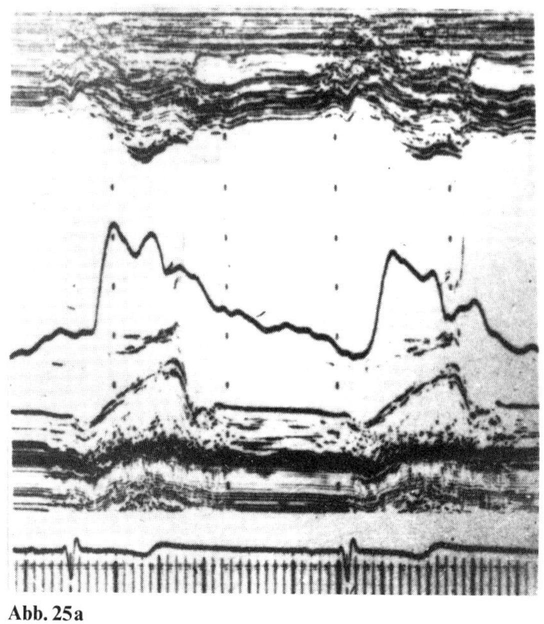

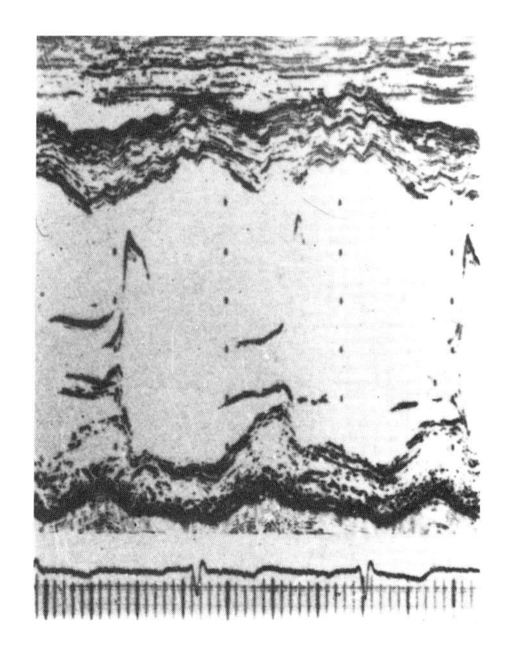

Abb. 25a

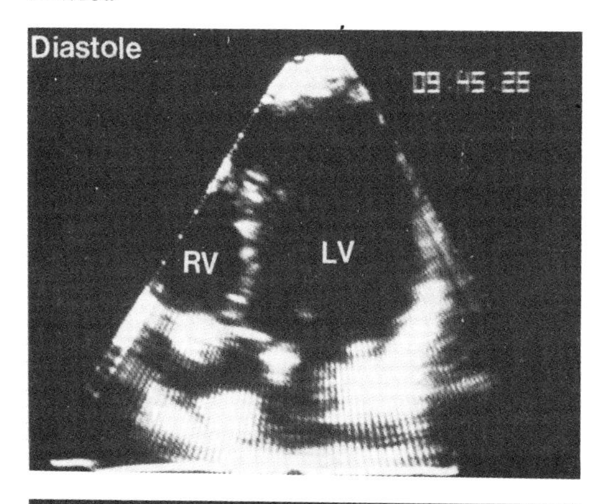

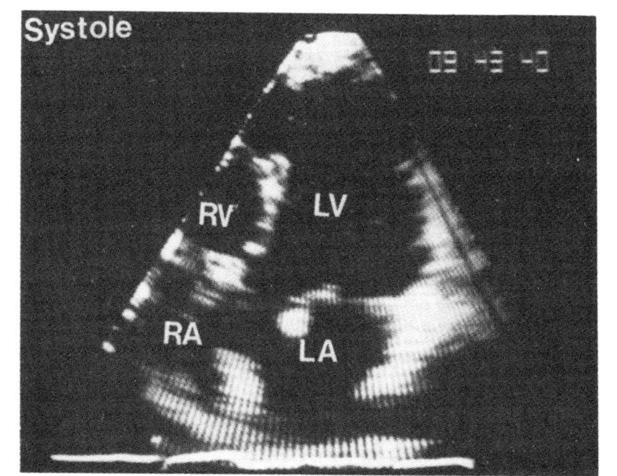

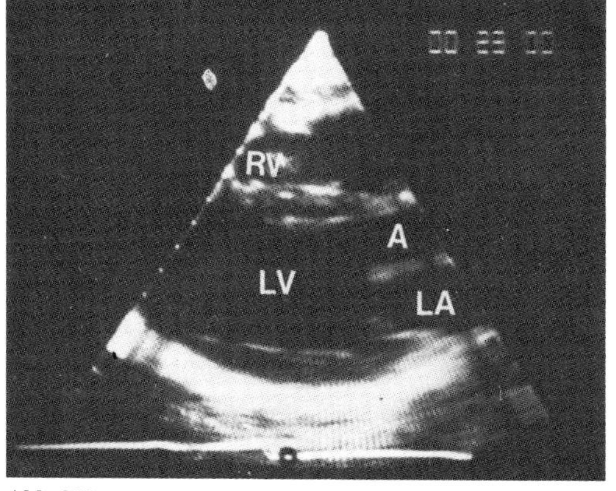

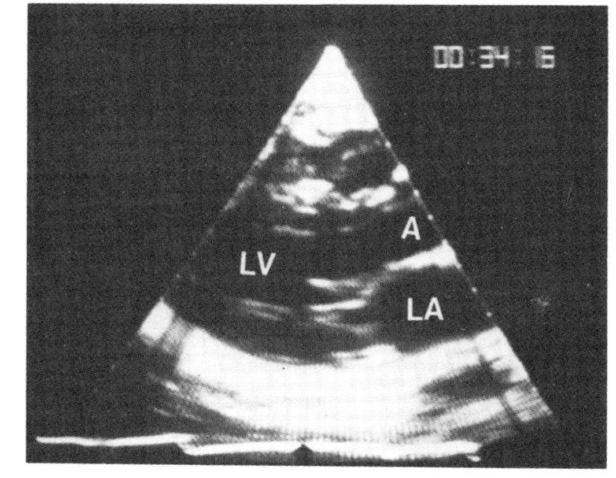

Abb. 25b

sich auf einige schöne Korrelationen zwischen echokardiographischen Befunden und Kontrolltechniken, wie sie beispielsweise von *Feigenbaum* gefunden wurden. Auf der anderen Seite sollte hier ein all zu überschießender Optimismus durch ein Zitat von *Feigenbaum* selbst etwas gedämpft werden. Er benannte seine erste Veröffentlichung über die quantitative Messung des Schlagvolumens (1967): "Use of ultrasound, to *measure* left ventricular stroke volume".

In einer neueren Übersicht (1975) zu dem gleichen Thema schrieb er den Satz: „Tatsache ist, daß die Echokardiographie *nicht die linksventrikulären Volumina mißt*... Wenn man annimmt, daß sich der linke Ventrikel symmetrisch kontrahiert und ein Ellipsoid mit gleichmäßiger Form darstellt, dann besteht eine statistische Korrelation zwischen seinen Ausmaßen und den zugehörigen Volumina." Trotz solcher Selbstbescheidung der Echokardiographen wird in der Sportmedizin diese Technik weniger kritsch angewendet. Eine Reihe von Veröffentlichungen über Schlagvolumenmessungen findet sich in der Literatur. Das gleiche gilt für die Bestimmung der linksventrikulären Muskelmasse, deren Auswertung dasselbe Modell zugrunde liegt. Nach unseren eigenen Ergebnissen erhält man nach der kubischen Formel zu hohe Schlagvolumenwerte, da das Sportherz vom Ellipsenmodell mit einem Verhältnis von 2:1 der langen zur kurzen Achse des linken Ventrikels abweicht. Die Form des linken Ventrikels ist beim Sportherzen wie bei allen großen Herzen mehr in Richtung der Kugelform verschoben, d.h., das angegebene Verhältnis verkleinert sich. *Howald* (1977) verwendete daher die Teichholz-Formel, die einen Korrekturfaktor für solche Abweichungen enthält. Auf der anderen Seite fand *Simon* (1981) mit der kubischen Formel bei Sportlern vernünftige Schlagvolumenwerte. Nach seiner Meinung war dies bedingt durch die bessere Wahl des Zeitpunktes der Messung des enddiastolischen Durchmessers.

Faßt man die Diskussion um das Schlagvolumen des auf Ausdauer trainierten Sportlers in Ruhe zusammen, so kann man feststellen, daß dies im Gegensatz zu früheren Meinungen vergrößert ist. Das Sportherz arbeitet, unter Berücksichtigung seiner Größe, unter den gleichen Gesetzmäßigkeiten wie das Normalherz, also auch für das Sportherz gilt der Starling-Mechanismus, wenngleich er durch extrakardiale Faktoren modifiziert wird. Die Diskussion wurde durch methodische Probleme hervorgerufen, d.h. durch eine Unterschätzung des Schlagvolumens durch nichtinvasive Methoden. Dies sollte eine Warnung davor sein, alte Fehler mit neuen Methoden, insbesondere mit Echo, zu wiederholen. Die Frage der echokardiographischen Schlagvolumenbestimmung ist speziell aus den Bedingungen des Sportherzens von Interesse. Sie ist noch nicht ausdiskutiert und wird möglicherweise durch die zweidimensionale Echokardiographie neue Impulse erhalten. Die bisher vorliegenden Befunde mit *zweidimensionalen echokardiographischen Schlagvolumenbestimmungen*, die in Ruhe und Belastung möglich sind (Abb. 25b), zeigen jedoch auch hier methodische Probleme, da die Größe des Schlagvolumens im allgemeinen zu klein bestimmt wird, als Folge der Tatsache, daß die Längsachse des linken Ventrikels nur unter einem Winkel und damit zu klein bestimmt wird.

◁

Abb. 25 **Die Abbildung zeigt Echokardiogramme in Ruhe und bei körperlicher Belastung. Teil a gibt das M-Mode-Echokardiogramm bei einem sehr guten Radrennfahrer wieder. Der linke Teil des Echos zeigt die Ruhekurve, er enthält zusätzlich die Karotispulskurve. Der rechte Teil ist während körperlicher Belastung am Fahrradergometer im Liegen aufgenommen. Die Abbildung verdeutlicht, daß es unter Belastung zu einer nur sehr geringen Verkleinerung des linksventrikulären Durchmessers kommt, das Ausmaß der Wandbewegungen ist praktisch in Ruhe und bei Belastung gleich. Teil b gibt eine zweidimensionale Darstellung der Bewegung des Herzens eines Sportlers wieder, links in der Diastole, rechts in der Systole, oben im sog. „Vierkammer-", unten im „Zweikammerblick". RV bzw. LV = rechter bzw. linker Ventrikel, RA bzw. LA rechter bzw. linker Vorhof, A = Aorta.**

Die Sportherzfunktion unter körperlicher Belastung

Die erste aus der Literatur bekannte Meinung zur Sportherzfunktion unter Belastung wurde bereits 1913 von *Krogh* geäußert. *Krogh* war der Ansicht, daß ein trainiertes Herz sein Auswurfvolumen unter Belastung bis auf 20 l/min steigern könnte. Tatsächlich sind dies nur 50% des wirklichen maximalen Herzzeitvolumens beim optimal Ausdauertrainierten, wie wir dies aus neueren verbesserten Untersuchungstechniken kennen. *Ekblom* (1968) fand das höchste in der Literatur bekannte *Herzminutenvolumen* von 42,3 l/min mit Hilfe der Farbstoffverdünnungstechnik. Dieses Ergebnis stimmt gut mit gleichfalls älteren Daten von *Christensen* (1931, 1937) überein, der einen Anstieg des Minutenvolumens bis auf 37 l/min mittels der Fremdgasmethode fand. Obwohl nach den Absolutzahlen *Krogh* somit die relative Leistungsfähigkeit des Sportherzens erheblich unterschätzte, gab seine Meinung doch bereits die relative Leistungssteigerung durchaus richtig an, da er von Ruheminutenvolumina von nur 3 l/min ausging.

Diese Verdoppelung des maximalen Minutenvolumens gegenüber den Werten des Untrainierten wird vom Herzen lediglich mit Hilfe des *Schlagvolumens* bewältigt. Eine nicht selten anzutreffende falsche Ansicht geht davon aus, daß für das trainierte Herz höhere Frequenzen erreichbar seien als für das untrainierte. Tatsächlich ist die *maximale Schlagzahl* eine biologisch determinierte Größe, die im wesentlichen nur vom Lebensalter, keinesfalls aber von dem Trainingszustand abhängig ist. Das trainierte Herz erreicht nicht nur keine höheren Frequenzen, im Gegenteil, da die maximale Herzschlagzahl auch einen gewissen Zusammenhang mit der Herzgröße aufweist, sind die maximal erreichbaren Pulsfrequenzen beim Ausdauertrainierten gelegentlich sogar gegenüber dem Untrainierten leicht erniedrigt (*Ekblom*, 1968).

Dies bedeutet, daß Sportherzen unter Belastungsbedingungen Schlagvolumina bis zu 200 ml erreichen müssen. Tatsächlich wurde von *Ekblom* die höchste Auswurfmenge pro Schlag mit 205 ml registriert. Somit ist das hohe Schlagvolumen das Charakteristikum in der Hämodynamik des trainierten Kreislaufs. Die gleiche Herzarbeit kann mit einer niedrigeren Pulsfrequenz bewältigt werden, da das Minutenvolumen für gleiche Belastungsintensitäten zwischen trainierten und untrainierten Personen nicht unterschiedlich ist. Da auch der Wirkungsgrad, d. h. die Sauerstoffaufnahme, für eine bestimmte Belastungsintensität keine Abhängigkeit von dem Trainingszustand aufweist, bedeutet dies, daß auch die Sauerstoffausschöpfung, d. h. die *arteriovenöse Sauerstoffdifferenz*, für die gleiche Belastung beim Ausdauertrainierten im Vergleich zum Untrainierten nicht unterschiedlich ist.

Dieses hier ausgeführte hämodynamische Muster kann aufgrund invasiv durchgeführter Studien belegt werden (*Astrand*, 1964; *Ekblom*, 1968). Eigene Untersuchungen kamen zu dem gleichen Ergebnis (*Rost*, 1979; *Schneider*, 1970). Auch in diesem Punkt weicht die häufig anzutreffende allgemeine Meinung hinsichtlich der Funktion des trainierten Kreislaufs von den aus der Literatur bekannten Daten erheblich ab. Im allgemeinen wird angenommen, daß dem Trainierten aufgrund seiner besseren metabolischen Verhältnisse und enzymatischen Anpassung in der Muskulatur eine Arbeit mit einer höheren Ausschöpfung des arteriellen Sauerstoffs möglich sei. In absolutem Gegensatz zu dieser Ansicht fand sogar eine Reihe von Autoren unter Anwendung invasiver Untersuchungstechniken eine eher hyperkinetische Kreislaufsituation des Trainierten unter Belastungsbedingungen (*Bevegard*, 1963; *Grimby*, 1966; *Kindermann*, 1974), also ein erhöhtes Minutenvolumen für gleiche Belastung mit verkleinerter AVD_{O_2}. Es gibt nur sehr wenige Studien, die eine solche erhöhte Ausschöpfung zu belegen scheinen, wie beispielsweise diejenige von *Hanson* (1965). Die letztgenannten Untersuchungen wurden allerdings am Laufband durchgeführt, so daß in diesem Falle die verbesserte Lauftechnik zu einem vermindér-

ten Sauerstoffbedarf und damit zu einem niedrigeren Herzminutenvolumen geführt haben dürfte.
Ergebnisse nichtinvasiver Untersuchungstechniken zu dieser Frage sollten hier in der Diskussion nicht berücksichtigt werden, da sie aufgrund der hohen Kreislaufgeschwindigkeit noch mehr Irrtumsmöglichkeiten unterworfen sind als in Körperruhe. In der älteren ebenso wie in der neueren, insbesondere amerikanischen Literatur, hier vor allem mit der häufig benutzten indirekten Methode nach Fick, zeigen solche Studien eine Erniedrigung des Minutenvolumens für gleiche Belastungen (*Andrew*, 1966; *Krogh*, 1913; *Lindhard*, 1915). Andererseits kann auch das Gegenteil aus dem Schrifttum belegt werden (*Bock*, 1928). Trotz solcher Befunde, unter Berücksichtigung allein invasiv erhobener Ergebnisse, kann gesagt werden, daß der trainierte Kreislauf offensichtlich die Möglichkeit, Volumenarbeit des Herzens durch eine höhere Sauerstoffausschöpfung einzusparen, auf submaximalen Belastungsstufen nicht ausnutzt. Eine solche Feststellung widerspricht allerdings einer Anzahl von Untersuchungen zur peripheren Durchblutung. *Plethysmographische Studien* zeigten eine Abnahme der Muskeldurchblutung nach dem Training bis zu 30 bis 50%, wie dies beispielsweise *Schroeder* (1972) aufzeigte.
Zur Kritik dieser Ergebnisse ist zu sagen, daß plethysmographische Untersuchungen jeweils nur nach Belastung ausgeführt werden können. Es ist daher interessant, darauf hinzuweisen, daß der erste, der bei Sportlern nach Belastung mittels der Plethysmographie eine Abnahme der Muskeldurchblutung fand (*Elsner*, 1962), zu einer konträren Schlußfolgerung kam. Nach seiner Ansicht weist die Abnahme der Durchblutung nach Belastung auf eine vermehrte Durchblutung während der Belastung hin.
Die Berechtigung, die plethysmographischen Nachbelastungsergebnisse auch auf die Bedingungen unter Belastung zu extrapolieren, wurde aus Studien mit der Xenon-Technik abgeleitet, die auch während Belastung benutzt werden kann (*Clausen*, 1970). Auf der anderen Seite ist die Streubreite der Xenon-Technik so groß, daß ein solches Vorgehen kaum als gerechtfertigt angesehen werden darf. Eine Abnahme der muskulären Durchblutung als Folge von Training erscheint auch aus Untersuchungen zur Sauerstoffutilisation unwahrscheinlich. So fand *Doll* (1968) keinen Unterschied in der Sauerstoffsättigung des femoral-venösen Blutes zwischen Sportlern und Nichtsportlern.
Während also *Querschnittsuntersuchungen* ziemlich eindeutig keinen Unterschied im Herzminutenvolumen für gleiche Belastungen zwischen Trainierten und Untrainierten aufzeigten, sind die Ergebnisse von Längsschnittstudien unterschiedlich. Eine Reihe von Autoren fand nach vergleichsweise kurzen Trainingsperioden eine Abnahme des Minutenvolumens für gleiche Belastungen (beispielsweise *Andrew*, 1966; *Clausen*, 1969; *Ekblom*, 1968; *Saltin*, 1968). Selbst wenn von anderen Autoren (*Fredman*, 1955; *Frick*, 1963; *Hartley*, 1968 u. 1969), einschließlich unserer eigenen Daten, veröffentlicht von *Dreisbach* (1976), diese Ergebnisse nicht bestätigt werden konnten, muß betont werden, daß zwischen den Effekten eines relativ kurzen Trainings und der Auswirkung eines jahrelang betriebenen Leistungstrainings Unterschiede bestehen können.

Aus den Ergebnissen von *Ekblom* läßt sich folgende Schlußfolgerung ableiten: Es kommt zunächst zu Beginn des Trainings bei gleicher Belastungsintensität zu einer Verminderung des Minutenvolumens bei gleichzeitigem Anstieg der arteriovenösen Differenz, d.h., zunächst wird die erhöhte metabolische Kapazität des Skelettmuskels und die verbesserte Kapillarisierung ausgenutzt, zumindest solange, als noch keine dimensionale Anpassung der Herzgröße erfolgt. In späteren Stadien, nachdem das Training über mindestens 1 Jahr intensiv durchgeführt wurde, kommt es zu einer *dimensionalen Anpassung*, eine Herzvergrößerung entsteht, so daß dann durch das größere Schlagvolumen das Herzminuten-

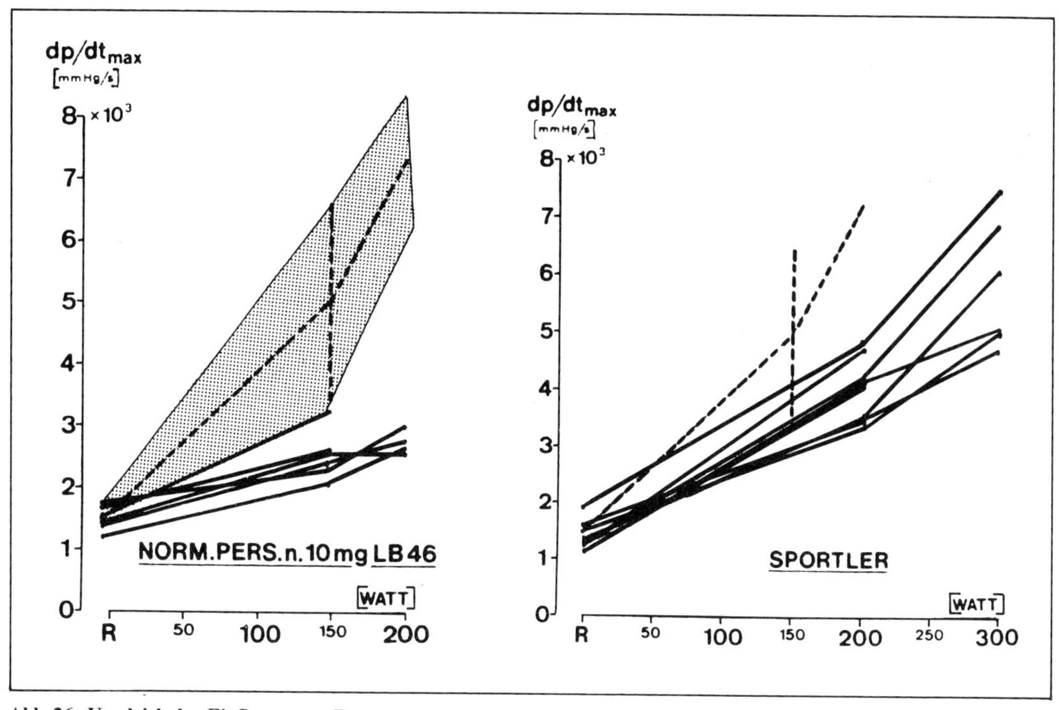

Abb. 26 Vergleich des Einflusses von Betarezeptorenblockade (links) und körperlichem Training (rechts) auf die Kontraktilität unter Belastungsbedingungen, gemessen als linksventrikuläre Druckanstiegsgeschwindigkeit (nach *Roskamm*, 1972). Im linken Teil ist der Normalbereich schraffiert wiedergegeben, es kommt zu einem deutlichen Anstieg der Kontraktilität in Abhängigkeit vom Belastungsausmaß. Unter einer Betablockade steigt dagegen die Kontraktilität kaum an. Im rechten Teil werden die Verhältnisse bei ausdauertrainierten Sportlern gegenübergestellt. Auf niedrigen Belastungsstufen verhalten sie sich ähnlich wie betablockierte Personen, d. h., die Kontraktilität steigt aufgrund des geringen sympathischen Antriebs nur wenig an. Die maximale Kontraktilität wird bei diesen Sportlern jedoch auf höheren Belastungsstufen in gleicher Art und Weise erreicht wie bei Untrainierten.

volumen wieder mit dem des Untrainierten vergleichbar wird.
Diese Ergebnisse, die hier wegen ihrer Widersprüchlichkeit nicht weiter ausgeführt werden sollen, sind weniger für das Sportherz von Interesse als für die Anwendung des Trainings im Rahmen der kardialen Rehabilitation (siehe Abschnitt „Körperliches Training als Prävention gegenüber kardialen Erkrankungen“.

Die Diskussion um die Trainingseffekte bereits vor dem Stadium der Sportherzbildung zeigt, daß ein Charakteristikum des Sportherzens, die Arbeitsweise mit reduzierter Herzfrequenz, nicht von dem vergrößerten Schlagvolumen abhängig ist, da es bereits gefunden werden kann, bevor eine Herzvergrößerung stattfindet. In diesem Zusammenhang sei auf die Steuerung der Herzfunktion unter Belastungsbedingungen verwiesen (siehe Abschnitt „Die Herzarbeit unter dynamischer Belastung“). Nach den Ergebnissen von *Stegemann* (1974) ist die erniedrigte Schlagzahl beim Sportler unter Belastungsbedingungen als Folge des verminderten sympathischen Antriebs zu erklären. Die verbesserte Stoffwechselsituation des trainierten Muskels wirkt sich über Chemorezeptoren somit auch auf die Herzfunktion aus. Wie bereits für die Regelung der Ruhefrequenz angesprochen, dürfte sich hier auch ein Feed-back-Mechanismus bemerkbar machen. Das vergrößerte Schlagvolumen des Sportherzens erlaubt eine gleich gute Versorgung des arbeitenden Muskels auch bei einem niedrigeren sympathischen Antrieb.

Diese Funktionsweise des trainierten Herzens führt zu einer Analogie mit der Wirkung von *Betarezeptorenblockern*, auf die insbesondere *Roskamm* (1972) hingewiesen hat (Abb. 26). In Ruhe und während submaximaler Belastungen arbeitet das Sportherz ähnlich wie ein Herz unter Betarezeptorenblockade. Für gleiche Belastungsstufen ist sowohl die Herzfrequenz wie auch die myokardiale *Kontraktilität*, gemessen als maximale Druckanstiegsgeschwindigkeit, reduziert. Tatsächlich muß es zu ähnlichen Effekten in der Arbeitsweise führen, wenn auf der einen Seite beim Sportherzen der sympathische Antrieb von der Peripherie her vermindert oder aufgrund einer Betarezeptorenblockade am Herzen nicht wirksam wird.

Es wäre allerdings falsch, diese Analogie überzuinterpretieren. Im Gegensatz zum betablockierten Herzen, dessen maximale Frequenz und Kontraktilität eingeschränkt bleiben, stehen dem trainierten Herzen diese maximale Frequenz und Kontraktilität unter Belastung voll zur Verfügung. Die Leistungsbreite des betablockierten Herzens ist eingeschränkt, die des trainierten Herzens erweitert. Für eine gegebene Belastungsstufe sind Frequenz und Kontraktilität beim betablockierten – ebenso wie beim trainierten – Herzen vermindert. Berücksichtigt man aber die Verhältnisse unter Maximalbedingungen, so ist die *Frequenz*- bzw. *Kontraktilitätsreserve* des betablockierten Herzens vermindert, die des trainierten Herzens vergrößert.

Diese Ergebnisse können auch echokardiographisch bestätigt werden. Nach *Bubenheimer* (1977) nimmt der diastolische Durchmesser des Sportherzens bei niedrigen Belastungsstufen zu, um sich bei höherer Belastungsintensität wiederum zu verkleinern. Mit der nichtinvasiven Technik der Echokardiographie lassen sich also die funktionellen Verhältnisse des Sportherzens in gleicher Weise demonstrieren wie durch die invasiven Untersuchungen von *Roskamm* (1972). Die Echokardiographie erweist sich somit als eine wichtige Methode, gerade auch bei der funktionellen Sportherzbewertung.

Das Verhalten verschiedener echokardiographisch gewonnener Funktionsgrößen in Ruhe und unter Belastung bei Sportlern wird in der Abbildung 27 demonstriert. Ein Blick auf diese Werte sollte im Zusammenhang mit der Diskussion hinsichtlich der Zuverlässigkeit der Echokardiographie und mit Hinblick auf die Schlagvolumenbestimmung nochmals einen Kommentar veranlassen: Es wird häufig argumentiert, daß möglicherweise die echokardiographisch bestimmten Absolutwerte der Schlagvolumina nicht zuverlässig sind, daß die Echokardiographie aber eine gute Methode sei, um Schlagvolumenänderungen unter verschiedenen Bedingungen bei der gleichen Untersuchungsperson zu erfassen. Wie aus den Werten der Abbildung 27 hervorgeht, fanden wir einen kontinuierlichen Anstieg des Schlagvolumens in Abhängigkeit von der Belastungsintensität.

Werden diese Ergebnisse mit den Verhältnissen verglichen, wie sie sich bei Verwendung invasiver Untersuchungstechniken darstellen (siehe z. B. Abb. 1), so zeigt sich, daß diese nicht richtig wiedergegeben werden. Das Schlagvolumen steigt bei Beginn einer Belastung an und bleibt dann unabhängig von der Belastungsintensität weitgehend konstant. Aus diesem Grund erscheint gegenüber der Schlagvolumenbestimmung mittels der M-Mode-Echokardiographie auch unter Belastung beim Sportherzen Vorsicht angezeigt. Auf der anderen Seite bietet die Auswertung der direkt dem Echokardiogramm entnommenen Meßwerte und solcher Parameter, die keiner komplizierten Modelle bedürfen, eine ausgezeichnete Möglichkeit zur nichtinvasiven Bewertung der Sportherzfunktion. Neben den linksventrikulären Durchmessern sind hier die *Verkürzungsfraktion* (LVED – LVSD,/LVED) und die *mittlere zirkumferenzielle Faserverkürzungsgeschwindigkeit* (VCF = Verkürzungsfraktion/Austreibungszeit) zu nennen.

Abschließend zur Diskussion der Sportherzfunktion soll zusammenfassend der Begriff seiner *Ökonomie* erörtert werden. Dieser Begriff hat aus der Sicht der neueren, im einzel-

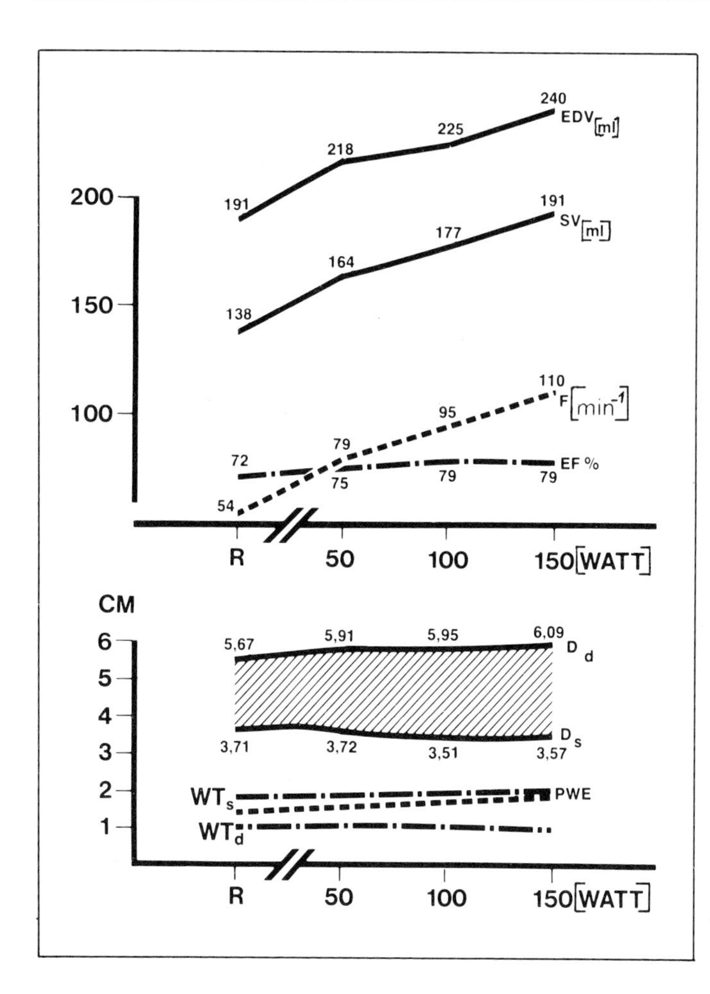

Abb. 27 Echokardiographische Meßwerte bei Sportlern unter ansteigender Belastung, gemessen mit der M-Mode-Technik in liegender Position. Die Primärdaten zeigen eine geringgradige Zunahme des diastolischen Durchmessers (D_d) sowie eine Abnahme des systolischen Durchmessers (D_s). Hieraus errechnet sich einerseits eine mäßige Zunahme der Ejektionsfraktion (EF), andererseits ein belastungsabhängiger Anstieg des enddiastolischen Volumens (EDV) und des Schlagvolumens (SV), berechnet nach der kubischen Funktion. Mit zunehmender Belastung steigt der Bewegungsausschlag der Hinterwand an (PWE), während systolische (WT_s) und diastolische (WT_d) Wanddicke sich nicht wesentlich ändern. Weiterhin ist die Herzfrequenz (F) angegeben. Ein Vergleich mit dem Verhalten des Schlagvolumens in der Abbildung 1 zeigt, daß der belastungsabhängige Anstieg des Schlagvolumens im Echo mit den tatsächlichen Verhältnissen nicht übereinstimmt.

nen dargelegten Befunde einen Bedeutungswandel erfahren. In der älteren deutschen Literatur der 50er und 60er Jahre wird er im allgemeinen vorwiegend quantitativ verstanden, im Sinne einer Abnahme der äußeren Herzarbeit für gleiche körperliche Leistung. Neben der Abnahme des Herzminutenvolumens für gleiche Belastung und für Ruhebedingungen wurde auch eine Abnahme des Blutdrucks für gleiche Leistung angenommen, so daß das Produkt aus Volumen und Druck, das vom trainierten Herzen aufzubringen ist, deutlich niedriger ist als beim untrainierten Herzen. Die dargelegten hämodynamischen Befunde haben aber inzwischen ergeben, daß die Volumenarbeit des trainierten Herzens nicht wesentlich vermindert ist. Das gleiche gilt für die Druckarbeit. Querschnittsuntersuchungen, beispielsweise durch *Reindell* (1960) und durch *Hollmann* (1976), ergaben keinen Unterschied im Druck bei gleicher Belastungsintensität, wenn Trainierte und Untrainierte verglichen wurden. Entsprechende Befunde wurden beim Vergleich mittels direkter arterieller Druckmessungen in Querschnitts- und Längsschnittsuntersuchungen erhoben (siehe Abb. 6).

Während also die Pulsfrequenz durch die Zunahme des Vagotonus in Ruhe bzw. die Abnahme des Sympathikotonus unter Belastung beim Trainierten offensichtlich erheblich beeinflußt wird, gilt dies nicht für die

Volumen- oder die Druckarbeit. Wie im einzelnen dargestellt, ist das aufzubringende Minutenvolumen nur vom jeweiligen Sauerstoffbedarf, also der zu erbringenden Leistung, und nicht vom Trainingszustand abhängig. Der neben dem Minutenvolumen für den jeweiligen Druck mitentscheidende periphere Widerstand wird durch das Verhältnis von Spannungs- zu Verkürzungsarbeit der Muskulatur bestimmt, das gleichfalls nicht vom Trainingszustand abhängt.

Somit kann festgestellt werden, daß die Ökonomie des trainierten Herzens weniger in der Abnahme der äußeren Herzarbeit besteht als in einer Modifikation der Art und Weise, in der diese Herzarbeit erbracht wird. Durch die Reduktion des sympathischen Antriebs sinken Frequenz und Kontraktilität ab. Beides vermindert den *myokardialen Sauerstoffbedarf.* *Heiss* (1976) konnte eine Abnahme des Sauerstoffverbrauchs im Herzmuskel um 35% feststellen. Auf der anderen Seite bedeutet die Verlängerung der Diastole eine Verlängerung der für die myokardiale Durchblutung wichtigen Phase der Herzaktion. Das trainierte Herz zeichnet sich also durch eine Reduktion seines Sauerstoffbedarfs für gleiche Belastungen und durch eine Verbesserung der Durchblutungsbedingungen aus. Da diese Ökonomie im wesentlichen auf einer Änderung der peripheren Steuerung beruht, ist sie nicht zwangsläufig mit der dimensionalen Sportherzanpassung verbunden. Funktionelle Anpassungserscheinungen in diesem Sinne lassen sich also auch bei einer Trainingsintensität beobachten, die nicht zu einer Sportherzhypertrophie führt.

Klinische Aspekte

Wie dies bereits in den einleitenden Bemerkungen zum Sportherzen hervorgehoben wurde, führt dieses Herz durch seine Größe sowie durch häufige elektrokardiographische Anomalien nicht selten zu Schwierigkeiten in der klinischen Bewertung. Auf der anderen Seite ist die hohe Belastung zu berücksichtigen, der ein solches Herz in Training und Wettkampf ausgesetzt ist. Selbst kleinere kardiale Schädigungen, die beim Untrainierten keiner größeren Aufmerksamkeit bedürfen, können hier zu bedrohlichen Konsequenzen führen. Bei der klinischen Bewertung gilt es daher auf der einen Seite, die Sportler herauszufinden, die durch organische Herzerkrankungen während der Sportausübung gefährdet sind, selbst wenn es sich dabei um sogenannte Bagatellerkrankungen handelt. Auf der anderen Seite sollte die Gefahr vermieden werden, daß durch die Fehlinterpretation reiner durch das Sportherz bedingter Anpassungsphänomene gesunde Sportler zu Herzpatienten abgestempelt werden.

Elektrokardiographische Befunde

Klinische Probleme im Zusammenhang mit dem Sportherzen werden, wie dies aus den Erfahrungen einer großen sportkardiologischen Ambulanz heraus festgestellt werden kann, in den meisten Fällen durch Anomalien im elektrokardiographischen Bild hervorgerufen. Diese EKG-Befunde beim Sportherzen können so auffallend sein, daß sie einen ärztlichen Kollegen dazu veranlaßten, in einem Leserbrief an die amerikanische medizinische Zeitschrift JAMA anzuregen, daß bei Sportlern keine Routine-Elektrokardiogramme durchgeführt werden sollten, da diese mehr Schaden als Nutzen anrichten könnten. Aufgrund von auffallenden, aber ungefährlichen elektrokardiographischen Varianten würde häufig Athleten von der weiteren Sportausbildung abgeraten; nicht selten sind unnötige und nicht ungefährliche invasive Untersuchungsverfahren die Konsequenz solcher Befunde (*Sheehan*, 1973). Dieser satirisch gemeinte Brief unterstreicht weniger die Notwendigkeit der Verhinderung der EKG-Ableitung beim Sportler als die Notwendigkeit einer sorgfältigen Beschäftigung mit dem Sportherz-EKG für den Arzt, in dessen Untersuchungsgut sich auch Sportler befinden.

Die wichtigsten dieser elektrokardiographi-

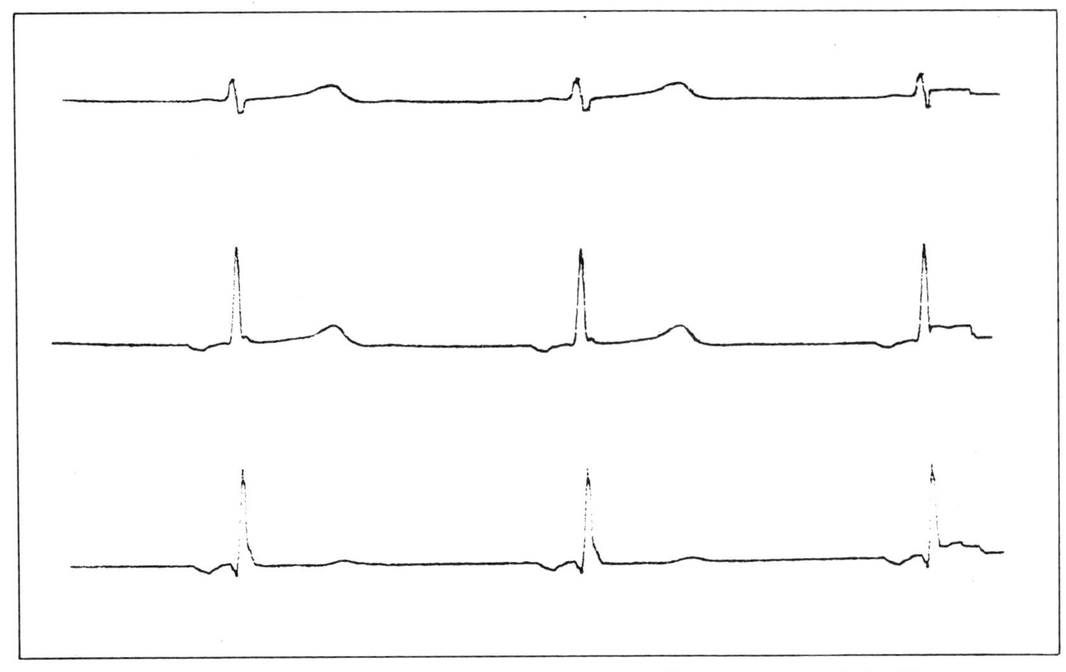

Abb. 28 Beispiel eines Koronarsinusrhythmus bei einem Ausdauersportler (Standardableitungen). Der Koronarsinusrhythmus zeichnet sich durch negative P-Wellen und normale Überleitungszeit aus. Das EKG stammt von dem gleichen Sportler, dessen Herz in Abbildung 12 wiedergegeben ist.

schen Veränderungen sollen hier kurz zusammengefaßt werden, bezüglich einer ausführlichen Darstellung kann auf eine vorausgegangene Monographie (*Rost*, 1980) verwiesen werden. Prinzipiell ist zu unterstreichen, daß es keine typischen Veränderungen im Sportherz-EKG gibt. Seine Varianten sind Folge der Hypertrophie bzw. der Vagotonie, die sich auch unter anderen Bedingungen finden, die zu einer entsprechenden Herzvergrößerung bzw. zu einer Veränderung im vegetativen Gleichgewicht führen. Schematisch können 3 verschiedene Gruppen elektrokardiographischer Phänomene unterschieden werden, die im Sportherz-EKG eine Rolle spielen:

1. Physiologische Normvarianten als Trainingsfolge, die dann zu diagnostischen Problemen führen, wenn ihr Vorkommen beim Sportler unbekannt ist. Hinsichtlich der linksventrikulären (vergrößerter linksventrikulärer Sokolow-Lyon-Index) und rechtsventrikulären (vergrößerter rechtsventrikulärer Sokolow-Lyon-Index und physiologische Rechtsverspätung bzw. inkompletter Rechtsschenkelblock) *Hypertrophiezeichen* kann auf den Abschnitt „Elektrokardiographische Hypertrophiezeichen" verwiesen werden. Der erhöhte Vagotonus führt neben der Trainingsbradykardie zu Ersatzrhythmen und funktionell bedingten Überleitungsstörungen. *Ersatzrhythmen* können in supraventrikulärer oder ventrikulärer Form vorkommen. Supraventrikuläre Ersatzrhythmen werden je nach der Lage der P-Welle näher klassifiziert. Der *Koronarsinusrhythmus* zeigt eine negative P-Welle bei normaler Überleitungszeit (Abb. 28). Dagegen ist die Überleitungszeit beim *oberen Knotenrhythmus* verkürzt. Der *mittlere Knotenrhythmus* zeigt keine P-Welle. Der *untere Knotenrhythmus* ist durch eine negative P-Welle, die nach dem Kammerkomplex einfällt, gekennzeichnet. Ein solches Phänomen ist allerdings beim Sportler nur sehr selten zu finden, ebenso wie der *wandernde Schrittmacher*, bei dem der Erregungsbil-

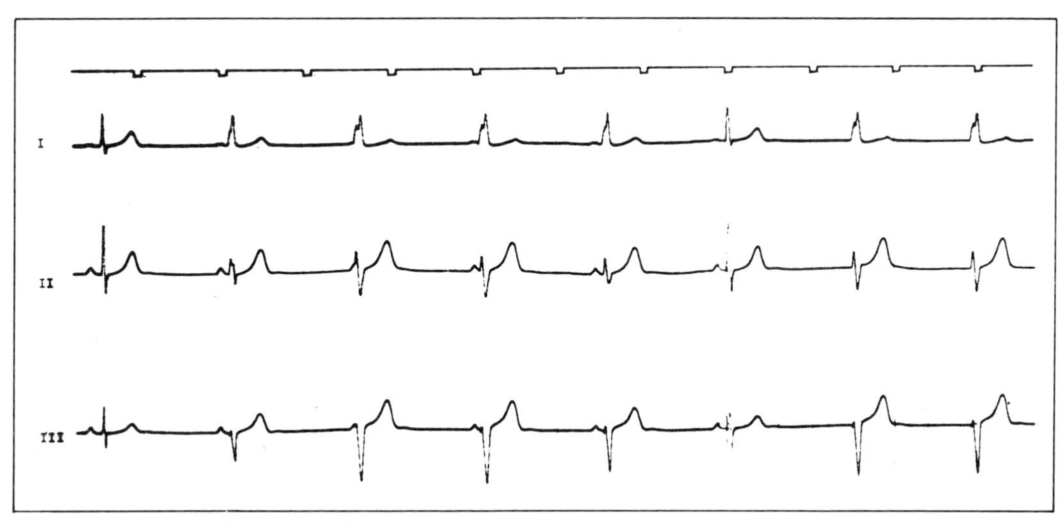

Abb. 29 Beispiel einer einfachen AV-Dissoziation bei ventrikulärem Ersatzrhythmus. Der Vorhofkammerabstand scheint zu wechseln. Dem ersten Kammerkomplex geht eine reguläre P-Welle voraus, der dritte Schlag stellt einen ventrikulären Ersatzschlag dar, der zweite einen Fusionsschlag. Ab dem vierten Schlag ist der Sinusrhythmus schneller als das ventrikuläre Ersatzzentrum, der sechste Schlag stellt wieder eine Übernahme durch den Sinusknoten dar.

dungsort vom Sinusknoten zum mittleren Knotenrhythmus hin wandert.
Mit dem wandernden Schrittmacher wird fälschlicherweise nicht selten die beim Sportler häufig vorkommende sogenannte *einfache AV-Dissoziation* verwechselt. Diese zeichnet sich durch eine stets positive P-Welle aus, die dem Kammerkomplex in wechselndem Abstand vorausgeht (Abb. 29). Es handelt sich dabei um die einfachste Form der Konkurrenz zweier verschiedener Schrittmacher *(einfache Pararrhythmie)*, bei der der Sinusknoten und der AV-Knoten im Wechsel die Führung übernehmen. Der Sinusknoten wird durch vegetative, atmungsabhängige Einflüsse in seiner Frequenz im Gegensatz zum AV-Knoten variiert. Trifft das Sinuspotential relativ spät ein, so wird vorher der Stimulus des AV-Knotens wirksam, so daß dann die P-Welle relativ kurz vor dem Kammerkomplex einfällt. Hierdurch wird das Bild einer verkürzten Überleitung simuliert, die aber tatsächlich nicht vorliegt.
Mit der einfachen AV-Dissoziation verwandt ist die ebenfalls, wenn auch sehr selten beim Sportler vorkommende *Interferenz-Dissoziation*. Sie unterscheidet sich von der einfachen AV-Dissoziation dadurch, daß eine retrograde Schutzblockierung vorliegt. Die vom AV-Knoten ausgehende Erregung führt nicht zu einer rückläufigen Vorhoferregung. Dadurch bleibt die P-Welle erhalten, sie kann durch den ganzen Erregungsablauf „hindurchwandern" und schließlich bei relativ spätem Einfall die Führung wieder übernehmen (captured beats, Abb. 30). Ein solches Bild bleibt im Regelfall allerdings pathologischen Zuständen, insbesondere der Digitalisintoxikation, vorbehalten. Wir haben dieses Phänomen unter mehreren tausend untersuchten Sportlern nur sporadisch beobachtet.
Nicht selten und immer wieder für den im Sportherz-EKG Unerfahrenen überraschend ist das Auftreten von Ersatzrhythmen in Form einer von der Kammer ausgehenden Erregung (Abb. 31). Solche EKG-Bilder werden häufig mit einem intermittierenden Schenkelblock oder einem intermittierenden WPW-Syndrom verwechselt. Vor einer solchen Verwechslung schützt die Tatsache, daß dem verbreiterten Kammerkomplex keine P-Welle vorausgeht. Ist ein solcher Kammerersatzrhythmus mit einer einfachen AV-Dis-

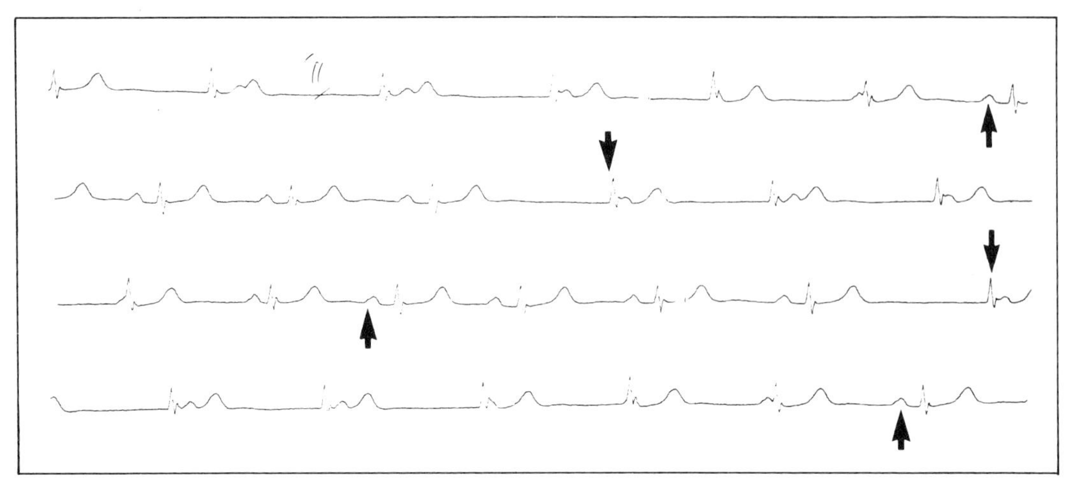

Abb. 30 Beispiel einer Interferenzdissoziation bei einem Sportler. Der fortlaufende Streifen macht den Mechanismus dieser Rhythmusanomalie deutlich. Der oberste Streifen beginnt mit einem supraventrikulären Rhythmus von einem Parasystoliezentrum. Typisch ist im Gegensatz zur einfachen Pararrhythmie die retrograde Schutzblockierung, d. h., die Erregungen werden nicht rückläufig auf den Vorhof übergeleitet, so daß die P-Wellen nicht ausgelöscht werden und auch nach dem Kammerkomplex einfallen. Durch die respiratorische Arrhythmie wird der Sinusknoten schneller als das Ersatzzentrum, die P-Wellen wandern aus dem Kammerkomplex heraus und übernehmen schließlich die Führung in der letzten Aktion des oberen Streifens (captured beat). Mit der wiederum respiratorischen Verlangsamung des Sinusrhythmus übernimmt das Parasystoliezentrum in der dritten Herzaktion des zweiten Streifens erneut die Führung, dieser Ablauf wiederholt sich zyklisch. Zur Kenntlichmachung ist die Übernahme durch den Sinusknoten jeweils durch einen Pfeil von unten, durch das Ersatzzentrum durch einen Pfeil von oben markiert.

soziation kombiniert, so kann durch das Auftreten von Fusionsschlägen zwischen dem Kammer- und dem Sinusschlag das Bild eines scheinbar *wechselnden Lagetyps* entstehen, das gleichfalls beim Sportherz-EKG nicht selten beobachtet wird (Abb. 32).
Bei den funktionell bedingten Überleitungsstörungen ist im allgemeinen gut bekannt, daß beim Sportler Verlängerungen der Überleitungszeit *(AV-Blockierungen I. Grades* und *AV-Blockierungen II. Grades* vom *Typ Wenckebach)* vorkommen können. Die Verlängerung der Überleitungszeit ist meist aber nur mäßig ausgeprägt, die PQ-Zeit überschreitet selten Werte von 0,22 Sekunden. Ausgeprägte AV-Blockierungen I. Grades sind ausgesprochen rar. Während die Wenckebach-Periodizität bei Untrainierten nur äußerst selten vorkommt, wird sie beim Sportler im Routine-EKG nach der Literatur in einer Häufigkeit von 0,5 bis 1 % beobachtet (Abb. 33).
Bei Bandspeicheruntersuchungen unter Einschluß des Schlaf-EKGs fanden wir AV-Blockierungen II. Grades in 10 % aller untersuchten Sportler (*Horst*, 1983). Obwohl dies lange Zeit strikt abgelehnt wurde, scheinen bei Sportlern sogar *AV-Blockierungen III. Grades* rein funktioneller Natur vorzukommen. *Venerando* (1979) beschrieb 2 gut dokumentierte Fälle dieser Art. Auch wir beobachteten eine Langläuferin, bei der phasenweise im EKG das Bild einer totalen AV-Dissoziation zu beobachten war (Abb. 34). Die nähere Analyse mittels His-Bündel-EKG zeigte keinen Hinweis für eine organische Herzschädigung.
Die Frage, ob es eine rein funktionelle *sinuatriale Blockierung* (SA-Block) beim Athleten gäbe, wird in der Literatur meist negativ beantwortet. Auf der anderen Seite ist es nicht ganz einsehbar, daß allein aufgrund der Vagotonie AV-Blockierungen entstehen können, aber kein SA-Block. Wir haben entsprechende EKG-Veränderungen bei Trainierten gesehen,

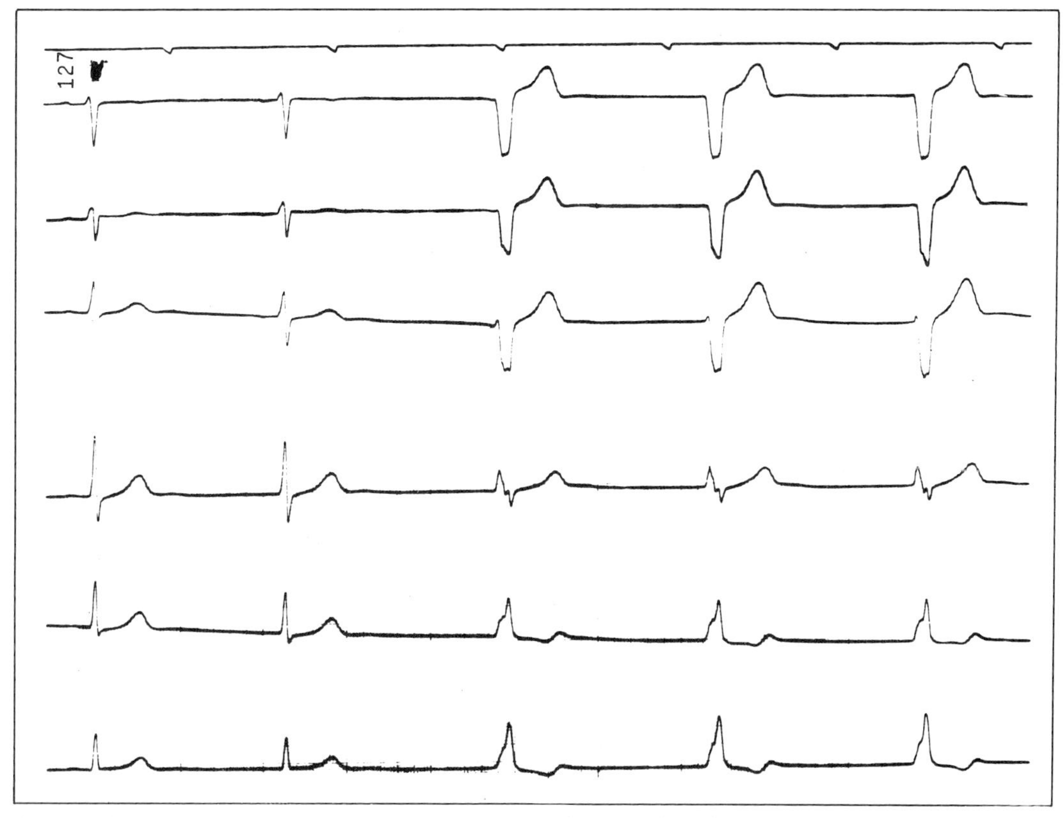

Abb. 31 Beispiel eines ventrikulären Ersatzrhythmus bei einem Sportler, hier aufgezeichnet in den Brustwandableitungen. Der Ersatzrhythmus setzt ab der dritten Herzaktion ein.

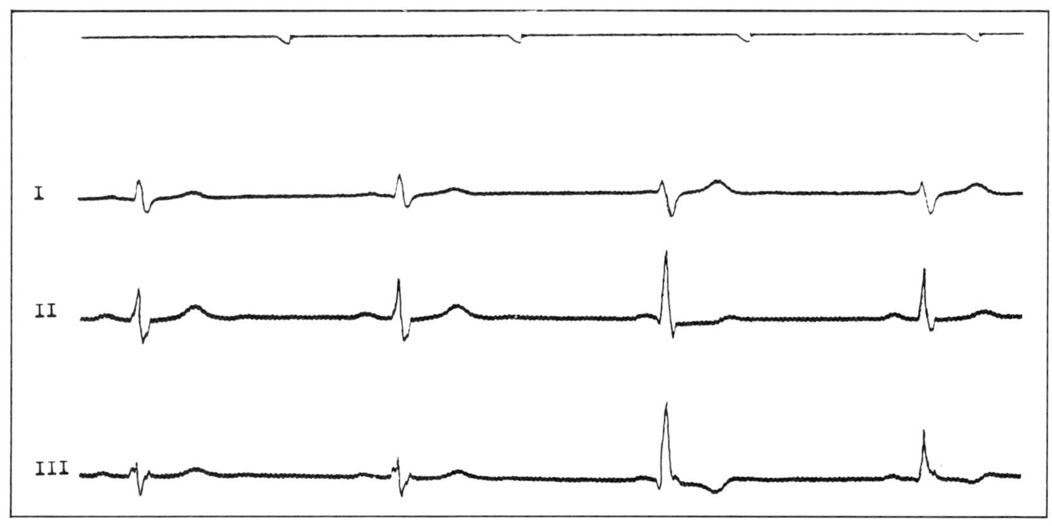

Abb. 32 Beispiel eines scheinbaren Typenwechsels. Ab der dritten Herzaktion wechselt der Typ in den Standardableitungen vom Linkstyp zum Rechtstyp. Gleichzeitig verändert sich der PR-Abstand. Dies zeigt, daß es sich hier um eine einfache Pararrhythmie handelt, wobei die dritte Herzaktion von einem Ersatzzentrum stammt, die vierte stellt bereits wieder einen Fusionsschlag dar.

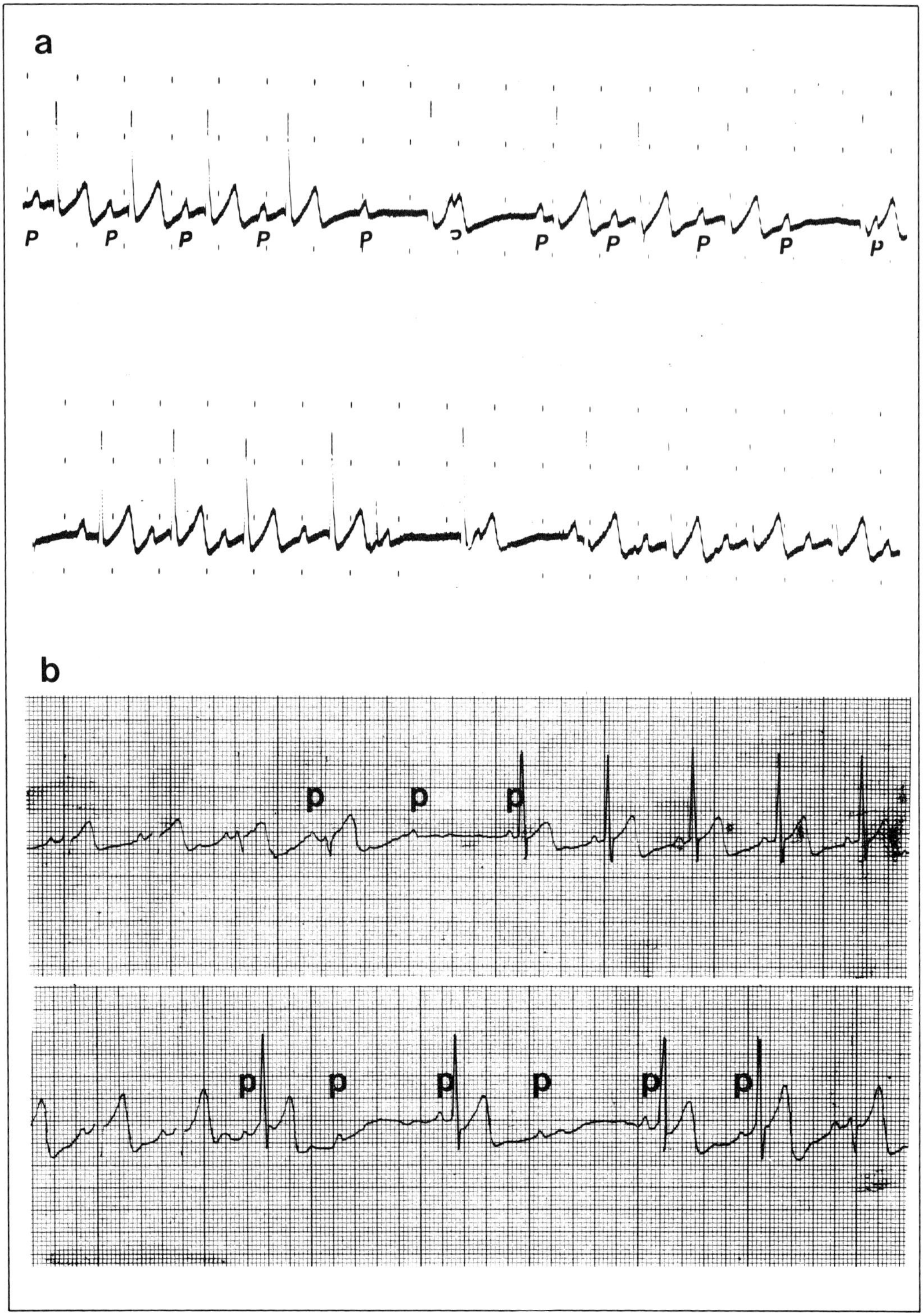

a

P P P P P P P P P P P

b

p p p

p p p p p p

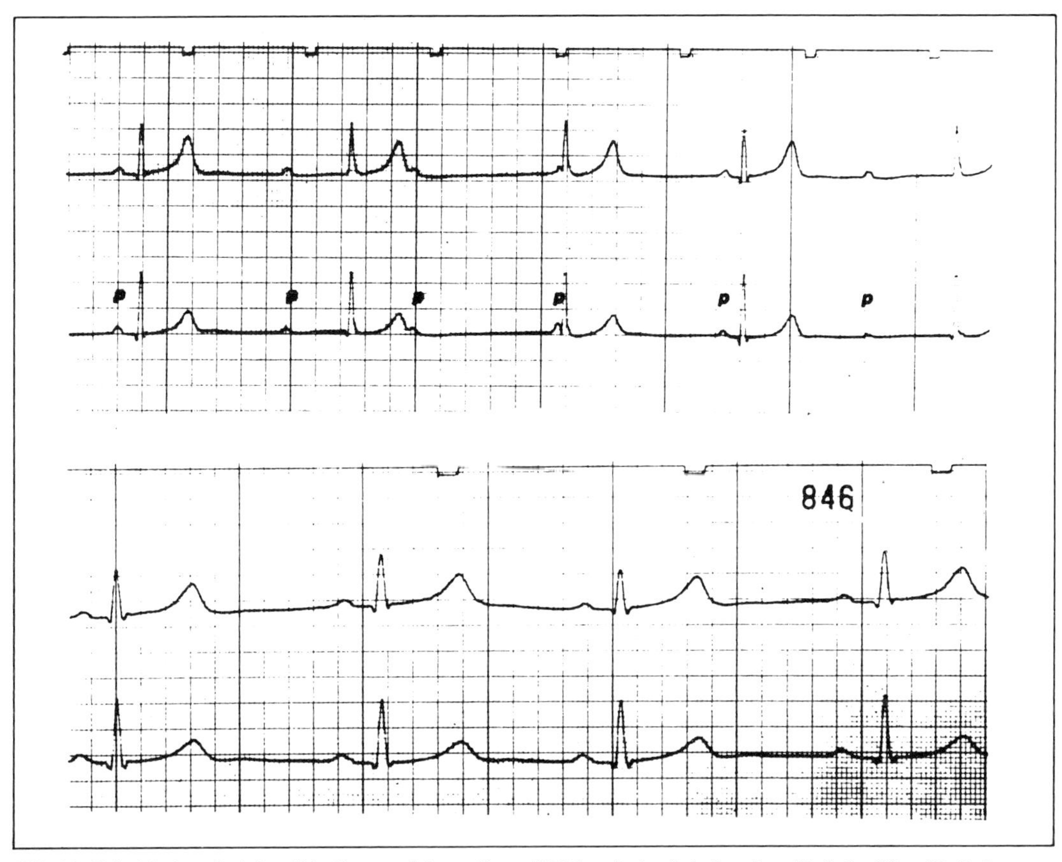

Abb. 34 Beispiel einer funktionell bedingten, drittgradigen AV-Dissoziation bei einer Langläuferin. Diese Veränderung trat kurzfristig im Wechsel mit einer Wenckebach-Periodizität auf. Unter Belastungen verschwand die Blockierung sofort (unterer Anteil). Jeweils Ableitung I und II, oben 85, unten 50 mm/s Papiergeschwindigkeit.

◁
Abb. 33 Beispiel von AV-Blockierungen II. Grades bei Sportlern. Der Teil a zeigt die typische Wenckebach-Periodizität, hier bei einem 12jährigen Schwimmer. Die P-Wellen sind markiert, sie zeigen die charakteristische Zunahme des PR-Abstandes, die sechste P-Welle wird nicht mehr übergeleitet, ab der siebten beginnt die Wenckebach-Periodizität erneut. Teil b zeigt im Vergleich hierzu den Typ II nach Mobitz. Die PR-Abstände bleiben unverändert, trotzdem kommt es im oberen Anteil zu einem einmaligen Ausbleiben der Überleitung, im unteren Anteil geschieht dies kurzfristig im Sinne einer 2:1-Blockierung. Während die Wenckebach-Periodizität bei Leistungssportlern als im Normbereich angesehen wird, gilt dies bisher nicht für den Mobitz-Typ. Die zweite Abbildung stammt aus der Bandspeicherüberwachung bei einem Sportler, bei dem die weitere Diagnostik einschließlich His-Bündel-EKG keinen Hinweis für einen organischen Herzschaden zeigte.

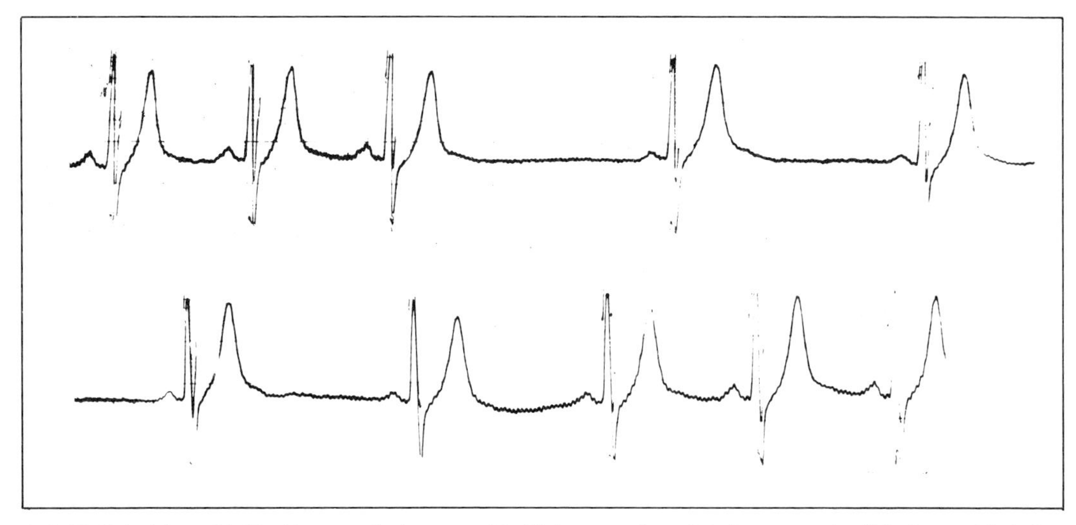

Abb. 35 Beispiel von SA-Blockierungen in der ersten Nachbelastungsminute bei einem gesunden Schwimmer. Nach der dritten Herzaktion fallen einzelne P-Wellen mit der gesamten Kammererregung aus, dies normalisiert sich wieder ab der achten Herzaktion.

die formal als SA-Block interpretiert werden konnten, wobei allerdings im Einzelfall sehr schwer zu entscheiden war, ob es sich hierbei nicht um eine extrem ausgeprägte *respiratorische Arrhythmie* handeln konnte. Treten solche Veränderungen allerdings direkt im Anschluß nach Belastung auf (Abb. 35), so kann dies nicht als respiratorische Arrhythmie gedeutet werden.

Der funktionelle Charakter dieser Erregungsbildungs- und Überleitungsstörungen wird leicht dadurch aufgedeckt, daß sie unter Belastungsbedingungen sofort verschwinden. Auf der anderen Seite gilt auch hier, wie dies bereits für die Bradykardie diskutiert wurde, daß möglicherweise besonders auch Erregungsleitungsstörungen funktioneller Natur dann klinisch relevant werden können, wenn sie sich auf ein bereits geschädigtes Überleitungssystem überlagern.

2. EKG-Varianten als Folge körperlichen Trainings, die formal nicht von pathologischen Phänomenen unterschieden werden können, werden besonders im Bereich der Repolarisation gesehen. Es handelt sich dabei um ST-Senkungen oder -Hebungen bzw. negative T-Wellen, die im EKG mit dem Bild einer Außenschichtschädigung im Rahmen einer Perikarditis oder auch gelegentlich eines Myokardinfarktes verwechselt werden können (Abb. 36 und Abb. 37). Diese Veränderungen sind so auffallend und auch bei Sportlern so relativ häufig, daß hierzu eine größere Zahl an Literaturhinweisen existiert, auf die verwiesen werden kann (siehe *Rost*, 1980). Die Diskussion um die Veränderungen dieser Art soll hier kurz zusammengefaßt werden. Zunächst ist zu betonen, daß solche *Rückbildungsstörungen* keineswegs „sportspezifisch" sind. Sie finden sich zwar relativ häufig beim Sportler, aber auch besonders bei untrainierten Kindern und Jugendlichen, Frauen und Negern. Die Deutung dieser Phänomene bei Sportlern erfolgt keineswegs einheitlich. Einige Autoren, besonders *Butschenko* (1967) und *Plas* (1974), verneinen streng eine Interpretation als physiologische Variante. Auf der anderen Seite zeigte eine Langzeitstudie von 52 Athleten mit solchen EKG-Veränderungen durch *Venerando* (1979) in keinem Fall eine pathologische Entwicklung. In der Literatur ist kein einziger

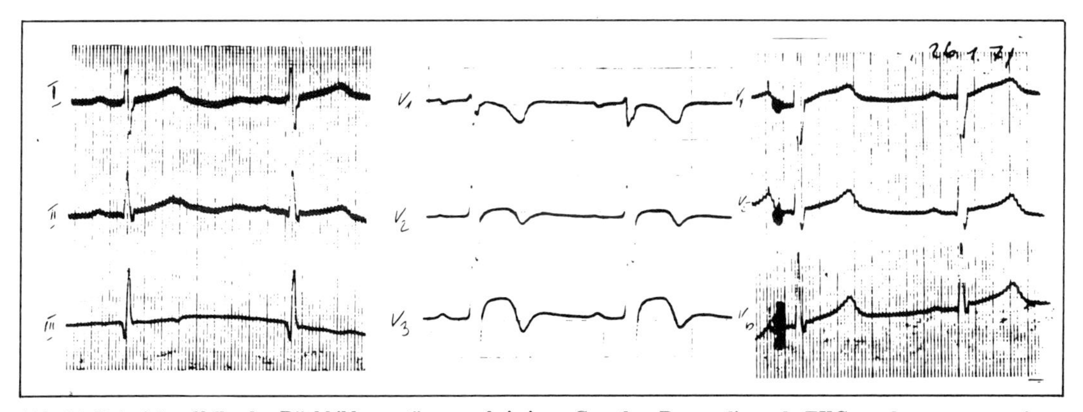

Abb. 36 Beispiel auffallender Rückbildungsstörungen bei einem Sportler. Das vorliegende EKG wurde uns wegen seiner Auffälligkeit von einem Hausarzt zur Beurteilung vorgelegt. Die eingehende kardiologische Diagnostik und die inzwischen erfolgte Nachbeobachtung über mehr als 10 Jahre zeigten keine kardiologischen Auffälligkeiten. Die Veränderungen bestehen in ST-Hebungen, übergehend in ein negatives T, vorwiegend in den Ableitungen V_2 und V_3.

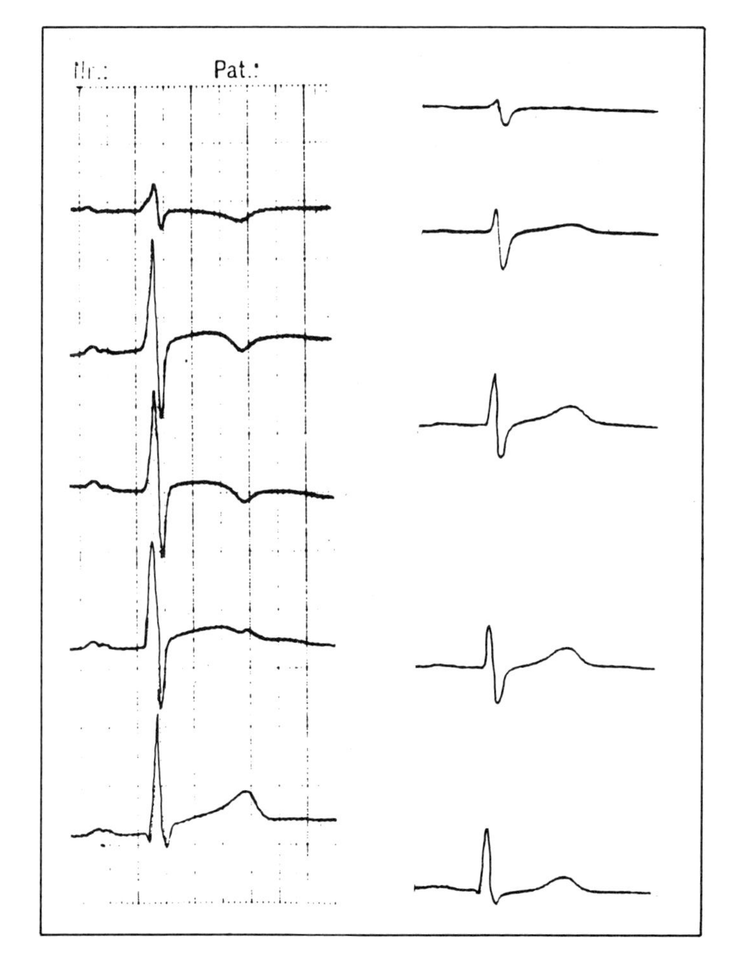

Abb. 37 Das EKG zeigt ähnliche Rückbildungsstörungen wie in der Abbildung 36 in weniger ausgeprägter Form. Es stammt im linken Anteil von dem Radrennfahrer mit dem größten Herzvolumen, das in der Literatur je beschrieben wurde. Die Nachbeobachtung 12 Jahre später ergab ein völliges Verschwinden dieser Veränderungen.

Fall bekannt, bei der eine invasive Diagnostik unter Einschluß der Koronarographie eine organische Herzkrankheit ergab. Lediglich *Frick* (1975) fand mit nichtinvasiven Untersuchungstechniken, nämlich Echokardiographie und Myokardszintigraphie, bei einem Sportler mit entsprechend verändertem EKG Hinweise auf myokardiale Schädigungen. Dieser Fall war aber insofern untypisch, als der Sportler über kardiale Beschwerden klagte. Auf der anderen Seite muß auch betont werden, daß unter denjenigen Sportlern, die in der Untersuchungsserie von *Maron* (1980) plötzlich als Folge einer hypertrophen Kardiomyopathie verstarben, ein Athlet ähnliche EKG-Veränderungen aufwies.

Aufgrund dieser Tatsachen sollten solche EKG-Phänomene auf der einen Seite keinesfalls bagatellisiert werden, auf der anderen Seite wäre es ebenso falsch, sie unnötigerweise zu dramatisieren. Offensichtlich können sie bei trainierten Herzen vorkommen, ohne daß eine faßbare organische Veränderung zugrunde liegt. Die Ursachen hierfür sind noch völlig unklar. Die Hypertrophie wurde ebenso angeschuldigt wie der vermehrte Vagotonus, auch Elektrolytveränderungen wurden erörtert, ohne daß dies bewiesen werden konnte. Die erwähnte Beobachtung eines häufigeren Vorkommens bei Negern führte zur Annahme, daß rassische Faktoren eine Rolle spielen (*Littmann*, 1946), wir finden sie aber auch bei europäischen Athleten. Die Beobachtungen von *Venerando*, daß solche Veränderungen oft im Belastungs-EKG verschwinden, weisen auf eine funktionelle Komponente hin. Wir haben aber auch andererseits gesehen, daß ähnliche ST-Variationen erst unter dem Belastungs-EKG provoziert werden konnten. Das Beispiel der Abbildung 37, bei dem Rückbildungsstörungen während eines extrem guten Trainingszustandes bestanden, die nach Aussetzen des Trainings verschwanden, mag auf eine wesentliche Komponente der Hypertrophie hinweisen. Andererseits finden sich ähnliche Veränderungen teilweise auch bei nur mäßig trainierten Sportlern.

Es wäre daher völlig falsch, Sportler, die solche EKG-Varianten aufweisen, unnötigerweise als Herzkranke zu bezeichnen. Wir haben zahlreiche Fälle beobachtet, bei denen solche Sportler unter dem Verdacht eines Myokardinfarkts auf der Intensivstation gelandet sind. Ein eindrucksvolles Beispiel mag dies bestätigen: Ein 42jähriger Marathonläufer wurde uns mit der Frage nach der Möglichkeit der Rehabilitation nach durchgemachtem Herzinfarkt vorgestellt. Bei ihm waren bei einer Sportroutineuntersuchung ohne Beschwerden ST-Hebungen in den linksventrikulären Brustwandableitungen mit Übergang in ein präterminales T aufgefallen. Gleichzeitig waren die Fermente erhöht, und zwar die SGOT auf 37 und die CPK auf 110 mU/ml. Obwohl der Sportler versicherte, daß er sich völlig wohlfühle und noch am Vortag 20 km gelaufen sei, wurde er unter dem Verdacht eines klinisch stummen Herzinfarkts in die Intensivstation eingeliefert und lag stationär 3 Wochen.

Die Diagnose eines Infarkts war in diesem Fall sicher zu Unrecht erfolgt. EKG-Veränderungen der beschriebenen Art kommen beim Sportler vor. Die Fermenterhöhungen sind ohne weiteres durch den vorausgegangenen Langlauf zu erklären. Dieses Fallbeispiel unterstreicht die Schwierigkeiten, die gelegentlich bei der Untersuchung von Sportlern auftreten können. Auf der anderen Seite wäre es genauso falsch, solche Veränderungen von vornherein als harmlos einzustufen, da selbstverständlich auch bei Sportlern kardiale Erkrankungen vorkommen können. Eine sorgfältige klinische Untersuchung ist daher erforderlich. Diese sollte sich eingehend auf nichtinvasive Untersuchungstechniken abstützen, invasive Untersuchungen sind nach den einleitenden Bemerkungen im Regelfall nicht indiziert. Als besonders wichtig haben sich folgende Maßnahmen erwiesen:

a) Die Einsicht in frühere EKG-Aufzeichnungen, da sich ähnliche Veränderungen bei dem gleichen Sportler in unterschiedlichen Zeitabständen häufig wiederholen.

b) Die Durchführung eines Belastungs-EKGs. Dem Kliniker, dem ein EKG wie in Abbildung 36 gezeigt wird, mag eine solche Maßnahme bedenklich erscheinen. Man muß jedoch davon ausgehen, daß es sich hier im Regelfall um beschwerdefreie junge Männer handelt, die sich außerhalb der Praxis auf dem Sportplatz voll belasten. Das Verschwinden solcher Veränderungen im Belastungs-EKG kann ein wichtiger Hinweis sein.

c) Die Durchführung eines EKGs nach oraler Kaliumbelastung.

d) Die Durchführung einer Ultraschallkardiographie zum Ausschluß einer hypertrophen Kardiomyopathie. Nach Möglichkeit sollte es sich dabei um eine zweidimensionale Darstellung handeln, da in der eindimensionalen möglicherweise eine lokalisierte Form übersehen werden kann.

Selbstverständlich sind eine sorgfältige kardiologische Kontrolle und Überwachung erforderlich. Dem Sportler sollte zunächst bei der Erstentdeckung solcher Veränderungen von hohen Trainingsbelastungen und Wettkämpfen abgeraten werden, bis nach einigen Monaten als sehr wahrscheinlich angenommen werden kann, daß keine organische Herzkrankheit besteht oder sich entwickelt.

3. EKG-Veränderungen außerhalb des physiologischen Rahmens können hier nicht im Detail behandelt werden, da selbstverständlich sämtliche mögliche EKG-Variationen auch beim Sportler auftreten können. Es sollten aber die wichtigsten, in diesem Zusammenhang in der sportkardiologischen Praxis vorkommenden Problemstellungen erwähnt werden. Hierbei ist nochmals zu unterstreichen, daß die hohe Belastung des Sportherzens selbst geringere EKG-Veränderungen, die beim Untrainierten meist als harmlos angesehen werden, besonders bedeutsam machen können. In der Sportkardiologie sind es in erheblichem Maße die scheinbar kleinen Probleme, die dem Arzt die wirklich großen Kopfzerbrechen bereiten. So ist es im Regelfall keine Frage, daß etwa einem Sportler mit einem kompletten, organisch bedingten AV-Block oder auch mit einem kompletten Linksschenkelblock körperliches Training im Hochleistungssinn nicht mehr erlaubt werden kann. Dagegen wird ein kompletter Rechtsschenkelblock oder das Auftreten einzelner Extrasystolen beim Untrainierten meist als relativ harmlos angesehen. Kann dies aber beim Leistungssportler toleriert werden? Wenn einzelne Extrasystolen als ungefährlich angesehen werden, bei wievielen kann noch Sport erlaubt werden, bei 2, 5 oder 20 in der Stunde?

Die paroxysmale Tachykardie wird bei jungen Menschen ohne Zeichen einer organischen Herzkrankheit meist nicht als schwerwiegend eingeordnet. Wie ist sie aber beim Hochleistungssportler zu bewerten, wenn man bedenkt, daß möglicherweise unter den Bedingungen einer extremen Azidose auch eine sonst harmlose Tachykardie ein Kammerflimmern auslösen könnte? Immerhin erreichen beispielsweise 400-m-Läufer nach dem Lauf pH-Werte von 6,8. Von *Keren* (1981) wurde darauf hingewiesen, daß tödliche Zwischenfälle bei Athleten mit WPW-Syndrom auftraten, also wahrscheinlich ausgelöst durch eine Tachykardie. Daher sollte man Hochleistungssportlern, die sich im Rahmen ihres Sports körperlich erheblich belasten, bei Auftreten von solchen Tachykardien konsequent den Leistungssport verbieten. Dies kann aber mit erheblichen wirtschaftlichen Problemen verbunden sein, insbesondere dann, wenn es sich um Berufssportler handelt. In solchen Fällen kann es für den Sportkardiologen sehr schwierig werden, den rechten Weg zwischen dem Sport, den medizinischen Anforderungen und den ökonomischen Bedingungen zu finden. Auch wenn selbstverständlich den medizinischen Gesichtspunkten absolute Priorität einzuräumen ist, sollte der Athlet nicht unter einer ärztlichen „*over protection*" leiden.

Im einzelnen sollen zu den wichtigsten, in diesem Zusammenhang vorkommenden EKG-Phänomenen folgende Anmerkungen gemacht werden:

Extrasystolen kommen nach einer häufig vertretenen Ansicht beim Sportler, begünstigt

Extrasystolen (ES)	In Ruhe	Bei Belastung
Einzelne supraventrikuläre ES	6	5
Salven supraventrikulärer ES	2	–
Einzelne ventrikuläre ES	4	5
Salven ventrikulärer ES	1	–
n	13 (26%)	10 (20%)
	42%	
Sonstige Arrhythmien		
Pararrhythmie	3	–
Ersatzrhythmus	1	–
SA-Block	1	–
AV-Block I. Grades	1	–
AV-Block II. Grades	5	–

Extreme Bradykardie (Schlaf)/Tachykardie (Training)			
< 30/min	0	< 180/min	11
39–39/min	12	180–200/min	24
40–49/min	31	201–210/min	14
50–59/min	7	> 210/min	1

Tab. 2 Zusammenfassung der Ergebnisse einer jeweils 18stündigen Bandspeicherüberwachung bei 50 Ausdauersportlern der deutschen Spitzenklasse. Die Untersuchungen erfolgten an Langläufern, Radrennfahrern und Skilangläufern durch *Horst* (1983). Während der Untersuchung wurden jeweils eine mindestens 1stündige Trainingseinheit sowie eine Schlafperiode mit eingeschlossen.

durch die Ruhevagotonie, eher häufiger vor als beim Untrainierten. Wir fanden im Routine-EKG bei Sportlern Extraschläge nur in 0,6% der Fälle. In der Bandspeicherüberwachung über 18 Stunden waren Extrasystolen naturgemäß wesentlich häufiger. Hier fanden wir, zusammen mit *Horst* (1983), bei Körperruhe in 26% der Fälle Extrasystolen. Addiert man die Extrasystolen, die auch unter körperlicher Belastung auftraten, so wiesen 42% von 50 untersuchten Ausdauerathleten gelegentliche Extraschläge auf. Die Bandspeicherüberwachung zeigte dabei in Ruhe bei 3 Sportlern eine auffällige Salvenbildung, davon eine ventrikulärer Natur vom Typ Lown IVb. Die unter Belastungsbedingungen auftretenden Extrasystolen waren dagegen stets nur monomorph und selten.

Extrasystolen sind damit weder im Routine-EKG noch in der Bandspeicherüberwachung bei Sportlern häufiger als bei Untrainierten. Vergleichbare Untersuchungen an untrainierten Jugendlichen sind verhältnismäßig selten. Sie sind am ehesten in den Daten von *Brodsky* (1977) zu finden, der hier in 55% der untersuchten Fälle mit der Bandspeicherüberwachung Extrasystolen beobachtete. Einschränkend ist zu diesen Daten zu sagen, daß ein Teil dieses Probandengutes sicher auch trainiert war. Eine Aufgliederung in unserem Material nach den Sportlern mit Ruhebradykardien unter 45/min ergab keine größere Häufung der Extrasystolen, auch dies spricht für die Annahme, daß die Vagotonie bei der Entstehung der Extrasystolen bei Trainierten keine größere Rolle zu spielen scheint (Tab. 2).

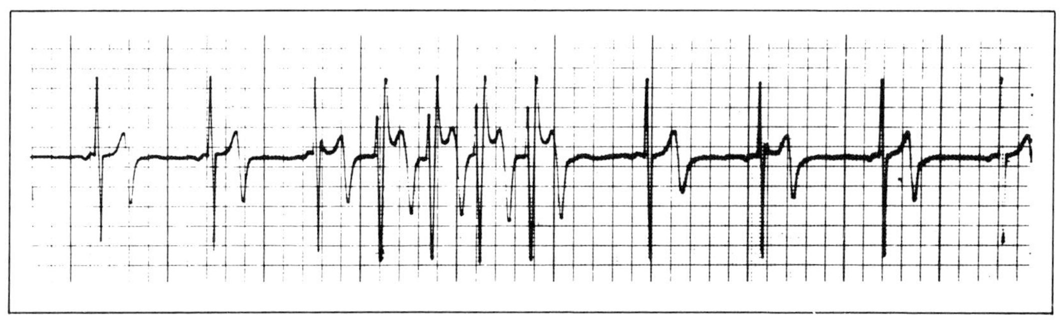

Abb. 38 Zufallsbeobachtungen einer komplexen Extrasystolie-Salve bei einem sonst völlig gesunden Leistungssportler während der Bandspeicherüberwachung, beobachtet von *Horst* (1983) in dem Material unseres Instituts.

Besonders problematisch ist die Beobachtung des Auftretens formal gefährlicher Salven auch bei offensichtlich gesunden Leistungssportlern (Abb. 35). Diese Problematik betrifft aber nicht speziell nur den Trainierten, da solche Befunde auch bei untrainierten jungen Menschen ohne faßbaren kardialen Befund bekannt sind. Hinsichtlich der Literatur kann auf die Übersichtsarbeit von *Meinertz* (1983) verwiesen werden. Die Problematik liegt vor allem in der Interpretation dieser Befunde. Besonders in der amerikanischen Literatur wird hier häufig von „Gesunden" gesprochen, da organische Herzveränderungen nicht nachgewiesen werden. Es wird dazu geraten, solche Befunde zu bagatellisieren. Wir sind hier skeptisch. Die bisher vorliegenden Langzeitbeobachtungen sind sicher nicht ausreichend, um eindeutig festzustellen, daß bei sonst fehlenden organischen Herzbefunden solche Rhythmusstörungen mit Sicherheit in keinem Falle für den immer wieder besonders erschütternden Fall eines plötzlichen Herztodes bei einem jungen Menschen verantwortlich zu machen sind. Im Falle des Fehlens eines positiven Obduktionsbefundes kann hier ein durch solche Rhythmusstörungen ausgelöstes Kammerflimmern nicht ausgeschlossen werden.

Komplexe Rhythmusstörungen dieser Art können jedoch aller Wahrscheinlichkeit nach nicht für den plötzlichen Herztod des Athleten beim Sport verantwortlich gemacht werden, da sie nur in Ruheperioden auftreten. Ein Grund, auf der Basis solcher Befunde die weitere sportliche Tätigkeit zu untersagen, liegt nach dem bisherigen Wissensstand also nicht vor, zumal wenn berücksichtigt wird, daß nach den obigen Ausführungen das Auftreten solcher Rhythmusstörungen auch in Ruhe durch die trainingsbedingten Adaptationsphänomene des Herzens nicht begünstigt werden. Eine andere Frage ist die nach einer eventuellen antiarrhythmischen Dauerbehandlung von Sportlern mit solchen Befunden. Hier ist abzuwägen, ob der Sportler durch die Rhythmusstörung oder die eventuellen Nebenwirkungen des Medikamentes stärker gefährdet wird. Auf jeden Fall sollte man, wenn man sich zu einer medikamentösen Behandlung des Sportlers entschließt, angesichts der möglichen kardiodepressiven Nebenwirkungen aller Antiarrhythmika vom weiteren Leistungssport abraten. Diese Aspekte werden im Anschluß im Zusammenhang mit den paroxysmalen Tachykardien und im Abschnitt „Körperliche Belastung und kardiale Medikation" weiter ausgeführt.

Das Auftreten von vorher nicht vorhandenen Extrasystolen bei Sportlern sollte stets ernst genommen werden, es könnte Hinweis auf einen karditischen Prozeß sein. Besonders notwendig ist hier die Suche nach Fokalintoxikationen, da häufig nach Sanierung der Zähne oder der Mandeln ein Verschwinden der Rhythmusstörungen beobachtet wird. Nicht selten treten Extrasystolen unter Belastungsbedingungen bei Sportlern im Zusammenhang mit Infekten auf. Mit Hinweis auf die hohe Belastung des Sportlers sind Extrasystolen schwerer zu bewerten als beim Nichttrainierenden. Sind die Extrasystolen dauernd vorhanden, so kann davon ausgegangen werden, daß sie meist nicht auf einen floriden Krankheitsprozeß zurückzuführen sind, sondern etwa auf eine myokarditische Narbe oder auf einen Reentry-Mechanismus. In diesem Fall sind sie von der Form her zu bewerten, d. h. vom Sport sollte dann abgeraten werden, wenn sie polytop bzw. salvenförmig auftreten und unter Belastung an Häufigkeit deutlich zunehmen.

Paroxysmale Tachykardien sind ebenso nach ihrer Häufigkeit und ihrer Form zu bewerten. Werden sie relativ häufig durch körperliche Belastung ausgelöst, so sollte grundsätzlich Leistungssport verboten werden. Auf jeden Fall sollte man versuchen, die Rhythmusstörung registrieren zu können. Die Anfälle werden sehr oft durch körperliche Belastung gewissermaßen sportspezifisch ausgelöst. Offensichtlich sind hier mechanische Faktoren, die Erschütterung des Herzens bei bestimmten Bewegungsabläufen, mit von entscheidender Bedeutung. Im Belastungstest lassen sie sich dagegen selten reproduzieren. Treten sie relativ häufig auf, so sollte versucht werden, sie mittels einer Bandspeicherüberwachung zu erfassen. Sehr hohe Frequenzen sowie komplexe Rhythmusstörungen im Rahmen der Tachykardie sollten ebenso wie sehr häufiges Auftreten Anlaß dazu geben, vom Leistungssport abzuraten.
Das gleiche gilt für bestimmte Sportarten, in denen solche Tachykardien den Sportler in gefährliche Situationen bringen können, wie z. B. Fliegen, Tauchen etc. Auf keinen Fall sollte versucht werden, den Sportler durch Antiarrhythmika gewissermaßen „sportfähig“ zu machen. Fast alle verfügbaren Antiarrhythmika weisen negativ inotrope Effekte auf. Kommt es unter einer solchen Behandlung beim Sport zu einem Zwischenfall, so ist meist nicht mehr zu entscheiden, ob dieser durch die Rhythmusstörung bedingt war oder durch die Behandlung. Man sollte grundsätzlich davon ausgehen, daß ein Sportler, der so starke kardiale Funktionsstörungen aufweist, daß sie einer medikamentösen Therapie bedürfen, für Hochleistungssport nicht geeignet ist. Im Breitensport können die Verhältnisse dagegen völlig anders aussehen.

Paroxysmale Tachykardien stellen im besonderen Maße auch das Zentralproblem im Zusammenhang mit der Beobachtung eines *WPW-Syndroms* beim Sportler dar. Dieses Syndrom hat aus folgenden Gründen gerade zum Sportherz-EKG besondere Beziehungen:
a) Die Antesystolie soll beim Sportler häufiger vorkommen als beim Nichtsportler. Nach unseren Beobachtungen ist im Vergleich zur durchschnittlichen Inzidenz das WPW-Syndrom beim Sportler tatsächlich geringfügig häufiger. Die Durchschnittszahlen beziehen sich jedoch auf allgemeine Kollektive. Da bei jüngeren Menschen generell das WPW-Syndrom etwas häufiger ist, dürfte die höhere Frequenz bei Sportlern nicht auf den Trainingszustand, sondern unspezifisch auf die Jugend dieses Kollektivs zu beziehen sein.
b) Das WPW-Bild im EKG wird häufig verkannt. Entsprechend werden bei Sportlern mit WPW-Syndrom nicht selten Fehldiagnosen gestellt. Dies gilt besonders, wenn nicht bedacht wird, daß bei WPW-Trägern das Belastungs-EKG falsch-positive Rückbildungsstörungen zeigen kann.
c) Das sehr häufige Auftreten von paroxysmalen Tachykardien bringt beim Sportler die speziellen erörterten Probleme mit sich.
Obwohl in der Literatur gelegentlich das WPW-Syndrom als Grund genannt wird, den Hochleistungssport zu verbieten, kann davon ausgegangen werden, daß es sich hierbei lediglich um einen „Schönheitsfehler“ der Stromkurve handelt, solange keine Tachykardien auftreten und solange dieses WPW-Bild nicht Ausdruck eines organischen Herzschadens ist. Todesfälle im Zusammenhang mit paroxys-

malen Tachykardien bei WPW-Syndrom und Sport wurden ebenso beschrieben wie solche bei WPW-Syndrom auf der Grundlage einer organischen Herzkrankheit. So findet sich unter den von *Maron* (1980) beschriebenen, plötzlich verstorbenen Sportlern mit hypertropher Kardiomyopathie einer, bei dem ein WPW-Syndrom vorlag. *Schmid* (1981) beschreibt einen Sportler, der beim Windsurfen im Zusammenhang mit einer WPW-Tachykardie einen tödlichen Infarkt erlitt.
Bekanntlich kommen entsprechende Veränderungen überzufällig häufig bei angeborenen und erworbenen Herzkrankheiten vor. Können solche ausgeschlossen werden und ergibt die gezielte Anamnese keinen Hinweis auf eine Tachykardie, so kann der Träger einer solchen Veränderung unbehindert seinem Sport nachgehen.

Es sollte jedoch hervorgehoben werden, daß besonders unter den Berufssportlern viele um die Problematik wissen, die sich ergibt, wenn sie das Auftreten von Tachykardien bemerken. In solchen Fällen wird von ihnen oft die Tachykardie dissimuliert. Ist das Auftreten von Tachykardien bekannt, so gilt in besonderem Maße das oben Gesagte hinsichtlich der Wertung tachykarder Anfälle. Gerade beim WPW-Syndrom kann die Tachykardie in Form eines Vorhofflimmerns beobachtet werden, das dann bei einer Überleitung von 1 : 1 in ein Kammerflimmern münden kann. In der sportkardiologischen Beratung sollte gerade bei jüngeren Athleten mit WPW-Syndrom darauf verwiesen werden, daß sich die Anfälle oft auch erst im späteren Verlauf manifestieren können. Ein 9- bis 10jähriger mit WPW-Syndrom sollte also Sportarten mit hohen Belastungen, die in diesem Zusammenhang besonders problematisch sind, meiden und sich beispielsweise Spielsportarten zuwenden, in denen durch die Möglichkeit des Auswechselns das Auftreten einer solchen Tachykardie weniger Komplikationen mit sich bringt.

Unter den *Überleitungsstörungen* wird beim Sportler gelegentlich ein kompletter *Rechtsschenkelblock* beobachtet. Obwohl dieser im Gegensatz zum inkompletten Rechtsschenkelblock nie innerhalb der physiologischen Normbreite eingeordnet werden kann, scheint er doch Ausdruck einer leichteren kardialen Schädigung zu sein, etwa einer frühkindlich abgelaufenen Karditis, so daß ein Verbot von Leistungssport nicht immer unbedingt erforderlich ist. Selbstverständlich müssen Grundkrankheiten, beispielsweise ein Vorhofseptumdefekt, ausgeschlossen werden. Ein kompletter *Linksschenkelblock* ist gleichfalls immer Ausdruck eines pathologischen Geschehens; wir haben bisher noch keinen Hochleistungssportler gesehen, bei dem als Zufallsbefund eine solche EKG-Veränderung vorlag. Ein solcher Block sollte von Sportarten mit hohen körperlichen Belastungen stets abraten lassen.

Hinsichtlich der Überleitungsstörungen zwischen Vorhof und Kammer sei auf die funktionellen, unter dem ersten Abschnitt aufgeführten Varianten verwiesen. Während ein *AV-Block I. Grades*, der unter Belastung verschwindet, als physiologisch gilt, ist umgekehrt das Auftreten eines solchen Blocks unter Belastung pathologisch. Beim *AV-Block II. Grades* gilt im Gegensatz zur Wenckebach-Periodizität der Typ Mobitz II als stets pathologisch, wenngleich wir in jüngster Zeit einen solchen Fall bei einem Sportler beobachtet haben, der über Schwindelerscheinungen klagte (siehe Abb. 33b). Das His-Bündel-EKG war hierbei allerdings unauffällig. Da wir auch bei Bandspeicheruntersuchungen diesen Typ als Zufallsbefund bei Sportlern fanden, scheint auch er in physiologischem Rahmen vorzukommen. Der *AV-Block III. Grades* organischer Natur ist gleichfalls natürlich eine Kontraindikation gegenüber dem Hochleistungssport. Dabei ist erstaunlich, über welche Reservekräfte das Herz bei kongenitalem AV-Block verfügt. Uns ist ein Fall eines Leistungsfußballers bekannt, bei dem eine solche totale AV-Dissoziation vorhanden war, die dadurch kompensiert wurde, daß von einem supraventrikulären Ersatz-

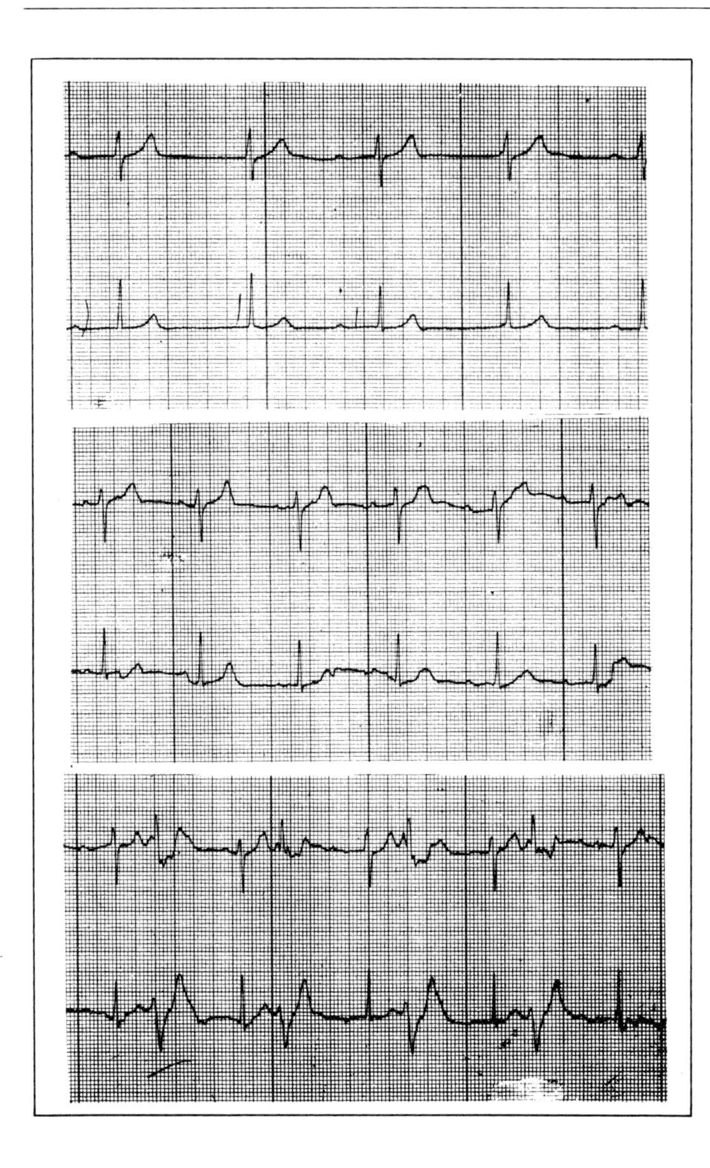

Abb. 39 Beobachtung eines totalen AV-Blocks bei einer Sportstudentin der Deutschen Sporthochschule Köln. Der totale AV-Block kommt in dem Ruhestreifen (obere Ableitung) nicht sehr günstig zur Darstellung, ist jedoch bei näherer Analyse erkennbar. Die Sportstudentin hatte trotz ausdrücklichem gegenteiligem Rat der untersuchenden Universitätsklinik das Sportstudium aufgenommen. Bei mäßiger Belastung am Fahrradergometer (mittlerer Teil der Abbildung) kommt es zunächst zu einem Anstieg der Frequenz des supraventrikulären Ersatzzentrums. Bei höherer Belastung (unterer Teil der Abbildung) treten bigeminusförmige Extrasystolen auf. Selbstverständlich wurde von der Fortführung des Sportstudiums abgeraten.

zentrum unter Belastung die Frequenz bis 150/min ansteigen konnte. Allerdings finden sich teilweise auch groteske Fälle, wie beispielsweise in der Abbildung 39 geschildert. Es handelt sich um eine Studentin, die trotz bekanntem totalem AV-Block Sport studierte. Im Belastungs-EKG war bereits bei geringer Intensität der Frequenzanstieg nicht mehr ausreichend, es kam zu bedenklichen Extrasystolen. Selbstverständlich sind solche Fälle eine Kontraindikation gegen leistungssportliche Aktivitäten aller Art.

Echokardiographische Befunde

Die Echokardiographie erwies sich in der Sportkardiologie nicht nur, wie bisher beschrieben, als wichtige Methode zum besseren anatomischen und funktionellen Verständnis des Sportherzens, sie eröffnete auch neue diagnostische Aspekte. Das Sportherz fällt neben seiner Größe und seinem EKG häufig auch durch das Auftreten von Geräuschen auf, die keineswegs immer von vornherein als funktionell klassifiziert werden können. Gerade unter dem Gesichtspunkt der hohen Herzbelastung ist hier im Zweifel immer eine besonders sorgfältige kardiale Diagnostik erforderlich. Auf der anderen Seite können diese diagnostischen Untersuchungen, da operative Konsequenzen im Regelfall nie zu erwarten sind, keineswegs immer allein aus dem Blickpunkt der weiteren Möglichkeit, Sport zu treiben, invasiv durchgeführt werden. Die Möglichkeit der Klappenbeurteilung mittels der Echokardiographie ist hier besonders wesentlich, wenn natürlich auch die Grenze der Methodik, besonders bei der Beurteilung der jugendlichen Aortenklappenstenose, berücksichtigt werden muß.

Darüber hinaus hat die Einführung der Ultraschalldiagnostik 2 Krankheiten bekannt gemacht, die gewissermaßen als „echospezifisch" bezeichnet werden können, nämlich die hypertrophe Kardiomyopathie und den Mitralklappenprolaps. Im Zusammenhang mit der Sportkardiologie stellen sich hier insbesondere 2 Fragen:

1. Da beide Krankheiten besonders häufig bei jungen Menschen gesehen werden, muß gefragt werden, wie häufig sie auch bei Sportlern vorkommen.
2. Kann körperliches Training die Entwicklung solcher Anomalien fördern?

Schon *Roeske* (1976) wies darauf hin, daß die *asymmetrische Septumhypertrophie* bei offensichtlich organisch gesunden Sportlern gehäuft gefunden werden kann. Er beobachtete eine Überschreitung des maximal zulässigen Verhältnisses von Septum zu Hinterwanddicke von 1,3 bei 10 % seiner untersuchten Athleten. Auch wir beobachteten solche Fälle (siehe z. B. Abb. 20). Die Häufigkeit war dabei allerdings geringer als bei *Roeske*, nämlich 3,3 %. Wir haben diese Daten zusammenfassend in einer Monographie veröffentlicht (*Rost*, 1982). Die Häufigkeit hängt von der jeweilig angewandten Untersuchungstechnik ab. So berichtet *Dickhuth* (1979) über einen Mittelwert des Septum-Hinterwand-Verhältnisses bei Läufern von 1,27, was darauf hinweisen würde, daß eine große Zahl der von ihm untersuchten Sportler über dem Verhältnis von 1,3 liegt. Allerdings war in seiner Kontrollgruppe bei untrainierten Vergleichspersonen das Verhältnis ähnlich.

Nach unseren Erfahrungen ist die Überschreitung des Septum-Hinterwand-Verhältnisses von 1,3 häufig lediglich auf eine recht dünne Hinterwand zu beziehen. In den von uns beobachteten Fällen einer asymmetrischen Septumhypertrophie bei Sportlern zeigte sich in keinem Fall ein sonstiger Hinweis auf eine *hypertrophe Kardiomyopathie*, beispielsweise eine systolische Vorwärtsbewegung des vorderen Mitralsegels oder ein wenig bewegliches Septum. Bisher konnten wir unter inzwischen sicher tausend echokardiographisch untersuchten Sportlern in keinem Fall eine klinisch eindeutige Kardiomyopathie nachweisen. Andererseits läßt das Vorkommen verdickter Septen bei Sportlern die Frage stellen, ob die physiologische Hypertrophie nicht in eine pathologische Form übergehen kann oder ob dies nicht zumindest bei den Sportlern eine Möglichkeit darstellt, bei denen eine genetische Veranlagung für eine solche Erkrankung verantwortlich ist. Dieser interessanten Fragestellung wurde in der Literatur bisher noch nicht weiter nachgegangen.

Für die Praxis kann also festgehalten werden, daß bei Sportlern verdickte Septen vorkommen können, und zwar in besonderem Maße bei Sportarten, die von einem hohen Krafteinsatz gekennzeichnet sind. Die Wertigkeit solcher Veränderungen ist bisher noch unklar. Es gibt keinen sicheren Hinweis dafür, daß solche Fälle in einer hypertrophen Kardiomyopathie enden können. Aus diesem Grund wäre es z. Zt. ungerechtfertigt, solchen Sportlern weiterhin Leistungssport zu verbieten. Auf der anderen Seite ist eine sorgfältige kardiologische Kontrolle erforderlich. Wie bereits an anderer Stelle erwähnt, ist in diesem Zusammenhang nochmals zu unterstreichen, daß nach den Befunden von *Maron* (1980) die hypertrophe Kardiomyophathie zu den häufigsten Ursachen eines plötzlichen Herztodes bei scheinbar gesunden Sportlern gehört. Wird bei sporttreibenden Personen ein ein-

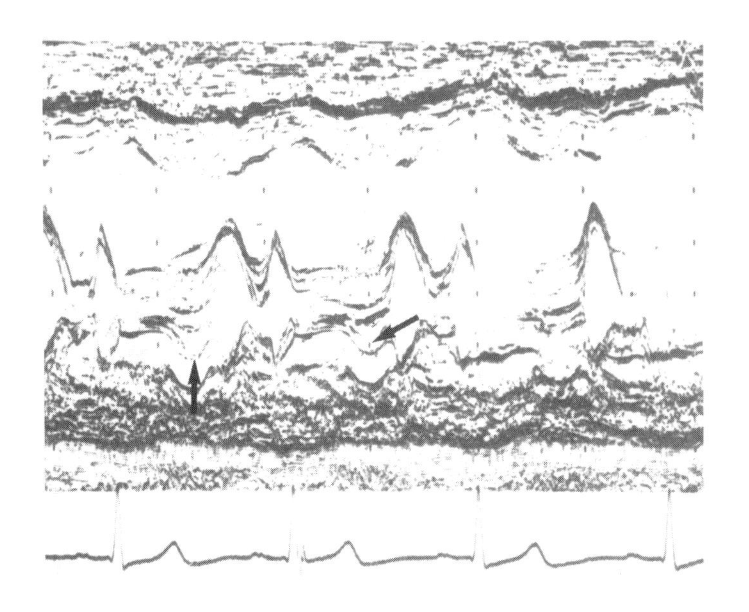

Abb. 40 Beispiel eines deutlichen, spätsystolischen Mitralklappenprolapses während einer Routineuntersuchung bei einem Kanufahrer der deutschen Spitzenklasse. Der Prolaps des hinteren Mitralsegels ist durch einen Pfeil kenntlich gemacht. Der Sportler wird inzwischen von uns über mehrere Jahre beobachtet, Probleme im Zusammenhang mit dem Leistungssport sind nicht aufgetreten.

deutiger Hinweis auf eine solche krankhafte Herzhypertrophie gefunden, so sollte konsequent Sport in einer Form verboten werden, der auch nur theoretisch einen stärkeren Hypertrophiereiz darstellen könnte, also hochgradige Ausdauerbelastungen und Kraftsport. Spielsportarten könnten in Abhängigkeit von der individuellen Belastbarkeit weiter erlaubt werden.

Ein häufiges Problem in der sportmedizinischen Ambulanz bringt auch die Beobachtung eines *Mitralklappenprolaps* mit sich. Uns werden öfters Athleten ohne Beschwerden oder sonstige klinische Auffälligkeiten vorgestellt, bei denen die als Routinevorsorge durchgeführte Echokardiographie ein solches Phänomen ergab, mit der Frage, ob weitere Sportfähigkeit gegeben sei. Hierzu sind folgende Überlegungen erforderlich: Die Häufigkeit des Mitralklappenprolaps in einer offensichtlich gesunden Bevölkerung wird sehr unterschiedlich angegeben; sie variiert zwischen 1 und 21 %, je nach den Kriterien des Untersuchers (*Heni*, 1980; *Rettig*, 1978). Die bei dem erstgenannten Autor bei Sportlern zu findende Häufigkeit von 6,9 % liegt also durchaus in dem angegebenen Bereich. Ein ausgeprägter Mitralklappenprolaps bei einem Athleten, wie in der Abbildung 40 gezeigt, ist nach unseren Erfahrungen hingegen selten.

Die Wertigkeit des Mitralklappenprolaps ist weitgehend unbekannt. Hinsichtlich seiner Entstehung existieren zumindestens 2 grundsätzlich gegenläufige Thesen. Nach der ersten Ansicht ist dieses Phänomen rein valvulären Ursprungs, hervorgerufen durch myxomatöse Veränderungen der Klappen (*Mc Kay*, 1973). Auf der anderen Seite wurde es auch als Folge einer myokardialen Funktionsstörung interpretiert, gewissermaßen als besondere Form der Kardiomyopathie (*Gulotta*, 1974). Besonders beim Zutreffen der zweiten Hypothese wäre es problematisch, Sportlern mit solchen Veränderungen weiterhin Leistungssport zu erlauben.
Dagegen ergaben hämodynamische Belastungsuntersuchungen bei Personen mit einem Mitralklappenprolaps, der sowohl echokardiographisch als auch durch ein entsprechendes Herzgeräusch diagnostiziert war, keinerlei Störungen in der Pumpfunktion (*Markworth*, 1980). Wir sehen hämodynamisch daher kein Problem darin, Athleten weiterhin Sport zu erlauben, bei denen es sich

bei dem Prolaps nur um ein rein echokardiographisches Bild handelt. Besonders ist im Zusammenhang mit dem Mitralklappenprolaps das mögliche Auftreten von schwerwiegenden Rhythmusstörungen zu berücksichtigen. Aus diesem Grunde sollte bei einem Sportler mit einem entsprechenden ultraschallkardiographischen Untersuchungsergebnis das Vorliegen solcher Rhythmusstörungen mittels eines Belastungs-EKGs und einer Bandspeicheruntersuchung ausgeschlossen werden, bevor „grünes Licht" für die weitere Fortführung der körperlichen Aktivität im leistungssportlichen Rahmen gegeben wird. Todesfälle im Zusammenhang mit dieser Anomalie sind bei Sportlern bisher noch nicht bekannt geworden. Lediglich unter den von *Maron* (1980) beschriebenen Fällen befand sich ein plötzlich verstorbener Athlet mit entsprechend veränderten Klappen, bei dem die Todesursache aber nicht eindeutig mit einem Klappenprolaps in Verbindung zu bringen war, nachdem auch sonstige kardiale Anomalien wie Linkshypertrophie und dysplastische Koronararterien gefunden wurden. Hinsichtlich der Frage der möglichen Begünstigung der Entstehung eines Mitralklappenprolaps durch Training ergibt sich die theoretische Denkmöglichkeit, daß nach der Beendigung der sportlichen Laufbahn und der damit verbundenen Rückbildung der physiologischen Muskelhypertrophie die Klappen gewissermaßen zu groß bleiben und prolabieren könnten. Entsprechende Befunde, die dies belegen oder ausschließen würden, liegen allerdings bisher gleichfalls noch nicht vor.

Gefahrenmomente für das Herz durch den Sport

„In keinem Fall, in dem sich der Tod im Zusammenhang mit körperlicher Belastung ereignete, ergab die Obduktion des Betroffenen das Fehlen einer schweren Krankheit.“ (Jokl, 1971)

Die nichttraumatische Herzschädigung

Der Sport ist keineswegs nur, wie dies von *Carl Diem* betont wurde, lustbetontes, zweckfreies Tun, das noch dazu positive Auswirkungen für die Gesundheit mit sich bringt, er stellt darüber hinaus auch eine nicht unerhebliche gesundheitliche Gefährdung dar. Diese bezieht sich allerdings vorwiegend auf Verletzungen und orthopädische Schädigungen. Kardiale Zwischenfälle beim Sport sind vergleichsweise selten. Trotzdem stellt natürlich der plötzliche Tod eines jungen gesunden Athleten oder auch eines älteren Breitensportlers beim Sport den dramatischsten und im besonderen Maße für alle Beteiligten erschütterndsten aller möglichen Sportzwischenfälle dar. In solchen Fällen stellt sich dann eindringlich die Frage, ob nicht der Betroffene, der möglicherweise um seiner Gesundheit willen Sport betrieben hat, nicht ohne solches Tun noch am Leben wäre.

Bei einem solchen kardialen Zwischenfall, sei es ein plötzlicher Herztod oder beispielsweise ein Koronarinfarkt, der sich während des Sports ereignet, muß im Einzelfall die Frage gestellt werden, ob hierbei wirklich ein kausaler Zusammenhang zwischen der körperlichen Aktivität und dem kardialen Zwischenfall bestanden hat. Da der Mensch, auch der Arzt, ein Kausalbedürfnis hat, wird er zunächst einen solchen Zusammenhang immer herstellen. Auf der anderen Seite treten solche Zwischenfälle auch in Körperruhe auf, so daß die Frage zu beantworten ist, ob es sich im Einzelfall um einen kardialen Zwischenfall beim Sport oder durch den Sport gehandelt hat.

Folgende Fragen müssen beantwortet werden:
1. Stellt körperliche Aktivität an sich ein erhöhtes Risiko für das Auftreten kardialer Zwischenfälle dar?
2. Wenn die erste Frage bejaht wird, betrifft dies nur vorgeschädigte oder auch offensichtlich gesunde Herzen?
3. Erhöht sich dieses Risiko durch die Hypertrophie und Vagotonie des Sportherzens für den Athleten in Ruhe und/oder bei körperlicher Belastung?

Diese Fragen lassen sich nur epidemiologisch beantworten. Es muß allerdings an dieser Stelle unterstrichen werden, daß die bisherigen epidemiologischen Daten in keiner Weise ausreichend sind, um hier zu letztgültigen Antworten zu kommen. Dies liegt im besonderen Maße auch an der Seltenheit solcher kardialer Zwischenfälle, zumindest, soweit es junge gesunde Athleten betrifft. Zunächst muß daher die Frage beantwortet werden, wie häufig überhaupt solche Zwischenfälle beim Sport vorkommen.

Statistiken über kardiale Zwischenfälle sind uns nur hinsichtlich des plötzlichen Herztodes beim Sport bekannt, spezielle Statistiken über das Auftreten sonstiger kardialer Zwischenfälle liegen nicht vor. Die Häufigkeit des plötzlichen Herztodes beim Sport wird dabei sehr unterschiedlich angegeben.

Nach einer Verlautbarung des Deutschen Sportbundes wurden von den Versicherungen der Landessportbünde 1981 insgesamt 187 Todesfälle im Zusammenhang mit der Ausübung des Sports gemeldet. 62 dieser Todesfälle geschahen offensichtlich durch Unfall etc., 125 werden als sogenannte „optische

Todesfälle" bezeichnet, sie werden somit als mehr oder minder zufälliger Tod beim Sport betrachtet. Geht man davon aus, daß sich mindestens ein genau so hoher Prozentsatz der Bevölkerung außerhalb der Vereine sportlich betätigt wie innerhalb, so kommt man ungefähr auf eine Gesamtzahl von jährlich 350 bis 400 Todesfälle in der Bundesrepublik im Zusammenhang mit dem Sport. Eine solche Schätzung ist naturgemäß sehr unbefriedigend, insbesondere wenn bedacht wird, daß die Alters- und Gesundheitsstruktur der außerhalb der Vereine Sporttreibenden ungünstiger sein dürfte als die der vorwiegend jüngeren Vereinsmitglieder.

Eine genaue Analyse der Todesfälle im Zusammenhang mit sportlicher Betätigung in der Bundesrepublik wurde anhand von 124 Fällen aus den Jahren 1966 bis 1975 von *Munschek* (1977) erstellt. 28 dieser Todesfälle waren traumatisch, 77 organ-pathologisch bedingt. Für 67 dieser Todesfälle wurde eine primär kardiale Ursache gefunden, und zwar in 59 Fällen eine koronare Herzkrankheit, in 8 Fällen eine Myokarditis. Man kann von diesen Zahlen ausgehend also feststellen, daß jeder zweite Todesfall im Sport kardial bedingt ist und daß somit in der Bundesrepublik Deutschland jährlich 200 Menschen aus kardialen Gründen beim Sport sterben.

Die wichtigste Frage in diesem Zusammenhang ist die, ob es sich hierbei wirklich nur um „optische Todesfälle", also rein zufällige Ereignisse handelt, die sich auch bei anderer Gelegenheit hätten abspielen können, oder ob körperliche Aktivität das Risiko eines plötzlichen Herztodes erhöht. Zu dieser Frage sei auf die ausführlichen Untersuchungen im Rahmen der amerikanischen Armee verwiesen, die von *Moritz* und *Zamcheck* an 40000 Autopsieprotokollen aus den Jahren 1942 bis 1946 durchgeführt wurden. In diesem Untersuchungsgut fanden sich 98 plötzliche, kardial bedingte Todesfälle, bei denen die körperliche Aktivität bekannt war, unter der sich der Zwischenfall ereignete. Nach dieser Statistik verbrachten die plötzlich verstorbenen Soldaten 33% ihrer Zeit mit Schlafen und 17% mit anstrengender körperlicher Tätigkeit. Der plötzliche Todesfall ereignete sich im Schlaf in 15% und in 29% der Fälle während starker körperlicher Anstrengung. Diese Zahlen machen es wahrscheinlich, daß im Falle des Vorliegens einer kardialen Erkrankung, insbesondere einer koronaren Herzkrankheit, körperliche Aktivität als Auslösemechanismus für den Tod in Frage kommt.

Auf der anderen Seite ergab sich nach der Ansicht der Autoren bei 127 Soldaten, die plötzlich verstarben, ohne daß die Obduktion eine faßbare Todesursache zeigte, kein Hinweis für einen statistischen Zusammenhang mit dem Ausmaß der körperlichen Belastung. Geht man davon aus, daß es sich bei diesen Todesfällen überwiegend um das Auftreten eines Kammerflimmerns gehandelt hat, dessen Ursache im nachhinein nicht mehr zu finden war, so kann festgestellt werden, daß der plötzliche Herztod offensichtlich beim vorgeschädigten Herzen durch körperliche Belastung ausgelöst werden kann und er andererseits beim gesunden Herzen ein mehr oder minder zufälliges Ereignis ist. Nachdem die Hälfte aller Todesfälle beim Sport auf eine präexistente organische Herzkrankheit zurückzuführen ist, können diese nicht als „optisch", also rein zufällig, betrachtet werden.

Zu dieser Ansicht kommt auch *Friedman* (1973), der darauf hinweist, daß insbesondere der innerhalb von Sekunden eintretende plötzliche Herztod, der fast immer durch ein Kammerflimmern ausgelöst wird, viel häufiger unter schwerer oder auch selbst nur mäßiger körperlicher Belastung auftritt.

Diese Aussage wird mit den Daten von 59 Koronarpatienten begründet, die am Sekunden-Herztod verstarben. Mehr als die Hälfte hiervon verstarb während oder unmittelbar nach körperlicher Belastung. Dieser ausgeprägte Zusammenhang zwischen dem Sekunden-Herztod und der körperlichen Aktivität wird auch in einer finnischen Studie von *Vuori* (1978) unterstrichen. Der Autor analysierte in dieser sehr bekanntgewordenen Studie 2606 plötzliche Todesfälle, die in Finnland

innerhalb 1 Jahres auftraten und bei denen Obduktionsprotokolle vorlagen. Wurden nur diejenigen Fälle betrachtet, bei denen der Tod innerhalb von 30 Sekunden eintrat, so war dies praktisch immer mit körperlicher Aktivität verbunden.
Friedman gelangt daher zu der Schlußfolgerung, daß der plötzliche Herztod des Postinfarktpatienten offensichtlich nicht durch einen neuen Infarkt entsteht, sondern durch einen elektrisch bedingten Herzstillstand, der ein schon vorher chronisch und schwer geschädigtes Herz trifft. Aus dieser Beobachtung heraus kommt der Autor zu der kritischen Frage, ob es denn sinnvoll sei, Patienten mit koronarer Herzkrankheit Sport zu empfehlen, nachdem der mögliche Effekt eines solchen Trainings auf die Koronardurchblutung des Menschen noch nicht bewiesen sei. Die Frage „Ist es möglich, daß wir vergessen, daß es die Koronargefäße sind und nicht das Myokard, die unsere enthusiastische Vorsorge und Behandlung benötigen?" mag manchem engagierten Verfechter der Koronargruppen ketzerisch klingen oder ihn nachdenklich stimmen.
Auf der anderen Seite sollten solche Zahlen oder auch Feststellungen nicht überbewertet werden. Die geschätzte Zahl von jährlich 300 bis 400 Toten während körperlicher Aktivität in der Bundesrepublik Deutschland ist verschwindend gering bei einer Gesamtzahl von rund 700000 Bürgern, die in Westdeutschland jährlich sterben. Es gilt hier keineswegs, den positiven gesundheitlichen Wert des Sports aufgrund von extrem seltenen Einzelfällen zu verteufeln. Nach einer statistischen Auswertung von *Jung* (1982) in Nordrhein-Westfalen kommt es jährlich nur bei 1 unter 75000 im Sportbund organisierten Sportlern zu einem Todesfall durch den Sport oder während des Sports. Die erforderliche Konsequenz wird hingegen von *Friedman* selbst angedeutet, wenn er darauf hinweist, daß es auch unter den Koronarpatienten solche gibt, bei denen ein erhöhtes Risiko für den Sekunden-Herztod vorliegt, nämlich nach seinen Befunden solche mit einer Riva-Stenose oder solche mit einer zumindest ausgeprägten Zweiast-Erkrankung. Die Konsequenz sollte also sein, durch eine entsprechende *sportmedizinische Vorsorgeuntersuchung* gefährdete Sportler zu erfassen, um sie von für sie besonders gefährlichen Situationen fernzuhalten.

Während die Frage nach besonders *unfallgefährdeten Sportarten* aufgrund der vorliegenden Statistiken gut beantwortet werden kann, da praktisch alle tödlichen Unfälle im organisierten Sport gemeldet werden dürften, ist dies wesentlich problematischer für sogenannte optische Todesfälle, da hier häufig Obduktionen nicht vorgenommen werden, da nicht alle Fälle gemeldet werden und da darüber hinaus im Regelfall eine Analyse darüber fehlt, wieviele Sportler einer bestimmten Alters- und Risikogruppe in unterschiedlichen Sportarten beteiligt sind. Insofern sind Angaben darüber, welche Sportarten von den einzelnen Autoren als besonders günstig oder besonders gefährlich für das Herz angesehen werden, stets mehr oder minder willkürliche, teilweise auch dogmatisch bestimmte Äußerungen.
So meint beispielsweise *Keren* (1981): „Der plötzliche Tod ist häufiger in bestimmten Sportarten, insbesondere solchen, die eine erhöhte Ausdauer erfordern wie der Marathonlauf". Auf der anderen Seite wird gerade eben der Langlauf teilweise fast ideologisch verteidigt. *Munschek* (1975) und ebenso *Jung* (1982) legen Wert auf die Feststellung, daß sich unter den von ihnen zusammengestellten Todesfällen kein einziger Dauerläufer befunden habe. Teilweise ins Pseudoreligiöse geraten solche Aussagen, getragen von der „Joggerwelle" im amerikanischen Schrifttum, wenn beispielsweise *Bassler* (1972) feststellt, daß „kein aktiver Marathonläufer je an einem Herzinfarkt verstorben ist". Dieser Autor geht davon aus, daß der Marathonlauf eine „Immunität gegen Arteriosklerose" verleihe.

Solche Aussagen gehen an der Wirklichkeit weit vorbei. Gerade durch die große Zahl der Jogger in den USA mehren sich hier die Berichte über kardiale Todesfälle während des

Laufens. *Waller* (1980) beschrieb die Befunde bei 5 Männern im Alter von 40 bis 53 Jahren, die regelmäßig Langlauf zwischen 22 und 176 km pro Woche betrieben und die alle während des Laufens verstarben. Keiner von ihnen bot Hinweise auf eine koronare Herzkrankheit, bevor er das Lauftraining begann. Die Obduktion zeigte eine ausgeprägte koronare Herzkrankheit. *Green* (1976) beschrieb einen Marathonläufer, der im Rahmen des Bostoner Marathonlaufs einen schweren Infarkt erlitt und später verstarb. Die Obduktion belegte den ausgedehnten Infarkt, ohne daß sich wesentliche arteriosklerotische Veränderungen an den Koronargefäßen fanden.

Auf der anderen Seite sind solche plötzlichen Todesfälle beim Laufen selten. Die Statistik von *Jung* (1982) ergibt in 5 Jahren in Nordrhein-Westfalen unter 86 analysierten sogenannten optischen Todesfällen einen, der beim Lauftreff auftrat, aber 43 beim Fußball. Da andererseits, wie bereits betont, nicht bekannt ist, wieviele Menschen gerade aus den Risikogruppen laufen oder Fußball spielen, da Fußball in der Bundesrepublik die bevorzugte Sportart darstellt, können aus solchen Statistiken keine weitergehenden Schlußfolgerungen abgeleitet werden. So berichtet beispielsweise *Vuori* (1978) über 67 plötzliche Todesfälle in seinem Material in Zusammenhang mit der Sauna, sicher weniger ein Indiz für die Gefährlichkeit der Sauna als für die Häufigkeit des Saunabesuchs durch die Finnen.

Auch andere Belastungsformen werden häufig als besonders kreislaufgefährdend herausgestellt, beispielsweise solche, die mit plötzlichen und überlastenden Sprints verbunden sind, oder solche, die zu Preßdruckvorgängen führen. Ein epidemiologischer Beweis für die Herzgefährlichkeit solcher Sportarten läßt sich allerdings bisher nicht erbringen. Auch die häufig vertretene Meinung, daß Todesfälle beim Sport nur durch ungewohnte und sehr hohe Belastungen ausgelöst werden, läßt sich aus der Literatur nicht belegen. Bei den von *Waller* (1980) beschriebenen Fällen handelte es sich sämtlich um trainierte, an diese Laufstrecken gewohnte Sportler. Auch *Friedman* (1973) betont, daß die von ihm beschriebenen Todesfälle häufig während mäßiger Belastungen auftraten, die für die Betroffenen durchaus normal waren.

Ziel der Prävention gegenüber dem plötzlichen Herztod beim Sport können daher weniger allgemeine Empfehlungen hinsichtlich bestimmter Sportarten oder einer „vernünftigen Belastung" sein, sondern die Selektion besonders gefährdeter *Risikoträger*. Hier lassen die Statistiken relativ eindeutige Aussagen zu. Der plötzliche Herztod beim Sport ist ganz überwiegend „Vorrecht" des älteren Mannes. Unter den 111 organpathologisch bedingten Todesfällen, die *Jung* (1982) beschreibt, fanden sich nur 2 plötzlich verstorbene Frauen, obwohl die Frauen prozentual etwa 25 % der Mitglieder von Sportvereinen ausmachen. *Jung* findet bei den organpathologischen Todesfällen absolut gesehen die größte Häufung mit 28 % im 5. Lebensjahrzehnt. Berücksichtigt man, daß diese Altersgruppe vergleichsweise selten aktiv am Sport von Vereinen teilnimmt, so unterstreicht dies noch um so mehr ihr erhöhtes relatives Risiko. Unter den Todesfällen, die im Material von *Vuori* (1978) beim Skilanglauf auftraten, war nur einer unter 40 Jahre alt. Aus den Untersuchungen von *Vuori* ergibt sich weiterhin, daß die Ursache des plötzlichen Todes beim Sport in der Gruppe der über 40jährigen zu 90 % die koronare Herzkrankheit darstellt.

Aus diesen Daten ist die Schlußfolgerung abzuleiten, daß sich die sportmedizinische Vorsorge bezüglich der Verhinderung des plötzlichen Herztodes insbesondere dem Mann ab 40 zuzuwenden hat. Bei ihm ist besondere Sorgfalt auf die Früherkennung einer koronaren Herzkrankheit zu verwenden. Neben der klinischen Untersuchung erfordert dies einen Belastungstest. Es ist bekannt, daß das Ruhe-EKG selbst bei Einengung mindestens einer Herzkranzarterie um mindestens 50 % in mehr als der Hälfte der Fälle unauffällig sein kann (*Ascoop*, 1971). Durch ein *Belastungs-EKG* kann diese Treffsicherheit wesentlich erhöht werden. Bei ent-

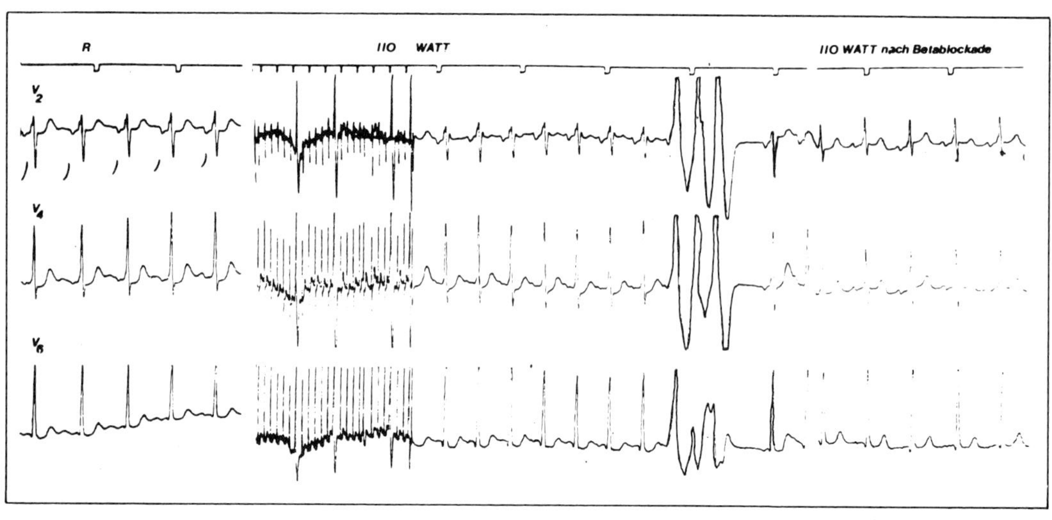

Abb. 41 EKG-Beispiel zum Beleg der Notwendigkeit sportmedizinischer Vorsorgeuntersuchungen. Das EKG wurde bei einer solchen Untersuchung bei einem 45jährigen, offensichtlich gesunden und beschwerdefreien Breitensportler gefunden. Im Ruhe-EKG (links) finden sich keine Auffälligkeiten. Unter Belastung bei 110 Watt (Mitte) zeigen sich bei einem langsamen Papiervorschub gut sichtbare ventrikuläre Extrasystolen. Nach dem Schnellerstellen des Papiervorschubes wird eine gefährliche Salve beobachtet, die den sofortigen Abbruch der Belastungsuntersuchung veranlaßt. Bei Wiederholung der Untersuchung nach Gabe eines Betablockers sind Rhythmusstörungen nicht mehr zu beobachten, wie dies der rechte Streifen andeuten soll. Es zeigt sich hier auch, daß die geringen Rückbildungsstörungen, die in V 6 während des Belastungstests auftraten, unterdrückt werden.

sprechender Vorauswahl spezieller Risikogruppen läßt das Belastungs-EKG koronare Durchblutungsstörungen mit einer Sicherheit von bis zu 90% erkennen. Das Belastungs-EKG eignet sich weiterhin, um gefährliche, belastungsinduzierte Rhythmusstörungen aufzudecken, die nach obigen Ausführungen in besonderem Maße verantwortlich sind für den Sekunden-Herztod beim Sport. Aus diesen Gründen sollte der Belastungstest als obligater Bestandteil einer sportmedizinischen Vorsorgeuntersuchung des älteren, männlichen Sporttreibenden gefordert werden, wobei die Grenze mindestens ab 40 Jahren, möglicherweise schon ab 30 Jahren gezogen werden sollte. Ein typisches Beispiel eines solchen überraschenden Befundes bei einer Sportvorsorgeuntersuchung zeigt die Abbildung 41. Bezüglich der optimalen Durchführung der Belastungsuntersuchungen wird auf eine frühere zusammenfassende Darstellung verwiesen (*Rost* und *Hollmann*, 1982).

Neben der Vorsorgeuntersuchung sollte bei ausgeprägten Risikogruppen eine spezielle, *sportbegleitende medizinische Betreuung* stattfinden. Dies gilt insbesondere für die Koronargruppen. Daß es hierdurch gelingt, die Zahl der kardial bedingten Todesfälle beim Sport drastisch zu reduzieren, zeigt die Umfrage von *Haskell* (1982) in amerikanischen Trainingsgruppen mit Koronarpatienten. In 1,63 Millionen sogenannten Patientenstunden Sport traten dabei 50 Fälle eines Herzstillstandes auf, von denen durch die ärztliche Überwachung 42 erfolgreich beseitigt werden konnten.

Die Betrachtung des *kardialen Risikos bei jüngeren Athleten* ergibt ein wesentlich bunteres Bild als bei älteren. Auch hier tritt die koronare Herzkrankheit als Todesursache auf. Unter den 39 Sporttreibenden im Untersuchungsgut von *Munschek* (1977), die das Alter von 30 Jahren noch nicht überschritten hatten, als sie beim Sport plötzlich verstarben, war in 16 Fällen die koronare Herzkrankheit die Todesursache. Als weitere wichtige Todesursache wurde die Myokarditis in 6 Fällen herausgestellt, kardiale Vitien bzw. Gefäßmißbildungen insgesamt nur in 3 Fällen, davon die immer als besonders gefährlich angeschuldigte Aortenklappenstenose nur in 1 Fall. In 3 Fällen waren Virusinfekte bzw. eine Tonsillitis zu verzeichnen, die zu einem tödlichen toxischen Herz-Kreislauf-Versagen beigetragen haben. In einer gesonderten zweiten Studie stellt *Munschek* nochmals die *Myokarditis* als wichtige Todesursache beim Sport für den jugendlichen Athleten heraus, wobei 10 Fälle von Sportlern im Alter von 16 bis 35 Jahren, die aufgrund entzündlicher Herzerkrankungen plötzlich beim Sport verstarben, beschrieben wurden.

In diesem Zusammenhang ist es interessant, daß es hier neuerdings zu einer Verschiebung der Todesursachen beim jüngeren Athleten kommt, die weniger auf einer echten Änderung des Krankheitsspektrums beruht als auf der Wertung bestimmter Veränderungen durch den Pathologen bzw. aufgrund des stärker verbreiteten Wissens der Pathologen um die Kardiomyopathie. So ist es verwunderlich, daß in dem Untersuchungsgut von *Munschek* (1977) kein einziger Fall einer hypertrophen Kardiomyopathie beobachtet wurde, die besonders von *Maron* (1980) herausgestellt wurde. Die vieldiskutierten Befunde von *Maron* beweisen zunächst die ganz überwiegende Rolle, die dem Herzen bei dem plötzlichen Tod des jungen Sportlers zukommt. Unter 29 beschriebenen Fällen von Athleten, die plötzlich verstarben, davon wiederum 22 in unmittelbarem Zusammenhang mit körperlicher Belastung, war nur in 1 Fall keine kardiale Veränderung zu erkennen. In 22 Fällen war der Tod sicher auf eine kardiale Erkrankung zu beziehen, in 6 Fällen erschien dies möglich. Unter den sicheren Todesfällen waren 14, also jeder zweite insgesamt, durch eine hypertrophe Kardiomyopathie zu erklären. Trotz klinischer Auffälligkeiten in einem Teil dieser Fälle war die Diagnose nur sehr selten vor dem Herztod gestellt worden. Unter den Fehldiagnosen taucht auch die Interpretation als „Sportherz“ auf.

Auch unter den als unsicher bezeichneten kardialen Veränderungen, die nicht eindeutig ausreichten, um den Tod zu erklären, findet sich neben 1 Fall von hypoplastischen Koronararterien in 5 Fällen die Feststellung einer idiopathischen linksventrikulären, konzentrischen Hypertrophie, die nicht eindeutig als Sportherzhypertrophie zu erklären war. Als weitere Todesursachen wurden gefunden: arteriosklerotische Herzkrankheit in 3, Aortenruptur in 2 und Abgangsanomalie der linken Koronararterie in 2 Fällen. Interessant ist, daß die klassischen Vitien, insbesondere die Aortenklappenstenose, und die Myokarditis, in diesem Zusammenhang nicht auftauchen. Es muß offen bleiben, ob diese Unterschiede in den Befunden von *Munschek* und *Maron* auf einer verschiedenen Selektion des Krankengutes (*Munschek* untersuchte vorwiegend Breitensportler, *Maron* vorwiegend Spitzensportler) oder auf eine unterschiedliche pathologisch-anatomische Bewertung zurückzuführen sind. Auf jeden Fall lassen die Ergebnisse von *Maron* gerade beim jüngeren Athleten der hypertrophen Kardiomyopathie besondere Aufmerksamkeit widmen. Hierzu wird auf den Abschnitt „Echokardiographische Befunde“ verwiesen.

Nach der Erörterung der möglichen kardialen Todesfälle beim Sport aufgrund von präexistenten Erkrankungen muß die Frage gestellt werden, ob auch ein gesundes Herz durch körperliche Belastungen so stark geschädigt werden kann, daß es zum Herzstillstand bzw. zu irreversiblen Schädigungen wie dem Herzinfarkt kommen kann. Hierzu ist die Meinung weit verbreitet, die *Aigner* (1981) wie folgt formuliert: „Die Feststellung, daß ein gesundes und trainiertes Herz durch sportliche Belastung praktisch nicht geschädigt werden kann, ist zweifelsohne richtig.“ Diese Meinung gründete sich insbesondere auf die Ergebnisse von *Jokl* (1971), der in der ersten großen Studie zur Frage der Todesursachen bei Sporttreibenden zu dem Schluß kam, der als Motto über diesen Abschnitt gesetzt wurde, nämlich die Aussage, daß sich bei der Obduktion eines plötzlich verstorbenen Sportlers stets eine organische Ursache finden läßt.

Diese Meinung ist aber keineswegs unproblematisch. *Aigner*, der sie so dezidiert vertrat, berichtete in der gleichen Publikation über den Fall eines Langstreckenläufers, der 2 Tage nach einem Marathonlauf plötzlich tot zusammenbrach und bei dem die Obduktion keine faßbare Todesursache ergab. Schon unter den 35 Sportlern, die *Kirch* (1935 bzw. 1936) beschrieb, fanden sich 3, von denen 2 in Ruhe und 1 unter Belastung plötzlich verstarb, ohne daß die Autopsie hierfür eine vernünftige Ursache zeigte. Auf die Statistik von *Moritz* (1946), die zahlreiche junge Soldaten aufweist, die ohne nachweisbaren organpathologischen Befund teilweise auch während körperlicher Belastung verstarben, wurde bereits eingangs verwiesen.

In einem Teil der Todesfälle liegen sicher ursächlich *Zusatzfaktoren* vor, die einen Tod bei gesunden Organsystemen bewirken können und die als physikalische Schädigungen in ähnlichem Sinne gewertet werden müssen wie Verletzungen. Genannt werden in der Literatur Kälte, Hitze, Doping, Hypoxämie als Folge von körperlicher Belastung in großen Höhen. Besonders wird in der Diskussion dabei der Faktor der Überwärmung hervorgehoben. Es muß allerdings gefragt werden, ob nicht die *Überwärmung* ein fast zwangsläufiger, integrierender Faktor des Sports ist. Beim *Doping* sind es insbesondere die Stimulanzien, die die natürlichen Ermüdungsgrenzen außer Kraft setzen, so daß die sogenannten *autonom geschützten Reserven* angegriffen werden. Dies kann zu einer völligen Erschöpfung und einem Versagen des Herzmuskels führen. Der abnehmende Sauerstoffpartialdruck in der *Höhe* kann bei hohen kardialen Belastungen trotz gesundem Koronarsystem eine relative Koronarinsuffizienz bewirken. *Kuramoto* (1967) berichtete über das Auftreten von ST-Senkungen bei Sportlern in der Höhe von Mexiko. *Löllgen* (1973) publizierte den Fall eines Ruderers mit gesundem Koronarsystem, bei dem sich während des Höhentrainings ein Koronarinfarkt ereignete.

Die Frage muß gestellt werden, ob körperliche Belastung auch ausreichend ist, bei gesundem Koronarsystem in normaler Höhe einen Myokardinfarkt auszulösen. Fälle, wie der von *Green* publizierte eines tödlichen, beim Laufen aufgetretenen Infarkts bei unauffälligen Koronararterien, scheinen dies zu belegen. Auf der Suche nach möglichen Ursachen analysierte *Samek* (1982) jugendliche Patienten mit Infarkt ohne nachweisbare koronare Herzkrankheit und fand bei denjenigen, bei denen sich dies während körperlicher Belastung ereignet hatte, Hinweise auf *Veränderungen im Gerinnungspotential*. In einigen Fällen, bei denen die Obduktion keine sichere Todesursache ergab, hätte möglicherweise eine noch sorgfältigere Untersuchung einen entsprechenden Hinweis erbracht. So fand *James* (1967) bei 2 verstorbenen Sportlern erst bei sehr sorgfältiger histopathologischer Überprüfung Veränderungen im Bereich der Sinusknotenarterien, die für den Tod verantwortlich gemacht werden konnten. Von *Morales* (1980) wurde ein *intramural verlaufender Riva* als mögliche Todesursache herausgestellt, der durch starke Kontraktion der Herzkammern unter schwerer Belastung eventuell nicht mehr ausreichend durchblutet wird. In anderen Fällen sind spontan auftretende Rhythmusstörungen anzunehmen, die sich gelegentlich auch bei Sportlern beobachten lassen (siehe Abb. 38) und die möglicherweise, besonders auch in Verbindung mit Elektrolytverschiebungen, Kammerflimmern auslösen können.

Letztlich ist die Frage, ob es auch bei einem Sportler mit gesundem Organsystem zu einem plötzlichen Herzversagen kommen kann oder ob stets eine Ursache vorhanden ist, eher philosophischer Natur. Nach dem Kausalitätsprinzip muß es einen Grund dafür geben, daß das gesunde Herz normalerweise allen Belastungsextremen gewachsen ist, daß es aber andererseits in verschwindend geringen Einzelfällen versagt. Diese Fälle sind so selten, daß nach den Zahlen von *Moritz* (1946) ein zufälliges Zusammentreffen mit der körperlichen Belastung nicht ausgeschlossen werden kann. Andererseits zeigen die obigen Überlegungen zu möglichen pathogenetischen Mechanismen, daß beim tragischen Tod eines jungen Athleten im Einzelfall berechtigterweise immer der Verdacht auf eine Kausalität zurückbleiben muß. Bei der Seltenheit solcher Ereignisse und der großen Zahl der Sportler werden sich solche Zwischenfälle auch durch noch so sorgfältige Voruntersuchungen nicht vermeiden lassen.

Auf der anderen Seite sollte diese *Vorsorgeuntersuchung* im Ausmaß vom Grad der Belastung, besonders sorgfältig also bei Hochleistungssportlern, durchgeführt werden. Der Verdacht auf eine banale kardiale Erkrankung, etwa eine Entzündung im Rahmen einer Tonsillitis, sollte wesentlich ernster genommen werden als bei der übrigen Bevölkerung.

Letztlich muß die eingangs gestellte Frage beantwortet werden, ob durch die trainingsbedingten Veränderungen am Herzen an sich, also durch Hypertrophie und Vagotonie, eine erhöhte kardiale Gefährdung verursacht wird. In diesem Zusammenhang darf auf die Wertung des Sportherzens im Kapitel „Geschichtlicher Überblick und Wertung" verwiesen werden, dem wegen seiner verschiedenen Normabweichungen stets mit besonderem Mißtrauen begegnet wurde. Dieses Mißtrauen wird aus einem ausführlicheren, in diesen Zusammenhang passenden Zitat der bereits erwähnten Arbeit von *Keren* (1981) deutlich: „Der plötzliche Herztod betrifft sowohl die körperliche aktive wie auch die inaktive Bevölkerung, obwohl es so scheint, daß er unter Sportsleuten häufiger auftritt. Dies scheint Folge der Veränderungen zu sein, die das sogenannte Sportherz bilden und die als Folge der körperlichen Belastung auftreten wie Linkshypertrophie, Bradykardie, intraventrikuläre Leitungsstörungen und in einigen Fällen WPW-Syndrome. Die extreme Bradykardie kann eine Verlängerung des QT-Segments im EKG ebenso wie eine elektrische Instabilität mit Arrhythmien bewirken."

Eine solche These entbehrt jeder epidemiologischen Grundlage. Unter den von *Jung* (1982) veröffentlichten Todesfällen im Zusammenhang mit Sport im Land Nordrhein-Westfalen innerhalb von 5 Jahren, befand sich kein einziger Leistungssportler. Die relative Zahl an kardialen Todesfällen dürfte im Leistungssport aufgrund der sorgfältigeren ärztlichen Überwachungskontrolle eher niedriger sein als im Breitensport. Im Abschnitt „Elektrokardiographische Befunde" wurde darauf verwiesen, daß im Gegensatz zu einer häufig vertretenen Meinung nach unseren Befunden, einschließlich der Bandspeicherüberwachung, bei Sportlern Arrhythmien trotz der Vagotonie eher seltener sind als bei Untrainierten.

Die traumatische Herzschädigung

Als letzter Punkt der möglichen Schädigungen des Herzens durch den Sport muß auf das *Herztrauma* eingegangen werden, also die Herzkontusion bzw. den traumatischen Herzinfarkt. Exakte Zahlen über die Häufigkeit eines solchen Ereignisses liegen nicht vor. Todesfälle infolge von Herzverletzungen sind selten, in der Statistik von *Munschek* und in vielen anderen taucht eine Herzverletzung nicht auf. Im Material von *Jung* (1982) wurden innerhalb von Nordrhein-Westfalen in 5 Jahren immerhin 3 Fälle als Folge einer Herzkontusion aufgeführt.

Die kardiale Schädigung als Folge eines Traumas im Sport macht nach der Literatur nur einen verhältnismäßig kleinen Prozentsatz der traumatisch bedingten Fälle von Herzinfarkten aus. Die weitaus meisten der beschriebenen Fälle beziehen sich auf die Konsequenzen von Verkehrsunfällen. Aber auch verhältnismäßig leichte Verletzungen im Sport können zweifelsohne ausreichen, um einen Infarkt auszulösen. Die Tatsache, daß auch junge, vorher offensichtlich gesunde Sportler einen traumatisch bedingten Herzinfarkt erleiden können, ist in der Diskussion um die Frage einer notwendigen *arteriosklerotischen Vorschädigung* bedeutsam. Gelegentlich wurde in dieser Diskussion bezweifelt, daß der traumatische Infarkt ohne eine solche arteriosklerotische Vorschädigung möglich ist. Wir selbst beobachteten den Fall eines Torhüters in einem Fußballverein der Bundesliga, bei dem es nach einem Zusammenprall mit einem gegnerischen Stürmer zu einem Infarkt mit der Entwicklung eines Aneurysmas im Bereich der Herzspitze kam. Die Angiographie zeigte unauffällige Kranzgefäße. Solche und ähnliche in der Literatur beschriebene Fälle widerlegen die Notwendigkeit der Annahme einer solchen Vorerkrankung.

Dabei ist es bei der Frage der *Pathogenese des traumatischen Infarktes* durchaus noch offen, ob dieser primär durch eine vaskuläre oder eine direkte myokardiale Schädigung entsteht oder ob beide Mechanismen möglich sind. Berichte über eine direkte Schädigung der Herzkranzarterien betreffen meist den absteigenden Ast der linken Kranzarterie. Als Schädigungsmechanismen werden Arterienabriß, Intimarisse mit Thrombosen, Gefäßspasmen und subintimale Blutungen, die letzteren besonders auch unter atheromatösen Plaques, angenommen. Zumindest kommt einer vorbestehenden Arteriosklerose eine begünstigende Bedeutung zu. Besonders bei älteren Sportlern kann es hier im Zusammenhang mit der *gutachterlichen Bewertung* als Sportunfall zu Problemen in der Abwägung zwischen Arteriosklerose und Trauma als Ursache kommen. Im Einzelfall muß der zeitliche Zusammenhang berücksichtigt werden (*Zimmermann*, 1978).

Die früher mehr gebräuchlichen Ausdrücke der „Commotio bzw. Contusio cordis“ beziehen sich auf die Annahme einer direkten myokardialen Schädigung. In Anlehnung an die zerebralen Verletzungen ist dabei die Commotio als eine voll reversible Läsion und die Contusio als irreversible, durch Fermenterhöhung und EKG-Veränderung ausgezeichnete Schädigung definiert. Die Diskussion um den Pathomechanismus läßt sich auch durch den Befund unauffälliger Koronararterien in der Angiographie nicht zugunsten einer myokardialen Genese entscheiden, da sich ein koronarer Thrombus zum Zeitpunkt der Untersuchung bereits wieder aufgelöst haben kann.

Hinsichtlich der Entstehung des traumatischen Infarktes im Sport sind meist direkte stumpfe Verletzungen von außen die Ursache, wie sie besonders bei Spielsportarten auftreten. Die Bevorzugung des Fußballsports führt in Deutschland dazu, daß die meisten dieser Verletzungen bei Fußballern, besonders, wie in dem oben beschriebenen Beispiel verdeutlicht, bei Torleuten auftreten. Ähnliche Beispiele wurden auch von anderen Autoren in dieser Sportart beschrieben (*De Feyter*, 1977; *O'Neill*, 1981). Die Angst des Torwartes vor dem Elfmeter ist also auch aus dieser Sicht nicht unberechtigt. Neben dem direkten Trauma ist allerdings auch eine indirekte Druckschädigung des Herzens möglich. So wurden nach *Reindell* (1960) gerade auch bei Ringern Herzschäden beobachtet, die durch allzu kraftvolle Umarmungen und dadurch bedingte intrathorakale Druckerhöhungen entstehen. In diesem Zusammenhang werden auch Infarkte, die bei *Preßdruck*, also beim Heben sehr schwerer Gegenstände, entstehen, als mechanisch bedingt erklärt (*Fox*, 1980). Hierbei muß allerdings offenbleiben, ob nicht die hämodynamischen Besonderheiten, die durch den Valsalva-Mechanismus entstehen und die im einzelnen im Abschnitt „Valsalva-Mechanismus“ beschrieben wurden, für diese Infarkte wichtiger sind als die direkte Einwirkung der intrathorakalen Druckerhöhung.

Aus klinischer Sicht ist anzumerken, daß nach unserer Erfahrung sportbedingte Infarktfälle oft übersehen werden. Bei Kollapszuständen nach stumpfen Thoraxtraumen wird zu selten an die Möglichkeit einer kardialen Schädigung gedacht und ein EKG veranlaßt. Werden in späteren Untersuchungen zufällig entsprechende EKG-Veränderungen aufgedeckt, so werden sie oft nicht mehr ursächlich mit dem seinerzeitigen Trauma in Verbindung gebracht. Bei der Durchsicht der Literatur fällt weiterhin auf, daß traumatische Herzschäden relativ häufig, wie in dem oben beschriebenen Fall, zu einem *Aneurysma* führen können. Im übrigen ist die Klinik dieser Fälle durch das Auftreten aller möglichen Rhythmus- und Leitungsstörungen gekennzeichnet.

Herzpatient und Sport

„Hinsichtlich der Behandlung solcher Beschwerden habe ich wenig oder nichts anzubieten... Ich kannte einen Patienten, der es sich zur Aufgabe machte, täglich eine halbe Stunde Holz zu sägen und der nahezu geheilt wurde.“ (Heberden, 1772)

Die große Häufigkeit der Herz-Kreislauf-Erkrankungen – jeder zweite Deutsche erliegt einer solchen Krankheit – und die große Verbreitung des Sports – etwa die Hälfte aller Deutschen treibt regelmäßig Sport – bringen es zwangsläufig mit sich, daß die Frage gestellt werden muß, inwieweit auch der Herzpatient sportlichen Aktivitäten nachgehen kann. Über diese Fragestellung hinaus hat sich inzwischen weitgehend die Ansicht durchgesetzt, daß körperliche Aktivität für den Herzpatienten unter bestimmten Umständen nicht nur möglich, sondern sogar günstig und Teil der Therapie sein kann. Dies gilt bisher insbesondere für den Patienten mit koronarer Herzkrankheit sowie für den Patienten nach durchgemachtem Herzinfarkt. Während zu diesem Thema entsprechend viele Erfahrungen vorliegen, gibt es bisher praktisch keine Daten über die Möglichkeit auch für andere Herzpatienten, sich regelmäßig sportlich zu belasten, wie beispielsweise Patienten mit Kardiomyopathien, Myokarditiden und Vitien. Die Frage der Bedeutung des Sports im Rahmen der Rehabilitation wird hier zunehmend auch für solche Patienten bedeutsam, bei denen die Krankheitsursache operativ angegangen werden kann, insbesondere bei Patienten nach Klappenoperationen, Aneurysma-Resektionen, bei Schrittmacherträgern etc. Bei solchen Krankheitsbildern kann sich die Frage der körperlichen Belastbarkeit durchaus völlig anders stellen als bei der koronaren Herzkrankheit. Hier können bisher nur theoretisch begründete, nicht praktisch belegte Empfehlungen gegeben werden.

Der gemeinsame Nenner zur körperlichen Aktivität auch für den Herzpatienten deckt sich letztlich mit der Begründung des Sports für den Gesunden. Der Sport stellt ein wichtiges Mittel zur Verbesserung der Lebensqualität dar. Die Frage, ob der Sport gesund sei oder nicht, ist letztlich schon deshalb schwer zu beantworten, weil es sehr schwierig ist, den Begriff *Gesundheit* zu definieren. Gesundheit bedeutet sicher mehr als nur „nicht krank“. Ein so ausgeweiteter Gesundheitsbegriff schließt die Verwirklichung der menschlichen Fähigkeiten auch im Bereich der körperlichen Leistung mit ein. Das Ziel, seine körperliche Leistungsfähigkeit zu verbessern, ist ein legitimes Bestreben des Herzkranken, solange dadurch seine kardiale Situation nicht verschlechtert wird. Die Begründung des Sports für den Herzkranken liegt unter anderem in der Verbesserung seiner *Leistungsfähigkeit* ganz allgemein, insbesondere aber in einem Ausgleich des Leistungsverlustes durch längere Bettlägrigkeit, operative Eingriffe etc. im Rahmen der Rehabilitation.

Unter dem Begriff der Leistungsfähigkeit ist hier sowohl die kardiale wie auch die nichtkardiale Leistungsfähigkeit zu verstehen. Gerade auch die nicht von der Herzleistung bestimmten motorischen Fähigkeiten wie Beweglichkeit, Koordination, Schnelligkeit etc. sollten durch den Sport verbessert werden. Hinsichtlich der kardialen Leistungsfähigkeit entspricht das früher vertretene Prinzip einer weitgehenden Schonung der Übertragung des vorwiegend von technischen Prinzipien bestimmten Denkens in die Behandlung des Herzpatienten. Im technischen Bereich wird die Lebensdauer einer geschädigten Maschine vorwiegend von der erfahrenen Schonung bestimmt. Im biologischen Bereich gelten an-

dere Verhältnisse. Der Muskel, und dies ist auch für den Herzmuskel zutreffend, bedarf einer entsprechenden funktionellen Belastung, um ein Optimum auch von der Struktur her zu erreichen. Somit benötigt auch das erkrankte Herz einen adäquaten Funktionsreiz, der andererseits nicht so weit gehen darf, daß er schädigend wirken kann.
Zur allgemeinen Begründung des Sports mit Herzpatienten soll nicht zuletzt noch auf die erhebliche *psychische Einflußnahme* hingewiesen werden. Bekanntlich ist beim Herzpatienten die Angst um das Herz in ihren Auswirkungen oft schwerwiegender als die kardiale Schädigung selbst. Die Erfahrung einer oft noch erstaunlich großen Leistungsbreite hilft dem Patienten über die Vorstellung hinweg, ein „Herzkrüppel" zu sein.

Körperliches Training als Prävention gegenüber kardialen Erkrankungen

Bevor das eigentliche Thema dieses Abschnitts, Sport mit Herzpatienten, im Detail besprochen werden kann, ist es erforderlich, zumindest kurz auch auf die Möglichkeit einzugehen, der Entstehung solcher kardialen Erkrankungen durch regelmäßige körperliche Aktivität vorzubeugen. Eine vergleichsweise kurze Erörterung dieser Problematik ist schon angesichts der ungeheuer großen Vielfalt der zur Verfügung stehenden Literatur erforderlich, die hier nicht nochmals dargestellt werden kann und soll. Der interessierte Leser darf auf eine neuere Übersicht aus unserer Arbeitsgruppe verwiesen werden (*Hollmann*, 1983).

Die Frage nach dem gesundheitlichen Wert des Sports, die hiermit angesprochen ist, ist schon eher ein philosophisches als ein medizinisches Problem. Ihre Beantwortung wird dabei mehr von der individuellen Einstellung und dem sozio-kulturellen Hintergrund bestimmt als von objektiven Fakten. Während in der öffentlichen Diskussion heute allgemein ein gesundheitlich positiver Wert des Sports axiomatisch vorausgesetzt wird, galt beispielsweise im 19. Jahrhundert ebenso unbestritten die Ansicht, daß leistungssportliche Aktivitäten einen vorzeitigen Verschleiß der Kreislauforgane mit sich bringen müssen, wie dies im einzelnen im Zusammenhang mit dem Sportherzen unter dem Abschnitt „Geschichtlicher Überblick und Wertung" geschildert wurde.
In einer Zeit, in der körperliche Belastung die berufliche Tätigkeit bestimmte und als Ausdruck von Mühe und Plage angesehen wurde, war eine solche Haltung ebenso verständlich wie heute ihr Gegenteil. In unserer Gesellschaft finden sich kaum noch berufliche Tätigkeiten mit körperlicher Beanspruchung – diese wird in die Freizeit verlegt. Die Möglichkeit, sich sportlich zu betätigen, gilt daher als erstrebenswert und vielleicht auch deshalb als gesundheitlich positiv.
Diese allgemeine Diskussion um den gesundheitlichen Wert des Sports konzentriert sich dabei in besonderem Maße auf die Frage der Möglichkeit der *Verhinderung des Herzinfarktes* durch körperliches Training. „Langläufer leben länger" oder „laufe Deinem Herzinfarkt davon" sind gängige Slogans, die einen solchen Trend symbolisieren. Diese Entwicklung wird verständlich angesichts der Zunahme der arteriosklerotischen Herz-Kreislauf-Erkrankungen in der Mortalitätsstatistik der Bundesrepublik und zahlreicher anderer industrialisierter Länder. Die Mortalitätsrate an Herz-Kreislauf-Erkrankungen hat inzwischen die 50-%-Marke überschritten, wobei insbesondere die Zunahme der Sterblichkeit am Herzinfarkt überproportional ansteigt. Jeder 3. Herz-Kreislauf-Todesfall bzw. jeder 6. Todesfall insgesamt ist auf eine koronare Herzkrankheit zu beziehen. Nachdem ganz offensichtlich diese Entwicklung von den Bedingungen unserer Zivilisation bestimmt wird, liegt es nahe, in dem Bewegungsmangel einen wichtigen Teilfaktor für ihre Entstehung anzunehmen.
Obwohl inzwischen zahlreiche Hinweise für die Richtigkeit einer solchen These durch experimentelle und epidemiologische Studien

erbracht werden konnten, muß festgestellt werden, daß ein letztgültiger Beweis für die Annahme, man könne dem Herzinfarkt davonlaufen, noch nicht erbracht werden konnte. Die Schwierigkeit eines solchen Beweises liegt in der Komplexität der Ursache der Arteriosklerose begründet, die letztlich noch nicht bekannt ist. Eine große Zahl von wechselseitig interferierenden einzelnen Risikofaktoren spielt hier offensichtlich eine Rolle, bei der der Stellenwert des Faktors „Bewegungsmangel" bisher noch nicht exakt bestimmbar ist.

Die Schwierigkeit einer solchen Beweisführung zeigt sich besonders bei *epidemiologischen Studien*. In diesen wird häufig zu wenig zwischen den verschiedenen Formen der körperlichen Aktivität (berufliche Tätigkeit, unterschiedliche Formen sportlicher Aktivitäten) unterschieden. Weiterhin liegt bisher keine solche Studie vor, die den Einwand einer möglichen Selektion entkräftet. Selektion oder Protektion, dies ist daher die Frage, die an alle solchen Studien gerichtet werden muß und die es als wahrscheinlich erscheinen läßt, daß die Diskussion um den gesundheitlichen Wert des Sports ein Dauerbrenner bleiben wird. Anders formuliert bedeutet dies die Frage, ob Sportler gesund sind, weil sie Sport treiben, oder ob sie Sport treiben, weil sie gesund sind.

Diese Problematik läßt sich bereits an der ersten, gewissermaßen klassischen epidemiologischen Studie von *Morris* (1953) verdeutlichen. Seine Untersuchung am Personal der Londoner Verkehrsbetriebe ergab, daß die Schaffner eine wesentlich geringere Morbidität an der koronaren Herzkrankheit aufwiesen als die Busfahrer. Die zunächst logische Schlußfolgerung aus dieser Beobachtung, daß die körperliche Aktivität des Schaffners, der täglich unzählige Male die Treppen im Londoner Doppelstockbus hinaufsteigen mußte, vor dem Herzinfarkt schützte, wurde durch spätere Nachuntersuchungen widerlegt. Sie zeigten, daß die Fahrer bereits beim Eintritt in die berufliche Tätigkeit vermehrte Risikofaktoren für eine koronare Herzkrankheit aufwiesen und möglicherweise deshalb die körperlich weniger belastende Beschäftigung bevorzugten.

Ohne die große Zahl entsprechender Untersuchungen hier weiter darstellen zu wollen, kann gesagt werden, daß auch die neuesten Studien dieser Art, die von *Heyden* (1981) zusammengefaßt wurden, einen Ausschluß dieses Selektionsfaktors nicht ermöglichen. Als Beispiel sei die besonders bekannte Hafenarbeiterstudie von *Paffenbarger* (1979) erwähnt. Sie zeigt, daß das Infarktrisiko bei Hafenarbeitern progredient mit dem Kalorienverbrauch pro Woche bei körperlicher Arbeit abnimmt, wobei ein Minimum bei einem zusätzlichen Verbrauch von 2.000 bis 3.000 kcal/Woche durch körperliche Aktivität erreicht wird. Die Frage muß allerdings auch hier offen bleiben, ob Hafenarbeiter nicht eine besonders gesunde Auslese darstellen und ob nicht solche Arbeiter, die kardiale Beschwerden verspüren, aus diesem körperlich sehr anstrengenden Beruf ausscheiden. Hinzu kommt, daß auch epidemiologische Studien vorliegen, die einen solch positiven Einfluß körperlicher Aktivität nicht nachweisen, wie etwa diejenige von *Hickey* (1975) in Irland.

Trotz solcher nach wie vor bestehender Zweifel aus streng wissenschaftlicher Sicht sind die bisher von der Epidemiologie vorgelegten Daten sicher so überzeugend, daß sie es rechtfertigen, körperliches Training als wichtiges Mittel zur Verhinderung des Herzinfarktes zu empfehlen. Dies gilt insbesondere dann, wenn man dieses Training nicht isoliert sieht, sondern als Teil einer insgesamt gesundheitlich vernünftigeren Lebensführung. Großes Aufsehen hat in diesem Zusammenhang daher zu Recht die Entwicklung der Mortalität an der koronaren Herzkrankheit in den Vereinigten Staaten erregt, die im Gegensatz zur geschilderten Tendenz in den europäischen Industrieländern rückläufig erfolgt. Wenngleich hiergegen einzuwenden ist, daß die Relativzahl an Koronartoten in den USA trotzdem heute immer noch höher ist als in Westeuropa, so zeigt diese Tendenz doch, daß durch eine solche gesundheitsbewußtere Lebensführung

eine Umkehr der erschreckenden Zunahme der Herz-Kreislauf-Sterblichkeit erreichbar ist.
Die Ursache dieser positiven Entwicklung in den USA ist sicher nicht vorwiegend, wie dies engagierte Langläufer annehmen mögen, auf eine zunehmende Ausbreitung der Jogger-Welle zurückzuführen, sondern komplexer Natur. Zusätzliche wichtige Teilfaktoren dürften in der Umstellung der Ernährungsgewohnheiten des Durchschnittsamerikaners, im Rückgang am Verbrauch an tierischen Fetten und Kohlenhydraten (siehe *Heyden*, 1981), in dem Rückgang des Pro-Kopf-Verbrauchs an Zigaretten und in einer besseren Compliance des Amerikaners im Rahmen der medikamentösen Behandlung, beispielsweise des Hochdrucks, zu sehen sein. Möglicherweise kann die Ursache eines hieraus zu postulierenden *größeren Gesundheitsbewußtseins* des Amerikaners in den schlechteren Verhältnissen der Sozialversicherung gesehen werden. Das perfekte Versicherungssystem in der Bundesrepublik bringt es mit sich, daß der Einzelne seiner Gesundheit gegenüber ein sehr nachlässiges Verhalten zeigt. Der Durchschnittsbürger denkt hierzulande über Krankheits- und Gesundheitsvorsorge nur unzureichend nach, da er glaubt, mit dem obligatorischen Krankenkassenbeitrag das Erforderliche getan zu haben. Kommt es dann zu den ersten Beschwerden im Sinne einer koronaren Herzkrankheit oder gar zum Herzinfarkt, so trifft ihn die Erkenntnis, daß hiergegen das entsprechende und erwartete Medikament noch nicht verfügbar sei, völlig unerwartet.
Der Wert des körperlichen Trainings zur Vorbeugung gegenüber der Epidemie des Herzinfarktes kann somit, vielleicht neben möglichen direkten Wirkungen, vorwiegend mit den indirekten Effekten der Induktion einer aktiveren Haltung breiterer Bevölkerungskreise gegenüber ihrer eigenen Gesundheit gesehen werden. Es ist davon auszugehen, daß derjenige, der die Disziplin aufbringt, regelmäßig zu laufen, Fahrrad zu fahren oder zu schwimmen, auch sonst seiner Gesundheit aktiver gegenübersteht, sein Gewicht normalisiert, den Nikotinverbrauch einschränkt etc.
Neben den epidemiologischen Daten und allgemeinen Überlegungen zum Wert der körperlichen Aktivität hat die sportmedizinische Forschung der letzten Jahrzehnte eine Reihe interessanter *experimenteller Daten* vorgelegt, die ein vernünftiges Maß an sportlicher Tätigkeit sinnvoll erscheinen lassen. Auch wenn es bisher offen bleiben muß, ob dem Sport ein direkter präventiver Effekt gegenüber dem Herzinfarkt zukommt, so ist anzunehmen, daß die verstärkte Leistungsbreite des Kreislaufs, insbesondere als Folge eines Ausdauertrainings, die Reserven erhöht und dementsprechend eine eingetretene Erkrankung besser überstehen läßt. Die sogenannte HIP (heart insurance plan)-Studie ergab, daß der körperlich Aktive unter den Versicherten zwar auch Herzinfarkte durchmacht, daß aber die Rate an plötzlichen Todesfällen und an Myokardinfarkten mit tödlichem Ausgang im Vergleich zu körperlich Inaktiven signifikant reduziert war (*Shapiro*, 1965). Körperliches Training hat darüber hinaus einen Effekt auf andere Risikofaktoren, insbesondere durch den erhöhten Kalorienverbrauch auf den Faktor Übergewicht, auf den Diabetes mellitus sowie auf die Hypertonie.
Als besonders interessanter Ansatz hat sich in letzter Zeit die Beeinflussung des *Fettstoffwechsels* herausgestellt. Während lange Zeit die Diskussion darum geführt wurde, ob der Cholesterinspiegel durch Training gesenkt werden könnte, hat sich inzwischen herausgestellt, daß insbesondere das *HDL-Cholesterin* erhöht wird, also der Anteil am Gesamtcholesterin, dem eine Schutzwirkung gegenüber der Arteriosklerose zugebilligt wird. Als weiterer wichtiger experimenteller Befund ist die *Steigerung der Fibrinolyse* unter körperlicher Belastung hervorzuheben, die in zahlreichen Untersuchungen nachgewiesen wurde. Geht man davon aus, daß der Thrombusbildung bei der Entstehung des Herzinfarktes eine wichtige Bedeutung zukommt, so kann dieser Befund aus präventiver Sicht heraus wesentlich sein (Literaturnachweise siehe bei *Hollmann*, 1983).

Zusammenfassend zur Frage, ob man dem Herzinfarkt davonlaufen könne, kann gesagt werden, daß bis zu einem gewissen Grade wichtige Gründe hierfür sprechen. Auf der anderen Seite ist auch die These, daß Langläufer länger leben, bisher keineswegs bewiesen. Langlebigkeit scheint mehr eine Frage der genetischen Veranlagung als der körperlichen Aktivität zu sein. Möglicherweise sind die Effekte eines körperlichen Trainings auch nur indirekter Natur, sie könnten beispielsweise auch durch eine sonst vernünftige Lebensführung und insbesondere Diät erreicht werden. Von daher besteht bisher keineswegs die Notwendigkeit, den Sport zum obligatorischen und dogmatisch vertretenen Bestandteil einer gesundheitsbewußten Lebensführung auch für den ausgesprochenen *Antisportler* unter den Patienten zu erklären. Solche Menschen mögen sich mit dem Ausspruch von *Churchill* trösten, der bekanntlich auf die Frage, warum er so alt geworden sei, gesagt haben soll: "No sports, only whisky".

Demjenigen Herzgesunden, der durch Sport dem Herzinfarkt vorbeugen will, sollte allerdings der Arzt nicht nur allgemein Sport empfehlen, er sollte ihm auch einige konkrete Hinweise geben, von denen die wichtigsten hier zusammengefaßt werden:

Die *Durchführung des Sports* aus gesundheitlicher Sicht setzt zunächst voraus, daß hierdurch keine gesundheitlichen Schäden auftreten. Dies bedeutet, daß eine entsprechende *sportmedizinische Vorsorgeuntersuchung* vorausgehen sollte. Diese ist um so wichtiger, je größer die Möglichkeit von bereits vorbestehenden Gesundheitsstörungen ist. Aus diesem Grund sollte insbesondere beim älteren Menschen, also vor allem beim Mann ab 40 Jahren aufwärts, vor der Aufnahme eines sportlichen Trainings und im Verlauf in regelmäßigen Abständen eine Untersuchung, einschließlich eines Belastungs-EKGs, erfolgen. Wie im Abschnitt „Die nichttraumatische Herzschädigung" ausgeführt, ist die häufigste Ursache des plötzlichen Todes beim Sport die koronare Herzkrankheit, die bei Untersuchungen in Ruhe oft nicht erkannt wird.

Bestehen keine gesundheitlichen Bedenken gegen die Aufnahme des Trainings, so stellt sich die Frage nach der *optimalen Form, Intensität* und *Dauer der Belastung*. Hinsichtlich der für das Herz-Kreislauf-System optimalen körperlichen Belastung bestehen häufig erhebliche Mißverständnisse. Wie im Abschnitt „Die Sportherzfunktion" dargestellt, ist ein Trainingseffekt auf das Herz-Kreislauf-System lediglich von *Ausdauerbelastungen* zu erwarten. Diese müssen hinsichtlich Dauer und Intensität sowie Wiederholungsfrequenz ein Minimum erreichen, um reizwirksam zu werden.

Das erforderliche *Intensitätsminimum* wird durch die sogenannte *Trainingsfrequenz* von 180 minus Lebensalter angegeben. Dies bedeutet, daß der 50jährige unter körperlicher Belastung mindestens eine Frequenz von 130/min erreichen sollte, um einen Trainingseffekt zu erzielen. *Spazierengehen* oder *Gartenarbeit* sind daher Belastungsformen, die häufig zu Unrecht als kreislaufwirksam angesehen werden. Hinsichtlich der erforderlichen *Minimalzeit* haben Untersuchungen im Kölner Institut für Kreislaufforschung und Sportmedizin ergeben, daß ein Reiz für mindestens 5, besser 10 Minuten durchgehalten werden sollte, um kreislaufwirksam zu werden (*Hollmann*, 1983).

Die neueren Aspekte der Stoffwechseleffekte eines körperlichen Trainings haben allerdings gezeigt, daß diese minimale Belastungszeit noch verlängert werden muß, wenn der volle Nutzen eines körperlichen Trainings ausgeschöpft werden soll. Aus den Ergebnissen der Studie von *Paffenbarger* läßt sich das Erreichen eines Optimums an Prävention durch Sport ableiten, wenn täglich 300 bis 400 kcal durch körperliche Aktivität verbraucht werden. Dies würde beispielsweise einem täglichen Waldlauf von 30 bis 40 Minuten entsprechen, falls keine sonstigen körperlichen Aktivitäten vorhanden sind.

Auf der anderen Seite zeigt diese Studie auch, daß eine weitere Steigerung der körperlichen Aktivität keine weitere Verbesserung des präventiven Effektes mit sich bringt. Die gele-

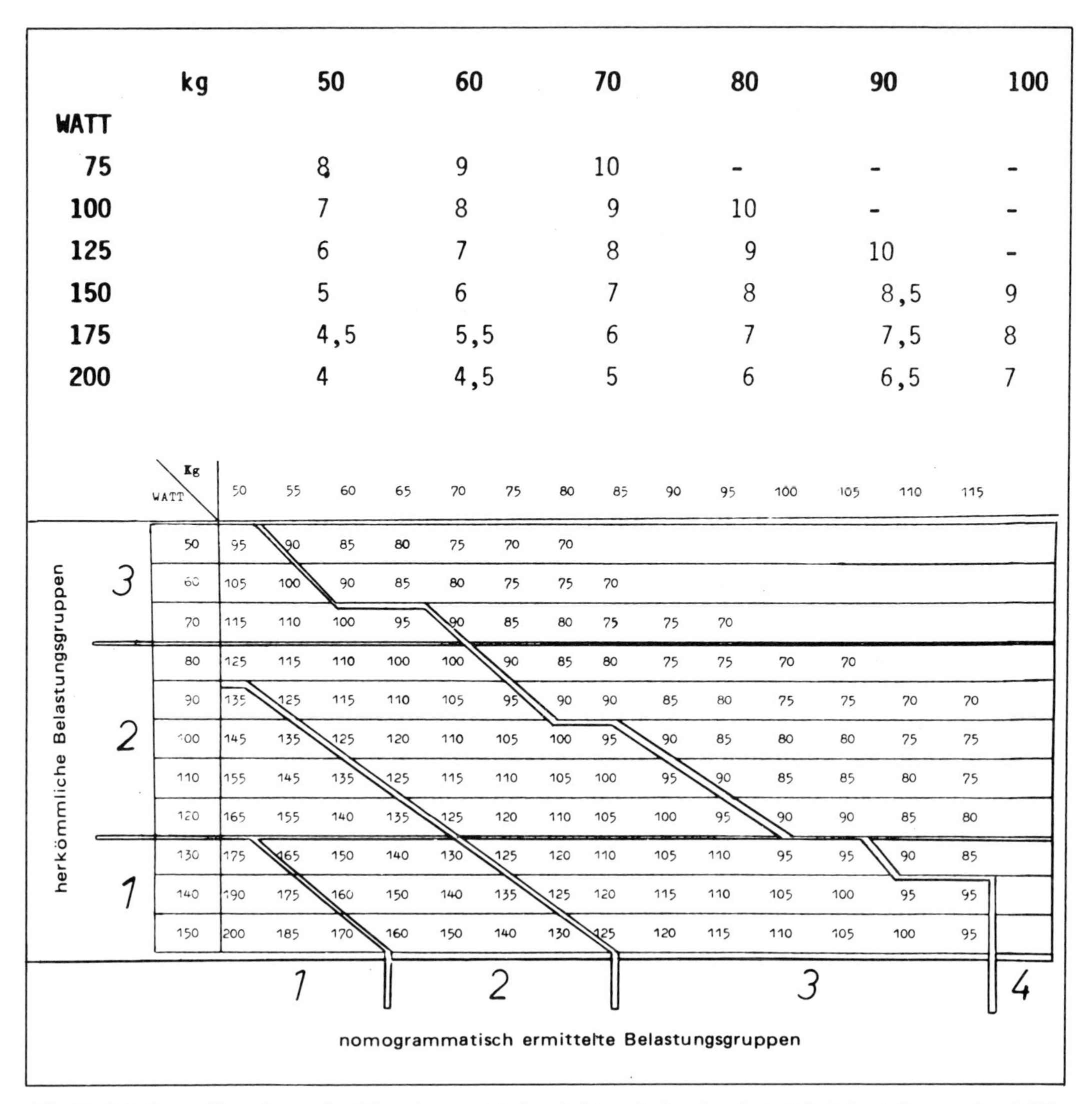

WATT \ kg	50	60	70	80	90	100
75	8	9	10	-	-	-
100	7	8	9	10	-	-
125	6	7	8	9	10	-
150	5	6	7	8	8,5	9
175	4,5	5,5	6	7	7,5	8
200	4	4,5	5	6	6,5	7

WATT \ Kg	50	55	60	65	70	75	80	85	90	95	100	105	110	115
50	95	90	85	80	75	70	70							
60	105	100	90	85	80	75	75	70						
70	115	110	100	95	90	85	80	75	75	70				
80	125	115	110	100	100	90	85	80	75	75	70	70		
90	135	125	115	110	105	95	90	90	85	80	75	75	70	70
100	145	135	125	120	110	105	100	95	90	85	80	80	75	75
110	155	145	135	125	115	110	105	100	95	90	85	85	80	75
120	165	155	140	135	125	120	110	105	100	95	90	90	85	80
130	175	165	150	140	130	125	120	110	105	110	95	95	90	85
140	190	175	160	150	140	135	125	120	115	110	105	100	95	95
150	200	185	170	160	150	140	130	125	120	115	110	105	100	95

Abb. 42 Tabelle zur Umrechnung der fahrradergometrischen Leistung in Laufgeschwindigkeit (nach *Lagerstrøm*, 1975). Der obere Teil der Abbildung gibt die Laufgeschwindigkeit in der jeweiligen für 1000 m erforderlichen Zeit an, dieser Teil der Tabelle ist besonders für den Breitensportler geeignet. Ein Proband, der beispielsweise 150 Watt bei der idealen Trainingspulsfrequenz von 180 minus Lebensalter erreicht, kann mit dieser Leistung eine Laufzeit von etwa 6 min über 1000 m einhalten, wenn er 60 kg wiegt. Bei 70 kg Gewicht bedeutet die gleiche Leistung durch die größere zu bewegende Masse eine langsamere Laufzeit von 7 min/1000 m. Im unteren Teil der Abbildung ist die gleiche Tabelle wiedergegeben, wobei die Laufgeschwindigkeit in m/min angegeben ist. Dieser Teil eignet sich besonders zur Anwendung im Rahmen der kardialen Rehabilitation.

gentliche Vorstellung, daß derjenige, der am meisten läuft, den größten Vorsprung vor dem Herzinfarkt erreicht, trifft sicher nicht zu. Ein Lauftraining von 100 bis 200 km pro Woche verbessert zwar die Leistungsfähigkeit, nicht unbedingt aber die Lebenserwartung. Im Gegensatz zur Ansicht mancher Langlaufideologen gilt auch für die körperliche Aktivität, daß hier ein vernünftiges Mittelmaß angestrebt werden sollte.

Die Tabelle in Abbildung 42 erlaubt es, konkrete Empfehlungen zur jeweiligen Laufgeschwindigkeit abzuleiten. Erreicht ein 50jähriger die Trainingspulsfrequenz beispielsweise bei 150 Watt, so bedeutet dies eine Laufstrecke von 150 m/min bzw. eine Laufzeit von ca. $6^1/_2$ min je 1000 m, vorausgesetzt, das Körpergewicht beträgt 70 kg. Bei größerem Körpergewicht, d. h. bei einem größeren Energiebedarf für die gleiche Laufgeschwindigkeit, muß die Laufzeit entsprechend verlängert werden. Um Mißverständnissen vorzubeugen, sollte weiterhin erwähnt werden, daß die Trainingspulsfrequenz von 180 minus Lebensalter lediglich einen unteren Richtwert für den Untrainierten darstellt. Insbesondere der Trainierte kann und muß sich aufgrund seiner größeren metabolischen Anpassung mit einem höheren Prozentsatz seiner maximalen Leistungsfähigkeit belasten, um weitere Leistungsfortschritte zu erzielen. So halten Spitzensportler über 1 bis 2 Stunden hinweg Belastungen bei Pulsfrequenzen von 180 bis 200/min durch. Hinsichtlich der erforderlichen *Wiederholung des Belastungsreizes* ist anzumerken, daß ein biologischer Reiz um so wirksamer wird, je häufiger er erfolgt. 10 Minuten Laufen am Tag sind reizwirksamer als ein 70-Minuten-Lauf am Wochenende. Aus trainingsphysiologischen Untersuchungen heraus sollte die minimale Wiederholungsfrequenz 3mal pro Woche betragen.

Funktionelle Herz-Kreislauf-Erkrankungen

Hyperkinetisches Herzsyndrom, Dyskardie, Hypotonie

Die funktionellen Störungen des Herz-Kreislauf-Systems stellen in der Praxis die häufigsten kardiologischen Diagnosen dar. Gerade hier ist eine medikamentöse Therapie oft viel weniger sinnvoll als der gezielte Einsatz psychologischer und physikalischer Behandlungsverfahren, unter denen besonders auch der körperlichen Aktivität ein hoher Stellenwert zukommt. Bei den Diagnosen sind hier Funktionsstörungen zu nennen, die je nach dem Schwerpunkt einer mehr psychischen oder rein funktionellen Beeinträchtigung mit unterschiedlichen Begriffen wie hyperkinetisches Herzsyndrom, Dyskardie, Kardiophobie etc. benannt werden. Gerade bei solchen Patienten, die sich häufig aus unberechtigter Angst vor einem Herzinfarkt selbst immobilisieren, ist die Erfahrung der unbeschadet überstandenen körperlichen Leistung wertvoll. Bei vorwiegend psychogen verursachten Herzsyndromen sollte vor allem der Sport in der Gruppe empfohlen werden, Gymnastik und Spielformen, die durch den Spannungsreiz des Spiels die kardiologische Symptomatik „überspielen" lassen.

Das *hyperkinetische Herzsyndrom* ist durch einen überhöhten sympathischen Antrieb gekennzeichnet. Hier stellt logischerweise die Therapie der Wahl das Ausdauertraining dar, das zu einer Betonung des Vagotonus bzw. zu einer Reduktion des sympathischen Tonus führt. In der Praxis stellt sich hier allerdings häufig das Problem, daß dem Patienten die Durchführung des empfohlenen Langlaufs durch die bereits bei geringen Belastungen auftretenden Tachykardien unmöglich gemacht wird. Hier sollte vorübergehend unter der schützenden Einwirkung eines *Betarezeptorenblockers* trainiert werden, der solche überschießenden Reaktionen abbremst. Auf diese pharmakologische Hilfe kann dann später verzichtet werden, wenn die Wirkung des Trainings zu „greifen" beginnt.
Funktionelle Herz-Kreislauf-Störungen, bei denen häufiger der psychologische Hintergrund als die Funktionsstörung an sich bedeutsam ist, stellen weiterhin die hypotonen Beschwerdebilder dar. Zwischen der *Hypotonie* und den ihr zugeordneten Beschwerden besteht oft nur ein sehr lockerer Zusammenhang. Durch die Gabe von Medikamenten werden hier die Patienten teils unnötig auf ihr „Krankheitsbild" fixiert, andererseits ist es

sicher günstiger, die Kreislaufregulation durch gezielte Beanspruchung zu verbessern als sie durch Medikamentengabe zu entlasten und damit weiterhin zu verschlechtern.
Gerade am Beispiel des hypotonen Beschwerdebildes bzw. des *orthostatischen Syndroms* läßt sich gut verdeutlichen, daß die Kenntnis der unterschiedlichen Kreislaufreaktionsweisen bei verschiedenartigen Belastungsformen einen differenzierten therapeutischen Einsatz zuläßt. Die große Bedeutung der Ausdauersportarten hat leider dazu geführt, daß nur dem Ausdauertraining eine Kreislaufwirksamkeit zugebilligt wird. Dies gilt sicherlich hinsichtlich der Steigerung der Leistungsbreite des Herz-Kreislauf-Systems, nicht aber hinsichtlich der Regulationsfähigkeit. Es wäre sicher unsinnig, den Hypertoniker wie den Hypotoniker gleichermaßen mit Ausdauertraining zu behandeln, wie dies in der Praxis häufig geschieht. Ein solches Ausdauertraining muß zumindest theoretisch beim Hypotoniker zu einer weiteren Verschlechterung der Situation führen.

Bei ihm sind *Belastungsformen* angezeigt, die den Druck steigern und somit die Regulationsfähigkeit verbessern. Als solche sind anzuführen: kraftbetonte Sportarten wie *kraftbetonte Gymnastik*, *Sportspiele*, die über den Spannungsreiz den Druck ansteigen lassen, und schließlich Belastungsformen, die mit Kältereizen verbunden sind, wie insbesondere *Schwimmen*. Beim Schwimmen sollte man von einem ausgesprochenen Ausdauerschwimmen abraten und mehr Kurzstrecken, verbunden mit Sprungübungen empfehlen, bei denen der Kältereiz häufig zum Tragen kommt. Selbstverständlich ist im Zusammenhang mit dem Schwimmen auch der Hitze- und Kältereiz der *Sauna* positiv hervorzuheben. Als zumindest kreislaufphysiologisch positiv zu nennen sind hier auch Sportarten, die sonst als gesundheitlich wenig günstig angesehen werden wie *Body-Building*, *alpines Skifahren* oder *Reiten*. Bei den letzteren muß allerdings der mögliche positive Effekt gegen die Verletzungsgefahr abgewogen werden.

Hypertonie

An dieser Stelle sollte zumindest kurz auch die Hypertonie angesprochen werden, die in ihrer essentiellen Form zu Beginn des Krankheitsverlaufs als funktionelle Störung angesehen werden kann. Zu den allgemein therapeutischen Maßnahmen, die dem Hypertoniker empfohlen werden, gehört seit jeher neben der Diät, der Vermeidung von Streß und der allgemein ruhigeren und regelmäßigeren Lebensführung auch die Durchführung eines körperlichen Trainings. Die Wertigkeit, die einem solchen Training beigemessen wird, ist allerdings sehr unterschiedlich. Von einigen Autoren wird es als direkte „kausale" Therapie des Hochdrucks zumindest in seinen Frühformen angesehen (siehe beispielsweise *Mellerowicz*, 1974), ausgehend von der Vorstellung, daß zu Beginn der Entstehung der Hochdruckkrankheit ein überhöhter sympathischer Tonus ursächlich ist, der durch körperliches Training direkt beeinflußt wird. Vor einer allzu überschwenglichen Betrachtung der Trainingswirkung sollte in diesem Zusammenhang jedoch gewarnt werden, da nach wie vor die Hypertonie als essentielles Krankheitsbild mit unbekannter Ursache gelten muß, für das auch Training nicht als kausal wirksame Behandlungsmaßnahme angesehen werden kann.
Der Effekt eines Trainings auf den Hochdruck wird in der Literatur daher auch sehr unterschiedlich gesehen. Von einzelnen Autoren werden positive Resultate berichtet (z. B. *Choquette*, 1973; *Schwalb*, 1974, u. a.). Andererseits ist zu vermerken, daß in den meisten vorliegenden Studien bisher das körperliche Training nur im Zusammenhang mit anderen therapeutischen Maßnahmen wie Diätumstellungen, Kuraufenthalte, medikamentöse Behandlung überprüft wurde, so daß eine exakte Aussage kaum möglich ist. In eigenen Untersuchungen fanden wir bei labilen juvenilen Hypertonikern nur eine nicht signifikante Drucksenkung, bei älteren Hypertonikern keinen wesentlichen Einfluß (*Rost*, 1976). Es sei darauf verwiesen, daß trotz der weitver-

breiteten Ansicht einer Senkung des Belastungsblutdrucks durch Training, gut trainierte Sportler und Untrainierte für gleiche Belastungsintensitäten stets gleiche Druckwerte aufweisen (*Reindell*, 1960; *Hollmann*, 1976). Auf der anderen Seite sehen wir bei den gerade auf Ausdauer trainierten Sportlern häufig erniedrigte Ruhedruckwerte. Die Frage muß hier gestellt werden, ob dies als direkte Trainingsfolge interpretiert werden kann oder nur mittelbar mit diesem durch die Reduktion des Körpergewichts zusammenhängt. Aus diesen Überlegungen kann die Schlußfolgerung gezogen werden, daß das Training als wichtiges Adjuvans in der Hochdruckbehandlung angesehen werden kann, selbst dann, wenn ein direkter drucksenkender Effekt bisher noch nicht als bewiesen angenommen werden darf. Als *Wirkungsmechanismen* eines solchen Trainings könnten die Gewichtsreduktion, die Verminderung des sympathischen Antriebs sowie der Verlust an Kochsalz durch den Schweiß betrachtet werden.

Hinzu kommen die allgemeinen, einleitend erwähnten Gründe, die besonders beim Hypertoniker in einer Verbesserung der *Compliance* gesehen werden können. Bekanntlich erfolgt bei kaum einer anderen kardiologischen Patientengruppe die Medikamenteneinnahme so unregelmäßig wie bei dem über lange Zeit beschwerdefreien Hochdruckkranken. Gerade bei ihm ist zu hoffen, daß er durch die regelmäßige körperliche Aktivität auch zu einer sonst allgemein aktiveren Haltung seiner Gesundheit gegenüber veranlaßt wird.

Diese Überlegungen zeigen aber auch, daß das körperliche Training die *medikamentöse Behandlung* nicht ersetzen kann. Das Mißverständnis, daß der langlaufende Hypertoniker keine Antihypertensiva mehr einzunehmen brauche, wird in der Praxis leider nicht selten angetroffen. In diesem Zusammenhang stellt sich gleichfalls häufig in der Praxis die Frage, ob der Hypertoniker unter medikamentöser Behandlung weiter Sport treiben könne und welche Medikamente gegebenenfalls zu bevorzugen seien. Auf diese Frage wird allgemein im Abschnitt „Körperliche Belastung und kardiale Medikation" eingegangen. Wegen der praktischen Bedeutung dieser Frage speziell für den sporttreibenden Hypertoniker sollen die wichtigsten Gesichtspunkte hierzu kurz zusammengefaßt werden. Die Möglichkeit, Sport unter medikamentöser Behandlung zu betreiben, hängt im Einzelfall von der Schwere der Hochdruckkrankheit, von der Art der gewählten Medikation und von der Intensität des Sportes ab. Beim *Leistungssportler mit einer Hypertonie* muß die Beantwortung der Frage besonders differenziert nach der Sportart entschieden werden. *Ausdauersportarten* wirken sich positiv auf die Hypertonie aus. Eine mäßige, medikamentös nicht behandlungsbedürftige Hypertonie ist von daher keine Kontraindikation gegen hochleistungsmäßig betriebenen Ausdauersport. Sportarten, die zu ausgeprägten Drucksteigerungen führen wie *Gewichtheben*, aber auch *Rudern*, sind eher kontraindiziert. Ohne daß dies statistisch belegbar ist, gewinnt man bei Untersuchungen von Spitzensportlern nicht selten den Eindruck, daß in solchen Sportarten Hypertoniker überzufällig häufig zu finden sind, möglicherweise wird die Manifestation einer Hypertonie durch kraftbetonte Sportarten begünstigt. Ähnliches gilt auch für *Spielsportarten* mit hoher psychischer Streßbelastung (z. B. Handball) oder bei Schwimmern. Werden bei sportmedizinischen Untersuchungen in Kraftsportarten Hypertoniker entdeckt, so sollte man ihnen hiervon abraten und ausdauerbetonte Aktivitäten empfehlen. Allerdings wird die Empfehlung an einen Kraftsportler oder Ruderer, jetzt vorwiegend Langlauf oder Radfahren zu betreiben, in der Praxis kaum realisierbar sein. Man sollte ihm aber dann zumindest empfehlen, sein körperliches Training durch eine zusätzliche Ausdauerkomponente zu ergänzen.

Wird eine medikamentöse Behandlung erforderlich, so sollte man konsequenterweise Hochleistungssport verbieten. Der Leistungssport stellt heute eine so hohe Belastung dar, daß die Mindestvoraussetzung absolute Gesundheit ist, die in einem solchen Falle nicht

mehr gegeben ist. Hiervon können nur wenige Ausnahmen gemacht werden in Sportarten, die nicht mit größeren körperlichen Belastungen einhergehen (beispielsweise bei Schützen, Dressurreitern etc.). Ein solches Verbot leistungssportlicher Aktivitäten gilt auch für den medikamentenpflichtigen Ausdauersportler. Sämtliche verfügbaren Therapeutika greifen hier negativ in die Hämodynamik oder den Stoffwechsel ein.
In Fällen schwerer Hypertonie verbietet sich Leistungssport selbstverständlich. Die Problemfälle stellen hier eher die mittelschweren Fälle dar. Hier kommen als Therapeutika z. Zt. insbesondere die *Betarezeptorenblocker* und die *Diuretika* in Frage. Inwieweit in Zukunft auch den *Kalziumantagonisten* ein besonderer Stellenwert beigemessen werden kann, ist im Augenblick noch nicht abzusehen. Die Nebenwirkungen der Betarezeptorenblocker werden im einzelnen im Abschnitt „Körperliche Belastung und kardiale Medikation" ausführlich dargestellt. Für den ausdauertrainierten Hypertoniker ist insbesondere die Verminderung der Herzfrequenz mit der Notwendigkeit, ständig über ein erhöhtes Schlagvolumen zu arbeiten, negativ. Es besteht die Gefahr, daß es zu einer Vergrößerung des Herzens über das normale Maß der physiologischen Sportherzanpassung hinaus kommt. Besonders negativ sind weiterhin die metabolischen Nebenwirkungen, die Restriktion in der Fettverwertung und die Gefahr der Hypoglykämie. Hinsichtlich der Diuretika liegen bisher noch keine gesicherten Erfahrungen vor. Es ist jedoch auch hier davon auszugehen, daß der Verlust der für die Muskelkontraktion notwendigen Elektrolyte negative Konsequenzen haben kann. Darüber hinaus besteht die Gefahr, daß die Rhythmusgefährdung unter Extrembelastungen durch Kaliumverluste ansteigt.
Anders stellt sich die Frage beim *Breitensportler*. Hier sollte, falls dies vertretbar ist, neben der medikamentösen Behandlung körperliche Aktivität empfohlen werden. Der vagotonisierende Effekt des Trainings und die Wirkung des Betablockers sowie der Kochsalzverlust durch Schweiß oder Diuretika können hier als synergistische Mechanismen angesehen werden. Zu einem solchen Training sollte allerdings erst dann geraten werden, wenn die Hypertonie medikamentös hinreichend eingestellt ist. Patienten mit Druckwerten über 180 mmHg systolisch bzw. 120 mmHg diastolisch sollten nicht auf den Sportplatz geschickt werden.
Hierbei ist nicht nur die Blutdruckeinstellung in Ruhe, sondern auch unter Belastungsbedingungen zu berücksichtigen. Der *Belastungsdruck* kann bei verhältnismäßig unauffälligem Ruhedruck häufig erheblich überschießen. Aus der Sicht eines körperlichen Trainings sollte daher der Erfolg einer medikamentösen Therapie unter ergometrischen Bedingungen überprüft werden. Hierauf wurde insbesondere von *Franz* (1979) verwiesen. Dies gilt auch für die Auswahl des geeigneten Antihypertonikums. Von *Franz* wurde in diesem Zusammenhang gefunden, daß die Drucksenkung gerade unter Belastungsbedingungen durch Diuretika weniger günstig ist als durch Betarezeptorenblocker.
Hinsichtlich der auszuwählenden Sportart sollte selbstverständlich dem Hochdruckpatienten in besonderem Maße die kontrollierte Ausdauerbelastung empfohlen werden. Bezüglich der gerade bei ihm wichtigen Veränderung der Pulsfrequenz als Steuerungsgröße durch eingenommene Medikamente kann auf den Abschnitt „Körperliche Belastung und kardiale Medikation" verwiesen werden.

Koronare Herzkrankheit

Der Patient nach Herzinfarkt

Organisatorische Entwicklung

Der Wandel in der Wertung der körperlichen Aktivität bei Herzpatienten wird in besonderem Maße im Rahmen der Behandlung der koronaren Herzkrankheit deutlich. Während mit Beginn der großen „Infarktwelle" nach dem Kriege in Deutschland die Standardbehandlung weitgehend körperliche Schonung als Basisprinzip beinhaltete, hat sich heute der Gedanke einer vernünftig dosierten und kontrollierten Belastung in großen Bereichen durchgesetzt. An die Stelle der früher obligatorischen, mindestens 6wöchigen Bettruhe ist heute eine wenngleich sehr unterschiedlich durchgeführte *Frühmobilisation* getreten. Im günstigen Fall wird der Patient anschließend unter stationären Bedingungen in einem klinischen Rehabilitationszentrum einem Anschluß-Heilverfahren unterzogen *(Frührehabilitation)*. Dort gehört die Wiedergewöhnung an körperliche Belastungen zu den grundlegenden Behandlungsmaßnahmen. Immer mehr Patienten wird es ermöglicht, sich anschließend in einer ärztlich überwachten, *ambulanten Koronargruppe* weiterhin regelmäßig zu belasten.

Diese „*Rehabilitationskette*" wurde erstmals in größerem Stil mit Beginn der 70er Jahre im Rahmen des Hamburger Modells durchgeführt (*Ilker*, 1973; *Donat*, 1974). Das Modell griff die Erfahrungen auf, die in den ersten Gruppen seit Mitte der 60er Jahre gesammelt wurden. Die ersten *ambulanten Koronargruppen* in der Bundesrepublik entstanden um das Jahr 1965 in Schorndorf bzw. in München. Aufgrund des Impulses durch das *Hamburger Modell*, in dem erstmals konsequent die Möglichkeiten eines großen Sportvereins auch zur Betreuung von Koronarpatienten genutzt wurden, stieg die Zahl der ambulanten Koronargruppen bis 1978 auf 80 an, und 6 Jahre später, z. Zt. der Abfassung des Manuskripts zu dieser Monographie, hatte sich die Zahl der Koronargruppen bereits auf 860 erhöht. Diese sprunghafte und in ihrem Endpunkt noch nicht abzusehende Entwicklung der ambulanten Koronargruppen zeigt ihre große Akzeptanz durch den Patienten.

Es sollte an dieser Stelle hervorgehoben werden, daß es sich hierbei um eine Entwicklung handelt, die in besonderem Maße von dem Patienten selbst ausgeht und mit der sich die klinische Kardiologie auch heute noch nicht hinreichend auseinandergesetzt hat. Die erwähnte erste Koronargruppe in Schorndorf wurde von einem niedergelassenen Arzt im Rahmen des von ihm betreuten Behindertensportvereins gegründet (*Hartmann*, 1974). Im Zusammenhang mit dieser vorwiegend von der „Basis" der Koronarpatienten ausgehenden Entwicklung wurde zu Recht von einer „Abstimmung mit den Füßen" gesprochen.

Vorteile

Die überwältigende Annahme dieser Entwicklung durch den Patienten stellt auf der anderen Seite keinen Beleg für ihre Nützlichkeit dar. Angesichts des potentiellen Risikos, das der Patient durch körperliche Belastung eingeht, und das im einzelnen im Abschnitt „Die nichttraumatische Herzschädigung" geschildert wurde, wird es verständlich, daß diese Entwicklung bei manchen Kardiologen nicht immer nur begeisterte Zustimmung auslöst. Dies gilt insbesondere dann, wenn die körperliche Belastung bis zu leistungssportlichen Aktivitäten hin übertrieben wird. Empfehlungen bis zum Versprechen einer Wiedergesundung durch *Marathonlauf* finden sich leider nicht nur in Laiendarstellungen (Abb. 43), sie basieren letztlich sogar auf wissenschaftlichem Schrifttum. So findet sich in der angloamerikanischen Literatur eine Reihe kontrollierter Studien über Marathonlauf mit Infarktpatienten (*Bassler*, 1972; *Dressendorfer*, 1979; *Kavanagh*, 1974).

Solche Untersuchungen beweisen, wie leistungsfähig gelegentlich auch Patienten nach Infarkt sein können. Sie ergeben damit ein Indiz dafür, daß die frühere extreme Immobilisierung keineswegs immer erforderlich war. Letztlich haben sie aber nur zirzensischen Wert. Bisher liegt kein Beweis für das häufig an solche Überaktivitäten geknüpfte Argument vor, erst durch ein höher dosiertes Training lasse sich ein therapeutischer Effekt gegenüber der Arteriosklerose erbringen. Die potentielle Gefährdung solch hoher Risikogruppen wie die der Postinfarktpatienten läßt

Siegburger Soldat kurierte sich mit Training

Nach dem Herzinfarkt zum Marathonlauf

Auf der langen Strecke wieder gesund geworden

Von unserem Redakteur Norbert Müller

Siegburg (sm) — G R (53), Siegburger Bürger und Oberstleutnant der Bundeswehr, erlitt im Jahre 1966 einen Herzinfarkt, der ihn zwei Monate ans Bett fesselte. Danach empfahl ihm der Arzt Bewegung und leichte Sportübungen. Seitdem läuft der Offizier Jahr für Jahr etwa 1200 Kilometer — beim Training im Siegburger Wald und bei vielen Marathon- und Langstreckenläufen im In- und Ausland. Krönung dieser späten sportlichen Karriere: Günter Richter nahm am „Internationalen Volkslauf Marathon—Athen" teil und schaffte diese klassische Strecke in 4:14:18.

Der gelernte Journalist und Lokalredakteur ging 1963 zur Bundeswehr. Heute betreut er die „Lehr- und Versuchsdienststelle Truppeninformation" der Bundeswehr auf dem Butzweilerhof in Köln. Auch als Offizier arbeitet G . R in seinem gelernten Beruf: Zusammen mit seinen Kameraden stellt er Informationen für Bundeswehrsoldaten im Ausland zusammen. Woche für Woche produzieren die Soldaten-Journalisten eine Fernsehaufzeichnung, die über Ampexband an alle bundesdeutschen Truppen im Ausland verschickt wird. Neben Politik und Sport gibt es Informationen aus der Bundeswehr, in dieser Woche natürlich ein Interview des Oberstleutnant G R . Titel: „Der Marathonlauf".

„Der Herzinfarkt hatte mich gewarnt. Sobald ich einigermaßen fit war, begann ich mit dem Training", berichtete G R. .... Der Vater von zwei erwachsenen Söhnen bewohnt ein schmuckes Eigenheim an der

Fortsetzung auf der nächsten Seite

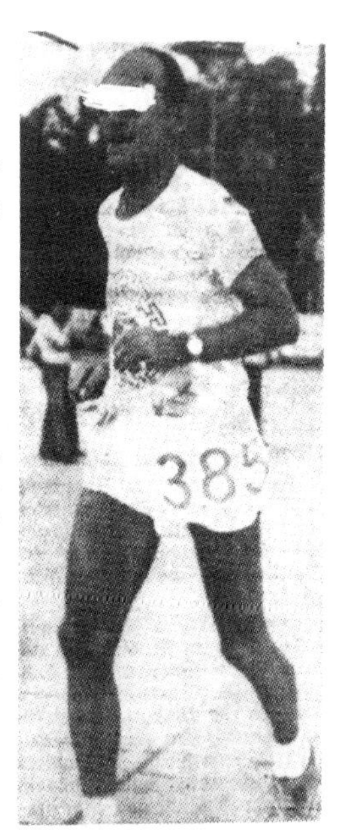

G R. . Bundeswehroffizier aus Siegburg, beim Marathonlauf in Griechenland.

Abb. 43 Beispiel einer Pressemeldung, die zu übertriebenem Optimismus und zur Überforderung bei Postinfarktpatienten Anlaß geben kann (Siegburger Tageblatt).

es erforderlich erscheinen, solche Belege erst mit Kreislaufgesunden bzw. mit Patienten mit weniger gefährlichen Manifestationen der Arteriosklerose zu fordern. Leistungssportliche Aktivitäten sind darüber hinaus auch aus pathophysiologisch-sportmedizinischen Überlegungen ungünstig. Die Induktion einer *Herzhypertrophie* erscheint bei der schon eingeschränkten Koronardurchblutung des Postinfarktpatienten problematisch.

Das angesprochene potentielle Risiko des Koronarpatienten unter körperlicher Aktivität macht es erforderlich, möglichen Nutzen und Schaden sehr sorgfältig gegeneinander abzuwägen. Die therapeutische Kehrtwendung von der Ruhigstellung zur dosierten körperlichen Belastung sollte kritisch begründet und nicht allein von Sportenthusiasmus getragen werden. Diese Kehrtwendung ist allerdings keineswegs so drastisch, wie sie sich bei einer vergleichenden Betrachtung der üblichen Therapieschemata in der Bundesrepublik Deutschland in den 50er Jahren und heute darstellt. Bereits *Heberden*, der die koronare Herzkrankheit 1772 als erster beschrieb, wußte um den Wert körperlicher Belastung für seine Patienten mit „Herzbräune", wie dies das Motto belegt, das über den Abschnitt „Herzpatient und Sport" gewählt wurde.

Zu den weiteren Pionieren der Bewegungstherapie gehört *Oertel* (1884) durch die Einführung der Terrainkur. Als Pionier der gezielten Bewegungsbehandlung des Koronarpatienten, angesichts der großen Infarktwelle nach dem Krieg, kann *Gottheiner* (1968) gelten, der in Israel seinen Patienten allerdings aus heutiger Sicht teilweise heroische Belastungen zumutete.

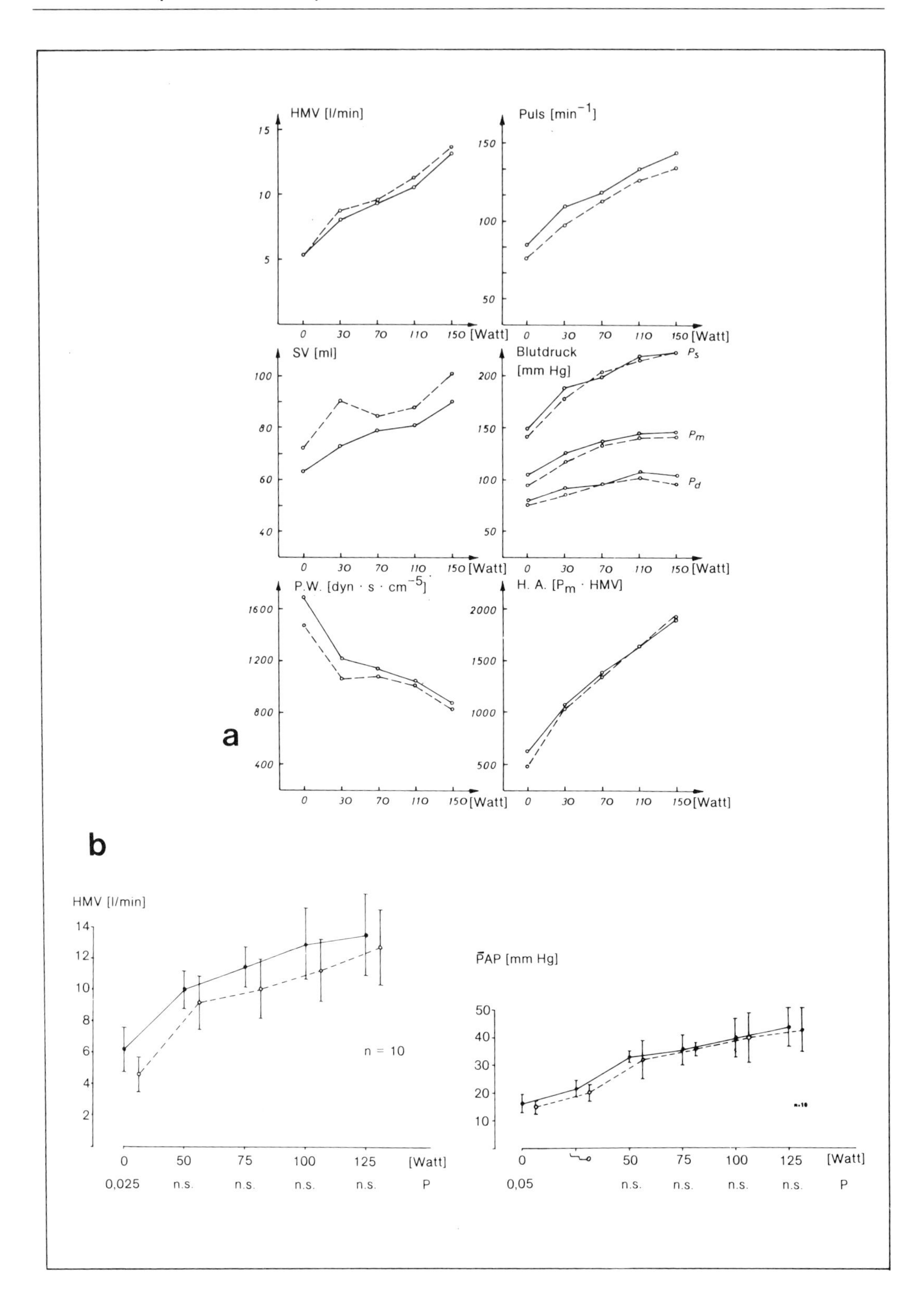
HMV [l/min]
15
10
5
0 30 70 110 150 [Watt]
Puls [min⁻¹]
150
100
50
0 30 70 110 150 [Watt]
SV [ml]
100
80
60
40
0 30 70 110 150 [Watt]
Blutdruck
[mm Hg]
200
150
100
50
P_s
P_m
P_d
0 30 70 110 150 [Watt]
P.W. [dyn · s · cm⁻⁵]
1600
1200
800
400
0 30 70 110 150 [Watt]
H. A. [P_m · HMV]
2000
1500
1000
500
0 30 70 110 150 [Watt]
a
b
HMV [l/min]
14
12
10
8
6
4
2
n = 10
0 50 75 100 125 [Watt]
0,025 n.s. n.s. n.s. n.s. P
P̄AP [mm Hg]
50
40
30
20
10
0 50 75 100 125 [Watt]
0,05 n.s. n.s. n.s. n.s. P

Bei der Einführung der Bewegungsbehandlung mag sicher die Hoffnung der Induktion einer vermehrten *Kollateralenbildung* durch den Sport maßgeblich Pate gestanden haben, wie sie aus Tierversuchen bekannt ist (*Amann*, 1951; *Scharper*, 1971, u. v. a.). Leider sind die Ergebnisse solcher Tierversuche kaum auf den Menschen, im besonderen Maße nicht auf den älteren und koronarkranken Menschen übertragbar. Die wenigen koronarographischen Längsschnittstudien unter Training, die verfügbar sind, etwa die von *Conner* (1976) oder *Ferguson* (1974), sind in ihrer Aussage bisher wenig ermutigend; sie sind zahlenmäßig zu gering und wenig valide, da sie die Spontanentwicklung nicht berücksichtigen können und darüber hinaus zwangsläufig einen Selektionsfaktor beinhalten müssen. Es steht auch kaum zu erwarten, daß in Zukunft bessere Daten verfügbar sein werden, da die Koronarographie vor und nach einem Trainingsprogramm lediglich zu wissenschaftlichen Zwecken wohl kaum indiziert und vertretbar sein kann.

Aus diesen Gründen mag es erlaubt sein, hier die Befunde bei *femoral-arteriellen Durchblutungsstörungen* auch auf das Koronarsystem zu transferieren. Hier ergab eine Trainingsstudie unter Federführung von *Buchwalsky* (1974) zwar eine eindeutige klinische Besserung, die aber nicht mit einer entsprechend positiven Beeinflussung der angiographischen Befunde erklärt werden konnte. Die verlängerte Gehstrecke bei diesen Patienten als Folge körperlichen Trainings ist auf eine bessere Gehtechnik bzw. auf eine metabolische Anpassung mit geringerer Milchsäurebildung bei gleicher Belastungsintensität zurückzuführen.

Ein *sicherer Beweis* dafür, daß Sport den Krankheitsverlauf der Koronarsklerose positiv beeinflußt, liegt nicht vor. Neben dem Fehlen eines positiven Nachweises einer verstärkten Kollateralenbildung konnte bisher auch nicht bewiesen werden, daß Training eine Regression arteriosklerotischer Manifestationen bewirkt bzw. deren Progression verlangsamt und die Letalität oder Reinfarktrate vermindert. Die Nüchternheit einer solchen Feststellung mag dazu beitragen, durch den Abbau übertriebener Erwartungen Übertreibungen zu verhindern. Letztlich sollte nicht vergessen werden, daß dieses Urteil über die Bewegungstherapie weitgehend gleichwertig mit dem über medikamentöse oder chirurgische Behandlungsverfahren zu sehen ist, für die mit Ausnahmen (Betablocker, Bypass-Operation bei linker Hauptstammstenose) gleichfalls noch kein definitiver Beweis einer lebensverlängernden Wirkung erbracht werden konnte.

◁

Abb. 44 Untersuchungen zur hämodynamischen Auswirkung eines körperlichen Trainings. Die erste Studie, die im Teil a dargestellt wird, wurde an 55- bis 70jährigen kreislaufgesunden Männern durchgeführt. Die Bestimmung des Herzminutenvolumens erfolgte mittels der Farbstoffverdünnungstechnik, die Druckmessung direkt arteriell. Das Training fand 5mal wöchentlich statt, es wurde über einen Zeitraum von 12 Wochen durchgeführt. Die Vortrainingswerte sind als durchgezogene Linie, die Nachtrainingswerte als unterbrochene Linie dargestellt. Als Ergebnis findet sich die Bewältigung des im wesentlichen in Ruhe und für gleiche Belastung unveränderten Herzminutenvolumens mit einer niedrigeren Pulsfrequenz und einem höheren Schlagvolumen. Der periphere Widerstand sinkt nicht signifikant ab, das gleiche gilt für den arteriellen Mitteldruck.

Im Teil b werden Untersuchungen dargestellt, die von *Brecht* (1981) bei 10 Patienten aus unseren Koronargruppen durchgeführt wurden. Nach einem 1jährigen Training, das 2mal wöchentlich absolviert wurde, findet sich eine nicht signifikante Abnahme des Herzminutenvolumens für gleiche Belastungen. Der pulmonal-arterielle Mitteldruck stieg bei dieser Gruppe im Mittel vor der Untersuchung über 40 mmHg an. Nach 1 Jahr Training war dies unverändert. Die Bestimmung der Daten erfolgte mittels Einschwemmkatheter. Der Sport wurde bei beiden Untersuchungsgruppen in Form eines gemischten Programmes (Gymnastik, Lauf, Spiel) durchgeführt. Die Untersuchungen belegen, daß im Gegensatz zu einer Reihe von Literaturangaben die Ökonomisierung nicht in einer wesentlichen Abnahme des Herzzeitvolumens, sondern in einer Reduktion der Pulsfrequenz zu sehen ist. Sie zeigen weiter, daß eine mäßige Erhöhung des pulmonal-arteriellen Drucks durch ein dosiertes und kontrolliertes Training nicht verschlechtert wird.

Während der Beweis dafür, daß der Sport die koronare Herzkrankheit in ihrem Ablauf an sich beeinflußt, noch aussteht, gilt unbestritten, daß er dem Patienten hilft, deren Folgen zu überwinden. Dies gilt gleichberechtigt im physischen wie im psychischen und sozialen Bereich. Die allgemeinen Gründe für den Sport mit solchen Patienten, die in der Einleitung zu diesem Abschnitt geschildert wurden, lassen ihn auch dann für den Koronarpatienten wertvoll erscheinen, wenn ein direkter Nachweis auf den Ablauf der Arteriosklerose bisher nicht möglich ist. Die Tatsache, daß der Sport dem Patienten hilft, mit den Krankheitsfolgen besser fertig zu werden, rechtfertigt ihn, solange dieses Hilfsmittel den Patienten nicht zusätzlich gefährdet.

Neben den *psychischen Effekten* ist im physischen Bereich hier besonders auf die *Ökonomisierung der Herz-Kreislauf-Funktion* hinzuweisen, die zu einer Verminderung des myokardialen Sauerstoffbedarfs für gleiche kardiale Beanspruchungen führt. Die Mechanismen wurden im einzelnen im Abschnitt „Das Sportherz" geschildert. Die Ergebnisse eigener hämodynamischer Untersuchungen über den Einfluß eines Trainingsprogramms bei älteren Männern zeigt die Abbildung 44a. Die Ökonomisierung der Kreislauffunktion zeigt sich in einer Bewältigung des im wesentlichen unveränderten Minutenvolumens mit niedrigerer Herzfrequenz und höherem Schlagvolumen.

Es ist allerdings darauf hinzuweisen, daß hämodynamische Studien dieser Art an Gesunden nicht bedingungslos auf kardial gefährdete Patienten übertragen werden können. Hier sind kontrollierte Studien im hämodynamischen Sektor an Koronarpatienten z. Zt. zahlenmäßig noch nicht ausreichend und in sich widersprüchlich. Während beispielsweise die Studie von *Schnellbacher* (1972) bei Koronarpatienten vor und nach einem Trainingsprogramm eine Abnahme des *Minutenvolumens* und gleichzeitig einen Anstieg des *pulmonal-arteriellen Drucks* ergab, hämodynamisch gesehen also eine Verschlechterung, zeigten die Befunde von *Ressl* (1975) keinen Einfluß auf das Minutenvolumen bzw. den pulmonal-arteriellen Druck. Untersuchungen, die von *Brecht* (1981) an Patienten unserer Koronargruppe durchgeführt wurden, zeigten dagegen keinen Einfluß auf den pulmonal-arteriellen Druck bei nicht signifikanter Abnahme des Minutenvolumens (Abb. 44).

Die Ökonomisierung der Herz-Kreislauf-Funktion drückt sich in einer Reduktion der Pulsfrequenz aus. Wie im einzelnen im Abschnitt „Das Sportherz" besprochen, ist die Frequenzreduktion mit peripheren Mechanismen, in einer Abnahme des sympathischen Antriebs auf der Grundlage eines verbesserten Muskelstoffwechsels, zu erklären. Dies läßt sich an unseren Patienten nachweisen. Bemerkenswert erscheint, daß trotz vergleichsweise geringer Trainingsintensitäten auch auf die Dauer von 2 und mehr Jahren, ein zunehmendes Absinken des Laktatspiegels als Ausdruck einer geringeren anaeroben Energiebereitstellung im Muskel für gleiche Belastungen beobachtet wird (Abb. 45). In den von uns betreuten Gruppen wird zweimal wöchentlich je $1^1/_2$ Stunden Sport getrieben, davon aber nur 15 Minuten als reine Ausdauerbelastung, meist in Form von Laufen. Diese Beobachtung belegt, daß keineswegs extensive Belastungen zur Erzielung eines Trainingseffektes erforderlich sind. Die Tatsache, daß ein direkter kardialer Trainingseffekt, der durch die Hypertrophie unerwünscht wäre, nicht zu beobachten ist, zeigt sich u. a. in unserem Untersuchungsgut auch daran, daß über Jahre hinweg keine Herzvergrößerung zu beobachten ist (Abb. 46).

Eine Zusammenfassung der Gründe, die für die Bedeutung des körperlichen Trainings im Rahmen der Prävention und Rehabilitation der koronaren Herzkrankheit diskutiert werden, findet sich in Tabelle 3.

Nachteile

Diesen Vorteilen der kontrollierten Bewegungstherapie des Koronarpatienten ist bei

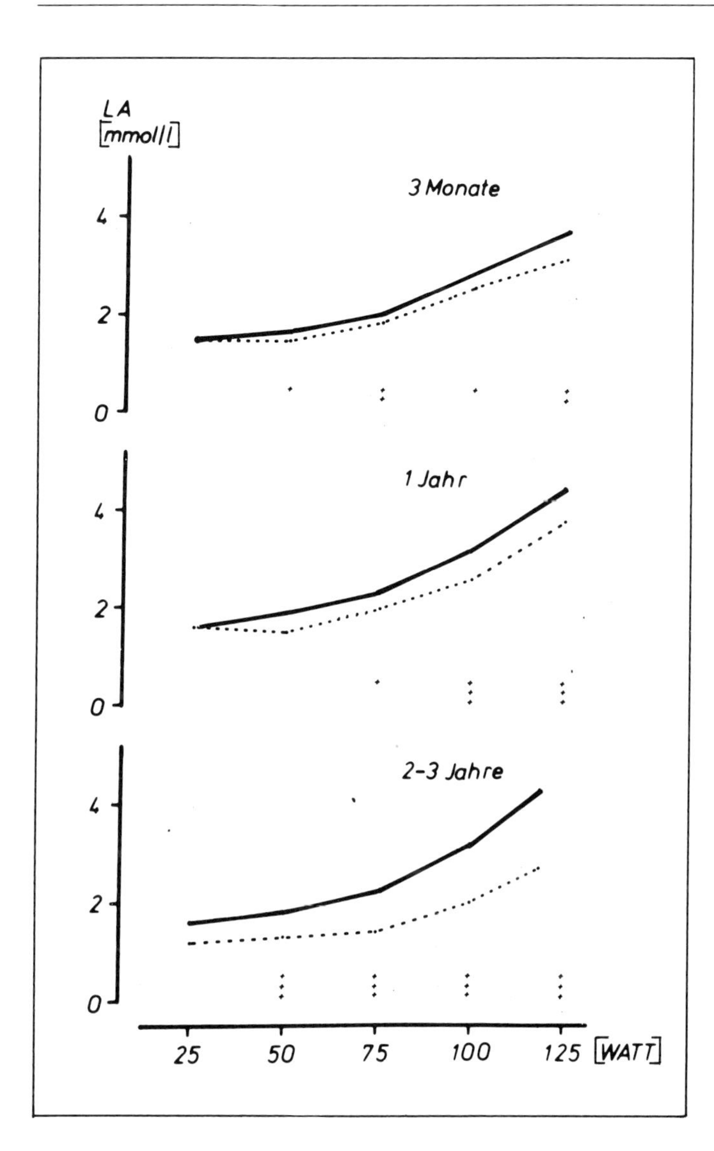

Abb. 45 Einfluß eines körperlichen Trainings im Rahmen einer ambulanten Koronargruppe auf die Milchsäurekonzentration im Blut bei ansteigender Belastung (untersucht von *Matschuk* [1982] an den Kölner Koronargruppen). Es findet sich trotz des vergleichsweise geringen Ausdaueranteils von nur 15 min in jeder der 2mal wöchentlich stattfindenden Trainingseinheiten ein zunehmender, signifikanter Laktatabfall, der über den Trainingszeitraum von 3 Monaten, 1 Jahr und 2 bis 3 Jahre fortlaufend deutlicher wird.

der Erörterung der möglichen Nachteile als wichtigste und eindrucksvollste Komplikation der *vital bedrohende Zwischenfall*, der plötzliche Herztod oder der Reinfarkt beim Sport, gegenüber zu stellen. Die Minimalvoraussetzung der Empfehlung körperlicher Aktivität für den Patienten, nämlich die Vermeidung eines erhöhten Risikos, kann nach den bisher vorliegenden Zahlen als statistisch gesichert angenommen werden. Im Rahmen des Hamburger Modells zeigten die Patienten, die für solche Koronargruppen geeignet waren und die am Sport teilnahmen, keine höhere Mortalität als solche, die die gleichen Eignungsvoraussetzungen aufwiesen, die aber der Einladung zur Teilnahme an der ambulanten Koronargruppe nicht folgten. *Sanne* (1977) fand in einer kontrollierten Studie keine höhere Zahl von Todesfällen in der trainierenden Gruppe im Vergleich zum Kontrollkollektiv. Die aus Hamburg berichteten Mortalitätszahlen entsprechen der von uns beobachteten

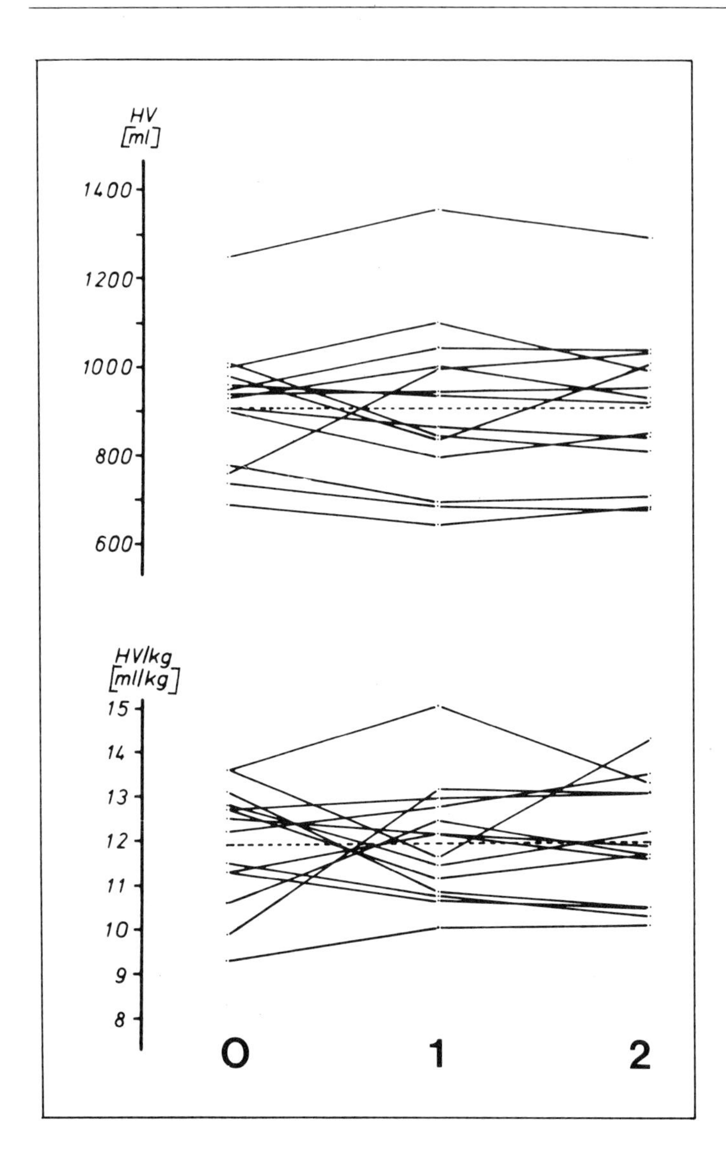

Abb. 46 Einfluß auf das absolute und relative Herzvolumen bei Mitgliedern der Kölner Koronargruppen, zusammengestellt von *Matschuk* (1982). Die Kontrolluntersuchungen fanden nach 1 Jahr (1) bzw. nach einem unterschiedlichen Zeitraum von 2 bis 5 Jahren (2) statt. Es findet sich weder im Mittel- noch im Einzelfall, selbst bei den Probanden mit deutlich vergrößerten Herzen, ein wesentlicher Einfluß auf das Herzvolumen.

Rate von 1,5% pro Jahr, die sich aus einer Zusammenstellung von *Matschuk* (1982) über einen Zeitraum von 6 Jahren ergab. Eine solche *Mortalitätsrate* liegt deutlich unter dem Erwartungswert, der für ein Postinfarktkollektiv mit 3 bis 6% pro Jahr angenommen werden kann. Andererseits darf aus solchen Zahlen auch kein präventiver Effekt des Sportes abgeleitet werden, da es sich hierbei selbstverständlich um eine positiv selektierte Gruppe handelt.

Schon aus statistischen Gründen heraus müssen bei Patienten mit einem solch hohen Risiko, die regelmäßig an Trainingseinheiten teilnehmen, gelegentlich auch während des Sportes *Zwischenfälle* auftreten. In unseren Gruppen beobachteten wir innerhalb eines Erfahrungszeitraumes von nunmehr 10 Jahren 3 schwere kardiale Komplikationen während sportlicher Aktivität, und zwar einen Todesfall infolge eines akuten Reinfarktes während der Übungsstunde, einen weiteren Sekunden-

Begründung von Sport in Prävention und Rehabilitation der koronaren Herzkrankheit
A) Nichtmedizinische Gründe 1. Psychologische Faktoren 2. Soziologische Faktoren 3. Ökonomische Faktoren B) Medizinische Gründe 1. Hebung des allgemeinen Gesundheitsbewußtseins (Verminderung äußerer Risikofaktoren) 2. Positive Beeinflussung interner Risikofaktoren 3. Bessere Ausnutzung der Leistungsreserven (Verbesserte Koordination) 4. Verbesserte Kapillarisierung und Kollateralenbildung (?) 5. Verminderung der äußeren Herzarbeit a) Druck b) Volumen c) Beschleunigungsarbeit 6. Verminderung des myokardialen Sauerstoffverbrauchs

Tab. 3 Zusammenfassung der Gründe, die für den Einsatz von Sport im Rahmen der Prävention und Rehabilitation bei koronarer Herzkrankheit diskutiert werden. Im einzelnen kann auf den Text verwiesen werden.

Herztod bei einem Patienten, der für sich alleine außerhalb der Gruppe noch Waldlauf betrieb, und einen Fall von Kammerflimmern während des Skilanglaufs, das durch mehrfache Defibrillationen erfolgreich behoben werden konnte.
Solche Zwischenfälle beim Sport mit Koronarpatienten wurden auch von anderen Gruppen beobachtet und teilweise publiziert, beispielsweise aus dem Hamburger Modell von *Laubinger* (1974) wie auch von *Wieser* (1980). Trotz der Dramatik des Einzelfalls bleibt die Zahl von Zwischenfällen angesichts der hohen Risikogruppe erstaunlich niedrig. Dies belegen beispielsweise unsere Erfahrungen in Köln, wobei zur quantitativen Relation der geschilderten Zwischenfälle zu vermerken ist, daß die Zahl der ambulanten Koronargruppen hier inzwischen eine Anzahl von 17 mit regelmäßig 300 bis 400 betreuten Patienten erreicht hat.

Die im Abschnitt „Gefahrenmomente für das Herz durch den Sport" getroffene Feststellung eines erhöhten Risikos des plötzlichen Herztodes kann offensichtlich durch eine sorgfältige Auswahl und Betreuung der Patienten im Rahmen ärztlich überwachter Gruppen aufgefangen werden. Da sich körperliche Aktivität im täglichen Leben nicht vermeiden läßt, muß angenommen werden, daß der Patient, bei dem sich dies nicht während des Sports ereignet, sonst bei einer anderen Gelegenheit betroffen wäre. So verstarb einer unserer Patienten, dem wir wegen zunehmend schlechterer klinischer Befunde die weitere Teilnahme am Sport verboten, während des Anschiebens eines Autos, also einer typischen, mit Preßdruck verbundenen Belastung. Die individuell dosierte und kontrollierte Bewegung innerhalb von Koronargruppen sowie die *ärztliche Überwachung* setzen das Risiko auf ein Minimum herab.
Andererseits ist im Einzelfall die Auslösung eines akuten Herztodes durch körperliche Belastung nie mit Sicherheit auszuschließen. Aus diesem Grund ist nicht nur aus juristischer Sicht (*Rieger*, 1979) das Training nur in ärztlich überwachten und entsprechend apparativ ausgerüsteten Gruppen zu fordern, son-

dern auch aus medizinischer Sicht. Die Notwendigkeit und den Sinn der Anwesenheit eines mit einem *Defibrillator* ausgerüsteten Arztes belegen Berichte über erfolgreiche Reanimationen, wie beispielsweise unsere oben geschilderte eigene Erfahrung. Die besonders große Chance für eine erfolgreiche Reanimation bei durch Belastung ausgelöstem Kammerflimmern zeigt sich in der Angabe von *Roskamm* (1978), nach der bei 5 akuten Zwischenfällen während der Bewegungsbehandlung im Rahmen eines Rehabilitationszentrums viermal erfolgreich reanimiert werden konnte. Auf die bereits oben berichteten amerikanischen Umfrageergebnisse von *Haskell* (1982), die bei 50 Herzstillständen 42 erfolgreiche Reanimationen ergaben, darf nochmals verwiesen werden. Die ständige Anwesenheit eines entsprechend ausgerüsteten Arztes, wie sie beispielsweise in den *Richtlinien des Deutschen Sportärztebundes* zur Leitung ambulanter Koronargruppen gefordert wird (*Flöthner*, 1981), hat sich daher weitgehend auch in der Praxis durchgesetzt.

Der zweite mögliche Negativeffekt, der befürchtet werden muß, ist die Entwicklung einer *myokardialen Insuffizienz* auf der Grundlage einer Überlastung im Rahmen des körperlichen Trainings. *Roskamm* (1978) befürchtet, daß bei Postinfarktpatienten mit sehr großer Narbe das Restmyokard durch körperliches Training überfordert werden könne. In vielen Einzelfällen sei beobachtet worden, daß solche Patienten in die Herzinsuffizienz hineingetrieben worden seien. Als *Kontraindikation* wird daher das Auftreten infarktspezifischer Veränderungen in mehr als 4 der üblicherweise durchgeführten EKG-Ableitungen genannt.
In den von uns betreuten Gruppen konnten wir auch über Jahre hinweg in keinem Fall beobachten, daß der Sport wesentlich zur Entwicklung einer Herzinsuffizienz beigetragen hat, eine Herzvergrößerung wurde nicht festgestellt (Abb. 46). Selbstverständlich setzt eine solche Aussage eine hinreichende Auswahl der Patienten und eine geeignete, individuell gestaltete Belastung voraus. Bei Überbelastung ist die Entwicklung einer Herzinsuffizienz sicher nicht auszuschließen.
Dabei kommt nach unseren Erfahrungen dem Ruhe-EKG eine verhältnismäßig geringe prognostische Bedeutung zu. Bei Patienten mit sehr ausgedehnten Vorderwandinfarkten, die den Kriterien nach *Roskamm* (1978) entsprachen, haben wir auch auf lange Sicht keine vermehrte Komplikationsrate beobachtet (*Matschuk*, 1982). Es sollte hier nicht nur das Ausmaß der Veränderungen im EKG, sondern auch die relativ gute Belastbarkeit dieser Patienten berücksichtigt werden. Selbstverständlich ist bei solchen Patienten neben einer besonders sorgfältigen Überwachung die Durchführung weiterer diagnostischer Verfahren, beispielsweise die *pulmonal-arterielle Druckmessung* in Ruhe und unter Belastung, zu empfehlen.
Als mögliche negative Auswirkung körperlichen Trainings wurde gleichfalls von *Roskamm* das Argument vorgebracht, daß hierdurch gelegentlich zuviel Zeit vergeudet werden könne und bestimmte Patienten nicht rechtzeitig einer chirurgischen Therapie zugeführt würden. Nach unseren Erfahrungen dürfte in der Praxis allerdings eher das Gegenteil der Fall sein. Die intensive Beschäftigung des Arztes mit seinem Patienten, gerade auch unter körperlicher Belastung, läßt in ärztlich gut geführten Gruppen die frühzeitige Erkennung einer Verschlechterung und damit die rasche Indikationsstellung zu einer Koronarographie zu.
Letztlich läßt sich als mögliches Negativargument weiterhin auf eventuelle *ungünstige psychologische Konsequenzen* hinweisen. Während die positiven psychologischen Effekte immer wieder unterstrichen werden, wird meist die ungünstige Auswirkung vergessen, die es mit sich bringen kann, wenn der Koronarpatient bei seinen Gruppenkollegen eine Verschlechterung des Krankheitsbildes, Reinfarkte oder Todesfälle innerhalb oder außerhalb des Sportes miterlebt. Zur Verhinderung solcher Negativauswirkungen ist eine entsprechende *psychologische Führung* des

Patienten, insbesondere das Gruppengespräch, geeignet.
Bei Abwägung aller dieser Vor- und Nachteile kann inzwischen aufgrund der jahrzehntelangen Erfahrung mit ambulanten Koronargruppen betont werden, daß der Sport im Rahmen der Betreuung des Koronarpatienten ein wichtiges Hilfsmittel zusammen mit anderen therapeutischen Verfahren darstellt, wenn er in geeigneter Form durchgeführt und individuell dosiert wird. Leider wird in der Praxis solcher Gruppen gegen diese kardiologische Grundbedingung nicht selten verstoßen. Aus diesem Grund sollen im folgenden die wichtigsten Auswahlkriterien sowie Leitlinien zur praktischen Umsetzung der dem Patienten verbliebenen Leistungsfähigkeit in die Trainingswirklichkeit zusammengefaßt werden.

Beurteilung der Belastbarkeit

Bei der Untersuchung der Eingangsvoraussetzungen für ein Training muß zunächst das erforderliche Minimum geklärt werden. Angesichts der großen Zahl von Patienten, die für solche Gruppen in Frage kommen, ist schon aus Kapazitätsgründen von einem solchen Minimum auszugehen. Die teilweisen kardiologischen Maximalforderungen, die manchmal so weit gehen, daß die *Koronarographie* als notwendig zur Beurteilung der Belastbarkeit gefordert wird, sind schon in Hinblick auf die große Zahl nicht nachvollziehbar. Die Kenntnis des Gefäßstatus ist selbstverständlich wertvoll, um das Risiko besser beurteilen zu können. So traten in unserem Kollektiv, in dem koronarographische Daten vorlagen, schwerwiegende Zwischenfälle innerhalb und außerhalb des Sports praktisch nur bei Patienten mit Dreigefäß-Erkrankungen auf. Trotzdem rechtfertigt dies nicht die Forderung nach der Angiographie als Eingangsvoraussetzung für die Sportteilnahme, da dieses erhöhte Risiko ja auch außerhalb des Sports besteht. Die entscheidende Indikationsstellung hierfür kann sich im allgemeinen nur aus der Frage nach der Möglichkeit bzw. Notwendigkeit der Bypass-Operation ergeben.

Entscheidend für die Teilnahme des Patienten an einem Trainingsprogramm ist die Beurteilung der Belastbarkeit. Aus diesem Grund kommt neben der allgemeinen klinischen Untersuchung dem *Belastungstest* in diesem Zusammenhang eine zentrale Bedeutung zu. Weiterführende kardiologische Untersuchungen wie Echokardiographie, Bandspeicheruntersuchung, Einschwemmkatheteruntersuchung etc. werden im allgemeinen nicht als unbedingt erforderlich angesehen, sie sollten nur in Problemfällen gezielt eingesetzt werden. Dies gilt insbesondere hinsichtlich der *Einschwemmkatheteruntersuchung*, die sehr häufig als obligat zur Beurteilung der Belastbarkeit angesehen wird. Es ist zwar richtig, daß teilweise überhöhte pulmonal-arterielle Belastungsdrücke bestehen können, ohne daß dies im routinemäßig durchgeführten ergometrischen Test erkennbar wird. Auf der anderen Seite muß nach der Bedeutung solcher überhöhter Druckanstiege gefragt werden. Häufig ist dies nicht Ausdruck einer myokardialen Insuffizienz, sondern eher das Zeichen einer verminderten Myokarddehnbarkeit als Folge der Infarktnarbe. Hier muß im Sinne der Stadieneinteilung nach *Roskamm* (1978) zumindest auch das Verhalten des Minutenvolumens mitberücksichtigt werden, was in der Praxis allerdings meist unterbleibt. In unseren Längsschnittbeobachtungen erwies sich ein in Ruhe und/oder Belastung zu hoher pulmonal-arterieller Druck als sehr schlechtes Prognostikum für Komplikationen innerhalb und außerhalb des Sports. Wir halten diese Untersuchung daher nur bei gezielten Fragestellungen für indiziert, z. B. bei der Beurteilung der Belastbarkeit von Patienten mit sehr großer Infarktnarbe im EKG, großem Herzen im Röntgenbild, beim Verdacht auf myokardiale Belastungsinsuffizienz bei unklarer Symptomatik etc.
Die *Durchführung der Belastungsuntersuchung* stellt in der kardiologischen Praxis insofern ein Problem dar, als dies von den einzelnen Untersuchern sehr verschieden gehandhabt wird. Als Konsequenz werden ihre Aussagen wenig vergleichbar. Die Angabe einer Belast-

barkeit von 75 Watt für einen Patienten ist sehr unterschiedlich, je nachdem ob diese Untersuchung im Sitzen oder Liegen durchgeführt wurde, ob mit 25 Watt oder mit 75 Watt begonnen wurde, ob eine Belastungsstufe in 2, 4 oder 6 Minuten zu absolvieren war. Um hier zu einer Vereinheitlichung zu kommen, empfiehlt der *Deutsche Sportärztebund* (siehe *Flöthner*, 1981) in Übereinstimmung mit der *Deutschen Arbeitsgemeinschaft für kardiologische Prävention und Rehabilitation* ein Steigerungsschema, ausgehend von 25 Watt um den gleichen Betrag alle 2 Minuten, bis eines der üblichen Abbruchkriterien auftritt. Die Belastungsuntersuchung sollte dabei in sitzender Position durchgeführt werden.

Ein Patient kann dann in eine sogenannte *Koronartrainingsgruppe* aufgenommen werden, wenn folgende Voraussetzungen gegeben sind: keine Zeichen einer Herzinsuffizienz und keine Hinweise auf ein hämodynamisch wirksames Aneurysma oder ein zusätzliches, signifikantes Klappenvitium, insbesondere eine Aortenklappenstenose.

Im Belastungstest sollte eine Belastung von mindestens 1 Watt/kg Körpergewicht, im Durchschnitt also mindestens 75 Watt, ohne Probleme bewältigt werden. Bis zu dieser Belastungsstufe sollte keines der üblichen Abbruchkriterien aufgetreten sein, insbesondere keine subjektiven (Angina pectoris) oder objektiven (zunehmende ST-Senkungen) Hinweise auf eine belastungsindizierte Koronarinsuffizienz, gefährliche Herzrhythmusstörungen, Blutdruckanstieg über 200 mmHg systolisch, Zeichen einer myokardialen Belastungsinsuffizienz (Angabe von Dyspnoe).

Die letztgenannten, unter Belastung auftretenden Kontraindikationen werden außer Kraft gesetzt, wenn sie medikamentös entsprechend behoben werden können. Besondere Vorsicht ist geboten, wenn das Röntgenbild eine deutliche *Herzvergrößerung* ergibt bzw. wenn die Bestimmung des Herzvolumens einen Wert größer als 13,0 ml/kg Körpergewicht zeigt oder wenn im Ruhe-EKG Zeichen eines besonders ausgedehnten Infarktes vorliegen. In diesen Fällen sollte zumindest eine Einschwemmkatheteruntersuchung durchgeführt werden. Nach den Kriterien des Hamburger Modells, wie sie auch von uns zur Anwendung kommen, ist daneben die Zustimmung des Hausarztes obligatorisch.

Bei Patienten, die weniger gut belastbar sind, die den genannten Kriterien demnach nicht genügen, ist es nicht mehr möglich, durch körperliches Training eine funktionelle Verbesserung des Herz-Kreislauf-Systems zu erreichen. Trotzdem kann auch bei diesen durch die Verbesserung im koordinativen Bereich und durch die Ausnutzung der psychologischen Effekte Sport sinnvoll eingesetzt werden. Zunehmend werden solche Patienten in sogenannten *Koronarübungsgruppen* zusammengefaßt. Nach den aus dem Hamburger Modell vorliegenden Zahlen ist davon auszugehen, daß etwa 40 % aller überlebenden Postinfarktpatienten in der Lage sind, an einer Koronartrainingsgruppe teilzunehmen. Von diesen sind wiederum nur weitere 40 % hierzu motivierbar, so daß ca. 15 % der rund 75.000 überlebenden Postinfarktpatienten (ca. 10.000) jährlich in der Bundesrepublik neu in solche Gruppen aufgenommen werden möchten. Angesichts der zunehmenden Bedeutung der Koronarübungsgruppen kann diese Zahl auf Dauer jedoch noch wesentlich größer werden.

Diese hohe Zahl von Patienten, die jährlich neu auf die ambulanten Koronargruppen zukommen, läßt die Frage nach der *erforderlichen Kapazität* aufkommen. Angesichts des natürlichen Abgangs von Patienten stellt sich hier ein Gleichgewicht ein. Der Bedarf an Koronargruppen kann nach den Erfahrungen im Hamburger Modell, in dem ein gewisser Sättigungsgrad erreicht worden ist, mit einer Koronargruppe auf ca. 50.000 Einwohner festgelegt werden. Die Zahl der Patienten pro Gruppe sollte dabei 20 nicht überschreiten, da sonst die Übersichtlichkeit für den Arzt verlorengeht. Bezüglich der in diesem Zusammenhang wesentlichen organisatorischen Probleme kann auf die erwähnte Zusammenstellung von *Flöthner* (1981) verwiesen werden.

Durchführung des Sports mit Koronarpatienten

Die geeignete Durchführung des Sports setzt eine hinreichende Qualifikation der Übungsleiter bzw. *Sportlehrer* voraus. Zur Diskreditierung des Gedankens, mit Koronarpatienten Sport zu treiben, trägt häufig ein fehlendes Verständnis für die Möglichkeit einer differenzierten Anwendung der Bewegungstherapie bei. Vielen, die den Sport für den Herzpatienten ablehnen, schweben hier Bilder einer Hochleistungssportgruppe vor Augen. Die *Verordnung des Sports* durch den Arzt sollte in gleichem Sinne erfolgen wie die Verordnung eines Medikamentes, also individuell dosiert. Diese Dosierung erfolgt nach den Ergebnissen des Belastungstests. Nach der von *Lagerstrøm* (1975) erstellten Tabelle (Abb. 42) kann die jeweilige Wattbelastung am Fahrradergometer in Laufgeschwindigkeit umgerechnet werden. Ein Patient, bei dem beispielsweise bei 125 Watt Rückbildungsstörungen auftreten, ist demnach nur 100 Watt belastbar. Wiegt dieser Patient 70 kg, so kann er hiermit eine Laufgeschwindigkeit von 110 m/min absolvieren. Die Einhaltung dieser individuellen Laufgeschwindigkeit trotz des Laufens in einem Gruppenverband erlernt er durch pädagogische Hilfen, beispielsweise den von *Lagerstrøm* eingeführten *Dreieckslauf.* Dabei laufen die Patienten um ein Dreieck mit unterschiedlich ausgesteckten Spitzen, so daß der stärker belastbare in 1 Minute eine längere Strecke umläuft als der geringer belastbare, wobei beide zur gleichen Zeit wieder zum Ausgangspunkt zurückkehren (Abb. 47).

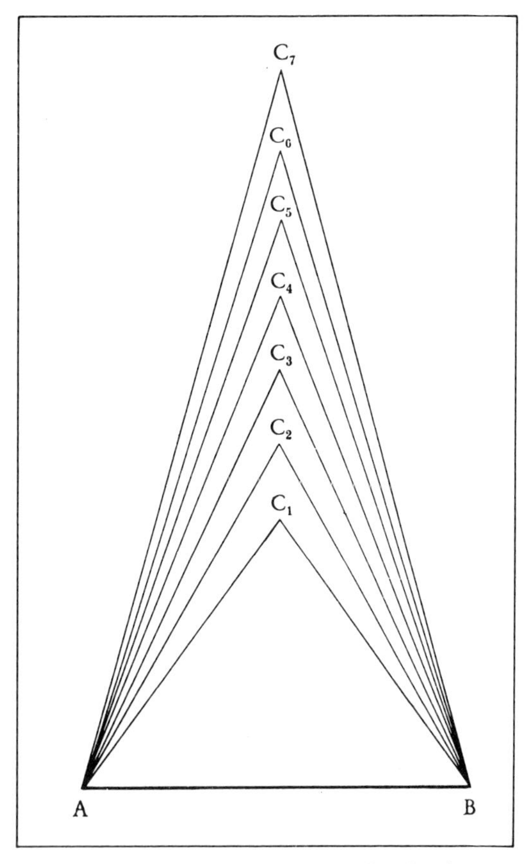

Abb. 47 Dreieckslauf nach *Lagerstrøm.* Das Laufschema stellt eine pädagogische Hilfe zur Überwindung eines der Grundprobleme des Trainings im Rahmen der ambulanten Koronargruppe dar. Der Einzelpatient sollte sich individuell belasten und nicht einem Gruppenmittel anpassen. Diese individuelle Laufgeschwindigkeit erlernt er aufgrund eines solchen Schemas. Für den Patienten wird jeweils in einem ergometrischen Test die Belastbarkeit ermittelt, beispielsweise 100 Watt. Diese wird nach dem Körpergewicht in Laufgeschwindigkeit unter Zuhilfenahme der Tabelle in Abbildung 42 umgerechnet. Die oben graphisch dargestellten Dreiecke werden mit Fahnen ausgeflaggt, wobei der wenig belastbare Patient ein kleines, der gut belastbare ein großes Dreieck in 1 min umrundet. Der Patient lernt so, in der Gruppe und trotzdem mit individuellem Tempo zu laufen. Nach dem Erlernen dieser Laufgeschwindigkeit kann dann auf solche Hilfen verzichtet werden. Die weitere Kontrolle der Einhaltung der entsprechenden Belastungsintensität erfolgt über die Pulsfrequenz.

Auf diese Art und Weise lernt der Patient trotz des Laufens in der Gruppe, sein individuelles Tempo einzuhalten. Nach Erlernen dieses Tempogefühls kann auf die pädagogische Hilfe des Dreieckslaufs verzichtet werden. Die Kontrolle erfolgt dann über die Pulsfrequenz.

Bei diesem Modell handelt es sich selbstverständlich nur um ein Beispiel, das die Möglichkeit der Umsetzung medizinischer Daten über die Belastbarkeit eines Herzpatienten in die

Sportpraxis demonstriert. Hier zeigt sich die enge Zusammenarbeit zwischen Arzt und Sportlehrer in der Betreuung des Postinfarktpatienten. Der Arzt gibt gewissermaßen den Rahmen vor, den der Sportlehrer sinnvoll ausfüllt. In diesem Zusammenhang soll nochmals die Notwendigkeit einer *dosierten und kontrollierten Belastung* unterstrichen werden. Besonders gegen die *Pulskontrolle* durch den Patienten werden häufig Einwände erhoben. Zur Bewertung der Belastungsintensität sei der Puls durch die Zählfehler des Patienten sowie durch krankheitsbedingte bzw. medikamentös verursachte Veränderungen im Frequenzverhalten nur ein schlechter Parameter. Zum anderen würde der Patient durch die ständige Pulskontrolle neurotisiert und unablässig an seine Krankheit erinnert.
Aus der praktischen Erfahrung kommen wir hier zu gegenteiligen Ansichten. Das regelmäßige „Ritual" des Pulszählens ruft dem Patienten ebenso wie dem Sportlehrer und dem Arzt immer wieder in Erinnerung, daß es sich hierbei um keine allgemeine Freizeitgruppe, sondern um Patienten mit einer schwerwiegenden kardialen Erkrankung handelt. Trotz aller Werteinschränkungen der Pulsfrequenz als Kriterium der Belastungsintensität stellt sie praktisch die einzig mögliche Kontrolle dar. Der allgemeine, subjektive Eindruck einer Überbelastung setzt eine sorgfältige und ständige Beobachtung aller Patienten durch den Arzt voraus, die kaum realisierbar ist. Wir haben die Erfahrung gemacht, daß in den Gruppen, in denen Pulskontrollen abgelehnt werden, stichprobenartige Überprüfungen teilweise erhebliche Überbelastungen der Patienten aufzeigen. Zur Werteinschränkung der Pulsfrequenz durch medikamentöse und sonstige Ursachen ist zu sagen, daß diese Veränderungen selbstverständlich bei der Festlegung der Sollpulsfrequenz für den Patienten berücksichtigt werden müssen. In diesem Zusammenhang kann auf den Abschnitt „Körperliche Belastung und kardiale Medikation" verwiesen werden. Zusammenfassend zur Pulsfrequenz als Kontrollparameter soll das Wort von *Churchill* hinsichtlich der Demokratie abgewandelt werden: „Die Pulsfrequenz ist sicher das schlechteste Kriterium der Belastungsintensität, aber es existiert leider kein besseres für die Praxis."

Wertung der Sportarten aus der Sicht des Koronarpatienten

Das *Laufen* stellt keineswegs die einzige, für den Patienten zu empfehlende Belastungsform dar. Wenn man heute die Literatur zur Frage der für den Koronarpatienten anzuratenden Belastungsformen durchsieht, so gewinnt man häufig den Eindruck, daß nur Ausdauerbelastungen, insbesondere Laufen oder Ergometerfahren, geeignet seien. Solche Vorstellungen werden vorwiegend mit Kreislauf- und Stoffwechseluntersuchungen begründet, die aufzeigen, daß lediglich Ausdauerbelastungen einen Effekt auf die Hämodynamik und den Metabolismus erwarten lassen. Auf der anderen Seite ist auch und gerade der Koronarpatient keineswegs als reines Herz-Kreislauf-Stoffwechsel-Wesen aufzufassen. Die eingangs aufgezeigten Ziele des Sports sind vorwiegend von einer ganzheitlichen Sicht des Patienten bestimmt. Mit dem Sport soll keineswegs allein das Herz-Kreislauf-System, sondern der Patient als Ganzes in seiner gesamten Motorik und auch in seiner Psyche angesprochen werden. So finden sich auf der anderen Seite aus einer mehr sportpädagogisch und psychologisch orientierten Sicht Programme für Koronarpatienten, in denen die Ausdauerbelastung praktisch keine wesentliche Rolle spielt (siehe beispielsweise *Hopf* und *Kaltenbach*, 1977).
Innerhalb solcher Extreme sollte ein vernünftiger Mittelweg gefunden werden. Aus diesem Grund wird in den von uns betreuten Sportgruppen ein universales Sportprogramm angeboten, das möglichst umfangreich die Gesamtmotorik und die Psyche des Patienten beeinflußt. Im Zentrum eines solchen Programms steht dabei allerdings die Ausdauerbelastung, da nur von ihr direkte therapeutische Beeinflussungen im Sinne der Ökonomi-

sierung der Herz-Kreislauf-Funktion und der erwünschten Stoffwechselanpassungen zu erwarten sind. Diese Ausdauerbelastung wird ergänzt durch ein gymnastisches Programm, das Koordinationsvermögen, Beweglichkeit und Muskulatur schulen soll, sowie durch das Spiel, das der psychischen Abreaktion von Streßfaktoren ebenso dient wie der Motivation zur Teilnahme auf Dauer.
Unter den Ausdauerbelastungen wurde eingangs das Laufen besonders hervorgehoben, da ihm unter vergleichbaren Bewegungsformen eine Reihe von Vorteilen zukommt: *Laufen* stellt keine großen Ansprüche hinsichtlich des Sportgeräts wie beispielsweise Schwimmen, Rudern, Fahrradfahren oder Skilanglauf. Von der Hämodynamik (siehe Abschnitt „Die Herzarbeit unter dynamischer Belastung") ist das Laufen durch den praktisch fehlenden Krafteinsatz und die große eingesetzte Muskelmasse als besonders günstig zu bewerten. Laufen stellt darüber hinaus keine wesentliche koordinative Beanspruchung dar. Die Umrechnungsmöglichkeit der Wattleistung am Fahrradergometer in Laufgeschwindigkeit, wie sie eingangs zu diesem Abschnitt aufgezeigt wurde, wäre beispielsweise für Schwimmen nicht möglich, da hier Unterschiede in der Schwimmtechnik bei gleicher Schwimmgeschwindigkeit zu ganz erheblichen Differenzen in der individuellen Herz-Kreislauf-Belastung führen. Das Laufen erfüllt somit am besten die Forderung nach einer individuell auch in der Gruppe dosier- und kontrollierbaren Sportart.

Alternativ zum Laufen können mehr oder minder günstig auch die anderen Ausdauerbelastungsformen eingesetzt werden. Hinsichtlich der Unterschiede, besonders bezüglich der Verschiedenheiten in der Kreislaufreaktion, darf gleichfalls auf den Abschnitt „Die Herzfunktion unter körperlicher Belastung" verwiesen werden. Die wichtigsten sportmedizinischen Gesichtspunkte zu den alternativen Ausdauerbelastungen sollen hier kurz zusammengefaßt werden: *Fahrradfahren* besitzt gegenüber dem Laufen den Nachteil, daß die eingesetzte Muskelmasse geringer und die eingesetzte Kraft größer ist. Dies führt allerdings nur zu mäßig höheren Blutdruckanstiegen. Als Vorteil des Fahrradfahrens ist die Tatsache zu sehen, daß hier das Körpergewicht getragen wird. Dies ist besonders günstig für den Übergewichtigen oder für den Patienten, der infolge von Skelettschäden (Arthrosen) nicht laufen kann.
Dem Fahrradfahren kommt in Form des *Ergometertrainings* ein besonders hoher Stellenwert in der frühen Phase der kardialen Rehabilitation zu. Hier ist es möglich, die Belastung exakt zu dosieren. Im späteren Verlauf, nach Ausgleich des durch den krankheitsbedingten Bewegungsmangel erlittenen Leistungsverlustes, ist eine solche Genauigkeit im allgemeinen nicht mehr erforderlich. Ergometerfahren wird auf die Dauer als langweilig empfunden. Die zahlreichen Anfragen von Koronarkranken oder auch Koronargesunden nach dem für sie optimalen Ergometer kann man meist mit dem Hinweis beantworten, daß der Trainingsanzug und die Turnschuhe ein solches Gerät überflüssig machen. Die meisten zu Übungszwecken erworbenen Geräte beenden ihr Dasein einsam in Kellergewölben, wenn der anfängliche Neuigkeitswert für den Besitzer abgeflaut ist. Hinzu kommt, daß die billigeren *Heimtrainer* meist nicht exakt einstellbar sind und über keine hinreichende Schwungmasse verfügen, so daß das Fahren auf ihnen kein Vergnügen darstellt. Bis auf sehr wenige Ausnahmen, bei denen es bei stark eingeschränkter Belastbarkeit auf eine sehr exakte Dosierung des Trainingsprogramms ankommt, ist daher die vom Patienten oft gewünschte Verordnung eines solchen Heimtrainingsgerätes gegenüber der Krankenversicherung nicht erforderlich. Es gibt nur sehr wenige Patienten, die an eine disziplinierte Lebensführung gewohnt sind und die auf Dauer ein ergometrisches Training regelmäßig absolvieren.

Folgende wesentliche Gesichtspunkte für das Schwimmen sind herauszuheben: Das *Schwimmen*, gerade für den Patienten nach

Herzinfarkt im Rahmen der Rehabilitation, stellt immer wieder ein erheblich kontrovers diskutiertes Thema dar. Auf der einen Seite ist das Schwimmen eine sportmedizinisch ideale Sportart. Es gehört zu den Ausdauersportarten, es zeichnet sich beispielsweise gegenüber dem Laufen dadurch aus, daß es auch von übergewichtigen oder gehbehinderten Patienten, insbesondere von solchen mit schwereren Arthrosen, ausgeübt werden kann. Das Körpergewicht wird hier ähnlich wie auch beim Fahrradfahren durch das Sportgerät, in diesem Fall Wasser, weitgehend getragen. Gegen diese positive Bewertung des Schwimmens spricht die Tatsache, daß eine Reihe von Berichten darüber vorliegt, daß zahlreiche Zwischenfälle gerade beim Schwimmen aufgetreten sind. Unter 13 Todesfällen während körperlicher Aktivität, die in der Rehabilitationsklinik Höhenried innerhalb von 10 Jahren beobachtet wurden, ereigneten sich 10 beim Schwimmen (*Halhuber*, 1972). Die Ursache hierfür ist der der *Tauchbradykardie* zugrundeliegende Vagusreflex. *Samek* (1978) beobachtete telemetrisch beim Schwimmen von Postinfarktpatienten überraschende und gefährliche Rhythmusstörungen, die hierauf zurückgeführt werden können. Neben diesem Mechanismus spielen bei den beschriebenen Todesfällen möglicherweise auch noch andere Teilursachen eine Rolle, beispielsweise die Erhöhung des venösen Rückstroms durch die Einwirkung des hydrostatischen Drucks auf die Hautgefäße, die zeitweise auftretende Preßatmung, Angstreaktionen bzw. die Überforderung durch unkontrollierte Belastung.

Aus diesen Verhältnissen sollte allerdings nicht grundsätzlich der Schluß gezogen werden, Koronarpatienten in allen Fällen das Schwimmen zu verbieten. Patienten mit hinreichender myokardialer Belastbarkeit kann es durchaus erlaubt werden, grundsätzlich sollten allerdings solche Patienten ausgeschlossen werden, bei denen eine Tendenz zu gefährlichen Rhythmusstörungen bekannt ist. Bei der Kontrolle der Belastungsintensität ist gleichfalls die Tauchbradykardie zu berücksichtigen. Beim Schwimmen ist die gleiche Pulsfrequenz im Verhältnis zum Laufen ein Zeichen einer wesentlich höheren Belastung. Wir raten unseren Infarktpatienten innerhalb des ersten Halbjahres nach Infarkteintritt vom Schwimmen ab. Es gibt allerdings eine Reihe von Rehabilitationszentren, in denen Wassergymnastik mit Erfolg im Rahmen von Anschlußheilverfahren eingesetzt wird. Dies bedarf einer besonders sorgfältigen Auswahl und Kontrolle der Patienten. Im späteren Verlauf kann das Schwimmen durchaus empfohlen werden, eine hinreichende Belastbarkeit ohne Zeichen einer Belastungsinsuffizienz (mindestens 1 Watt/kg Körpergewicht) sowie das Fehlen einer Tendenz zu schwerwiegenden Rhythmusstörungen vorausgesetzt. Wird Schwimmen im Rahmen einer überwachten Koronargruppe durchgeführt, so setzt dies gleichfalls eine sehr sorgfältige Kontrolle der Patienten durch den Sportlehrer voraus. Als *optimale Wassertemperatur* haben sich ca. 27 °C erwiesen. Kälteres Wasser ist ungünstig, da angesichts der vergleichsweise geringeren Bewegungsintensität des Koronarpatienten die Gefahr der Auskühlung besteht. Schwimmen in Thermalbädern bringt durch die Wärmeregulation eine doppelte Kreislaufbelastung mit sich und ist daher ungünstig.

Im Zusammenhang mit der Besprechung der Auswirkungen von Wasser und Temperatur auf den Kreislauf des Koronarpatienten bietet es sich an, auch das Stichwort *Sauna* zu erwähnen, da zu diesem Thema ein großes Informationsbedürfnis besteht. Der Druckanstieg beim Eintauchen ins Wasser wird besonders beim Sprung ins Kältebecken deutlich, hier wurden von *Bachmann* (1970) Druckwerte von mehr als 300 mmHg systolisch gemessen. Wie im einzelnen im Abschnitt „Der arterielle Druck“ besprochen, stellt dies im wesentlichen die Konsequenz der Überlagerung des Wasserdrucks dar. Wegen der hydrostatischen Drucküberlagerung ist dieses Kreislaufverhalten nicht die wesentliche Begründung für die Gefährlichkeit der plötzlichen Abkühlung. Entscheidend und für den

Herzkranken gefährlich ist der *plötzliche vegetative Reiz.* Es kommt zu einem drastischen gleichzeitigen Vagus- und Sympathikusreiz. Während der Vagus vorwiegend am Vorhof angreift und diesen verlangsamt, aktiviert der Sympathikus die ventrikulären Erregungsbildungszentren. Dies stellt die „ideale" Situation dar, um Kammerflimmern auszulösen. Aus diesem Grund sollte der Postinfarktpatient den Sprung ins kalte Wasser meiden. Auch der Kaltwasserreiz durch Abduschen kann in gleichem Sinne gefährlich werden.

Im übrigen wird aber im allgemeinen sowohl die *Trainingswirksamkeit* der Sauna wie auch ihre Gefährlichkeit weitgehend überschätzt. Die Kreislaufbelastung in der Sauna ist verhältnismäßig gering. Untersuchungen von *Eisalo* (1975) mit der Farbstoffverdünnungskurve zeigten nur einen Anstieg des Minutenvolumens auf ca. 10 l/min bei gleichzeitigem Abfall des peripheren Widerstandes um 40%, entsprechend der Kreislaufreaktion bei einer Belastungsintensität von 75 Watt, vergleichbar einem lockeren Traben. Bei dieser geringen Belastung wird durch die Sauna kein direkter Trainingsreiz auf den Kreislauf ausgeübt. Auf der anderen Seite kann dem Postinfarktpatienten, der regelmäßig an einem Sportprogramm teilnimmt, im allgemeinen auch die Teilnahme an der Sauna erlaubt werden. *Voraussetzung* ist aus den genannten Gründen das Verbot, ins kalte Wasser zu springen. Weiterhin sollte der Patient sich langsam an die Sauna gewöhnen, die Dauer von 10 Minuten Aufenthalt im Saunaraum und die Temperatur von 80 bis 90°C sollten nicht überschritten werden. Nach der Sauna empfiehlt sich ein handwarmes Abduschen bzw. ein langsames Ausschwimmen in 24 bis 27°C warmem Wasser. Da es nach der Sauna durch die Thermoregulation zu einer hypotonen Phase kommt, sollte genügend Zeit für das Liegen im Ruheraum einkalkuliert werden.

Unter Berücksichtigung dieser Vorsichtsmaßnahmen haben wir bei Patienten nach Herzinfarkt im Zusammenhang mit der Sauna keine Probleme erlebt. Aus Vorsicht sollte man dem Infarktpatienten den Besuch allerdings frühestens $^1/_2$ Jahr nach Eintritt des Infarktes erlauben. Während die Sauna keinen direkten Trainingsreiz auf das Herz-Kreislauf-System ausübt, ist sie andererseits eine vorzügliche Methode zur Verbesserung der Anpassungsfähigkeit an unterschiedliche Situationen. Der Druckanstieg durch den Kaltwasserreiz im Anschluß an die Sauna eignet sich besonders zur Verbesserung der Kreislaufregulationsverhältnisse bei Patienten mit funktionellen Kreislaufstörungen wie Hypotonie oder orthostatischem Syndrom.

Das *Rudern* stellt eine Belastungsform dar, die zumindest in ihrer sportlich durchgeführten Variante für den Koronarpatienten aus mehreren Gründen als ungünstig angesehen werden muß. Auf die hämodynamischen Nachteile, den rhythmisch ausgeführten hohen Krafteinsatz mit entsprechend steilen Drucksteigerungen, wurde bereits im Abschnitt „Die Herzfunktion unter körperlicher Belastung" hingewiesen. Darüber hinaus ist Rudern zwar eine typische Ausdauerbelastungsform, auf der anderen Seite wird sie meist in Mannschaften durchgeführt, die das Prinzip der individuell dosierten und kontrollierten Belastung nicht realisieren lassen. Der Koronarpatient, der beispielsweise in einem Vierer-Boot mitrudert, muß sich im Rhythmus nach den oft wesentlich leistungsfähigeren Mitruderern richten. Selbst wenn der rudernde Koronarpatient nicht, wie dies auch gelegentlich passiert, ins Wasser fällt und damit Gefahr läuft, ein Kammerflimmern auszulösen, bestehen somit gegen das Rudern Bedenken.

Nach den bisherigen Ausführungen ist Laufen als günstig, Rudern als ungünstig zu betrachten. Auf der anderen Seite läßt sich gerade an diesen Beispielen aufzeigen, daß es im Sport mit Herzpatienten häufig weniger auf eine qualitative als auf eine quantitative Betrachtung ankommt. Die gelegentlich dogmatisch umkämpfte Frage, welcher Sport günstig und welcher ungünstig ist, ist oft weniger wichtig als die Frage, in welcher Form der Sport durchgeführt wird. So ist Laufen im Prinzip eine vernünftige Sportform, wenn dies allerdings unter leistungssportlichen Aspekten geschieht, etwa unter dem Motto „Marathonlauf nach Herzinfarkt“, so ist Laufen sicher gefährlicher als eine vernünftig durchgeführte sportliche Aktivität in Form von Rudern. Die oben ausgeführten Bedenken gegen das Rudern lassen sich dann zerstreuen, wenn in Einer-Booten gerudert wird, die entsprechend breit und kentersicher sind, und wenn der Koronarpatient angehalten wird, auf den hohen Krafteinsatz zu verzichten und das Rudern in einer dem Wanderrudern entsprechenden Form durchzuführen.

Als letzte Ausdauerbelastungsform für den Koronarpatienten sollen 2 Sportarten erwähnt werden, für die die *größere Höhe* charakteristisch ist, nämlich das Bergwandern bzw. das Skilanglaufen. In diesem Zusammenhang wird vom Koronarpatienten häufig die Frage gestellt, bis zu welchen Höhen er sich unbedenklich aufhalten bzw. körperlich belasten dürfe. Theoretisch ist bei den Reserven, die die Sauerstoffbindungskurve beinhaltet, das Blut auch in größeren Höhen bis zu 2000 m immer voll mit Sauerstoff aufgesättigt. Die Erfahrung hat allerdings gezeigt, daß die Belastbarkeit schon bei deutlich geringeren Höhen eingeschränkt ist. So haben wir bei Vergleichsuntersuchungen gesehen, daß bei gleicher ergometrischer Belastung einer skilanglaufenden Koronargruppe im Schwarzwald (Höhe 1300 m) im Vergleich zu Köln (Höhe ca. 50 m) die Pulsfrequenz um ca. 10 Schläge pro Minute erhöht ist und Rückbildungsstörungen eher beobachtet werden (Abb. 48).
Möglicherweise ist diese Beobachtung mit der Häufigkeit pulmonaler Diffusionsstörungen zu erklären, angesichts des oft erheblichen früheren Nikotinkonsums der Koronarpatienten. Aus diesem Grunde sollte man dem Koronarpatienten von Belastungen in Höhen über 1000 m innerhalb des ersten Jahres abraten. Dem gut belastbaren Patienten kann man auf der anderen Seite nach dieser Frist Belastungen auch bis in einer Höhe von 2000 m ohne Probleme erlauben, insbesondere wenn er gelernt hat, seine eigene Belastungssituation zu kontrollieren. Von *Halhuber* (1981) stammt darüber hinaus der für den Patienten gleichfalls nützliche Hinweis, daß man ihm den Aufenthalt in sogenannten kommerziellen Höhen erlauben darf, d. h., er darf sich bis in Höhen vorwagen, in denen Wirtschaftsbetriebe vorhanden sind. Vor sportlichen Belastungen in größeren Höhen, also alpinem Bergsteigen, sollte man ihm sicherlich abraten. Während dem *Wandern* im allgemeinen wegen der mangelnden Belastungsintensität keine Trainingswirksamkeit auf das Herz-Kreislauf-System zukommt, kann beim *Bergwandern* ein solcher Effekt erwartet werden. Als Kriterium einer hinreichenden Belastungsintensität ist beim Kreislaufgesunden das Erreichen der Trainingspulsfrequenz von 180 minus Lebensalter anzunehmen. Beim Koronarpatienten muß dies entsprechend der eingenommenen Medikamente wie Betablocker modifiziert werden.
Als besonders günstige, aber nicht unproblematische Belastungsform für den Koronarpatienten hat sich das *Skilanglaufen* erwiesen. Von der Physiologie des Bewegungsablaufes kann diese Belastungsform als ideal bezeichnet werden, da sie zumindest beim Laufen in der Ebene mit nur sehr geringem Krafteinsatz verbunden ist. Andererseits ist die eingesetzte Muskelmasse sehr hoch, durch den Stockeinsatz werden alle 4 Extremitäten belastet, es wird gewissermaßen der „Vierfüßlergang“ nachgeahmt. Die eingesetzte Muskelmasse ist sogar größer als beim Laufen. Technisch ist der Langlauf auch vom bis dahin skiungewohnten Koronarpatienten rasch soweit erlernbar, daß eine Fortbewegung möglich ist. Die Verletzungsgefahr ist im Gegensatz zum alpinen Skilauf durch die niedrigen Geschwindigkeiten sowie durch die lockere Verbindung zwischen Fuß und Ski gering. Besondere Bedeutung kommt dem hohen Motivationscharakter durch die Bewegung in reizvoller Umgebung zu.
In diesem Punkt liegt andererseits aber auch

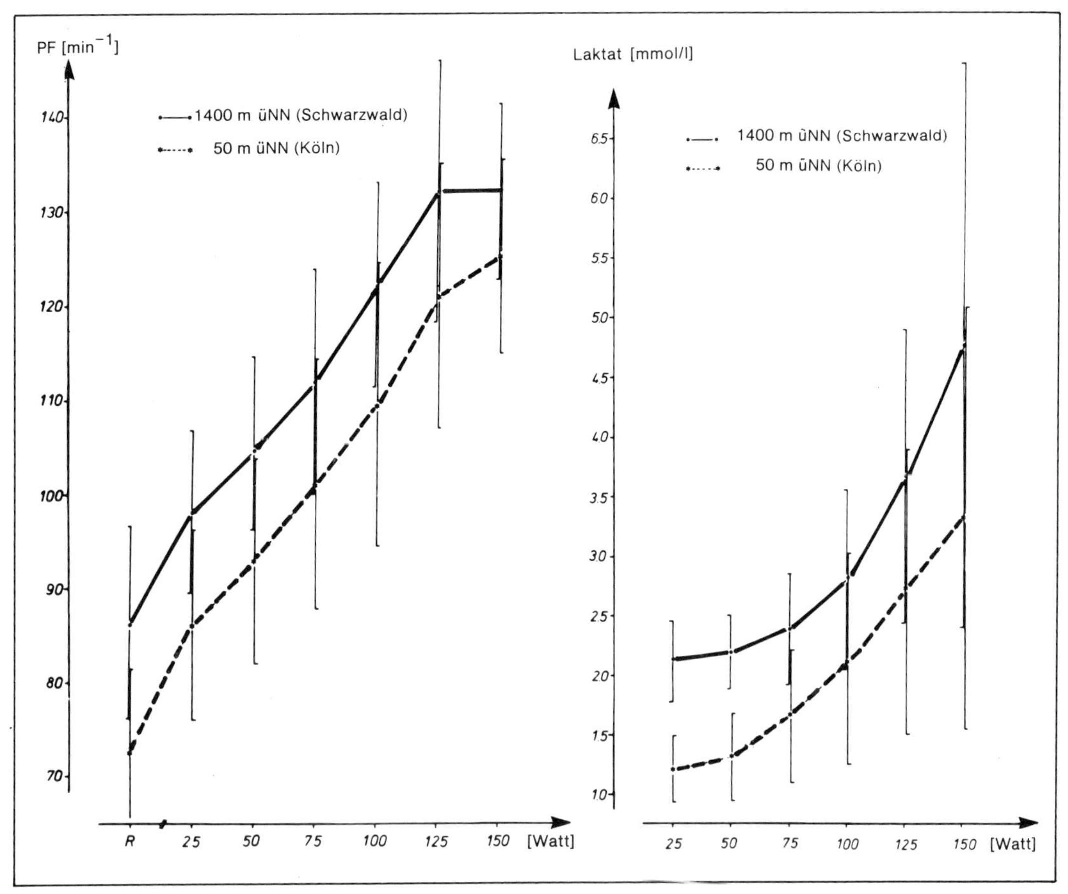

Abb. 48 Die Abbildung stellt die Pulsfrequenz und das Serumlaktat bei gleicher Belastung dar, gemessen an den Mitgliedern einer Kölner Koronargruppe, einmal in ihrer Heimatstadt und zum zweiten Mal im Verlaufe einer Skilanglaufwoche auf dem Feldberg im Schwarzwald (zusammengestellt von *Jakob*, in Vorbereitung). Trotz der vergleichsweise nur mittleren Höhe findet sich für gleiche Belastungen eine deutliche Erhöhung der Frequenz und des Laktatspiegels.

der erste *Nachteil* dieser Sportart. Der Stimulus der Bewegung in reizvoller Umgebung führt leicht dazu, daß die persönlichen Grenzen außer acht gelassen werden. Die Versuchung liegt nahe, das Skierlebnis häufig an einem einzigen Wochenende voll auszukosten. Der Zwang, innerhalb der Gruppe in einer vorgespurten Loipe mitzuhalten, läßt die Forderung nach einer individuellen Belastung zu kurz kommen. Hinzu kommen Außenfaktoren wie die Klimaänderungen, insbesondere der Kältereiz, der bei vielen Patienten eine Kälte-Angina auslösen kann. Einen nicht zu vernachlässigenden Faktor stellt die zusätzliche Belastung durch das gesellige Beisammensein der Gruppe im „Après-Ski" dar, wobei auch dem Alkohol eine gefährliche Rolle zukommen kann.

Diese Nachteile machen es verständlich, daß immer wieder über Zwischenfälle beim Skilanglauf berichtet wird. Unsere eigenen Erfahrungen im Rahmen der Kölner Koronargruppen sind zwar insgesamt positiv, es traten jedoch im Vergleich zu anderen Belastungsfor-

men beim Skilanglauf überdurchschnittlich viele kardiologische Komplikationen auf, die ein Eingreifen des betreuenden Arztes erforderlich machten. Die wichtigsten unter ihnen waren der Fall eines Kammerflimmerns während des Skilanglaufs sowie ein Reinfarkt bei einem Teilnehmer ohne wesentliche vorausgegangene körperliche Belastung. Skilanglauf für den Koronarpatienten kann zwar empfohlen werden, es sind jedoch eine besonders sorgfältige Vorbereitung, Beschränkung der Laufzeit sowie Intensitätskontrolle über die Pulsfrequenz erforderlich.
In diesem Zusammenhang bietet es sich an, auch einen Kommentar zur Möglichkeit des *alpinen Skilaufs* für den Koronarpatienten zu geben, eine Frage, die gleichfalls von vielen Patienten gestellt wird. Grundsätzlich stellt das alpine Skilaufen vorwiegend Anforderungen an Kraft, Beweglichkeit und Koordinationsvermögen. Arterielle Messungen von *Bachmann* (1970) haben teilweise sehr hohe Druckanstiege gezeigt. Ein Trainingseffekt auf das Herz-Kreislauf-System ist nicht zu erwarten. Hinzu kommt die hohe Verletzungsgefährdung. Alpiner Skilauf ist dem Koronarpatienten von daher nicht zu empfehlen. Ein Postinfarktpatient sollte nicht versuchen, diese Sportart zu erlernen.
Anders stellt sich hingegen die Frage bei einem ehemaligen alpinen Skisportler, der einen Infarkt erlitten hatte. Hier kann man im Einzelfall die Wiederaufnahme des Skisports erlauben. Voraussetzungen sind eine hinreichende körperliche Belastbarkeit sowie eine psychische Stabilität des Patienten, die genügend Selbstkritik und Eigenkontrolle erwarten läßt, um Überbelastungen zu vermeiden. Die mögliche Verletzungsgefahr des begeisterten alpinen Skiläufers sollte auch in Überlegungen hinsichtlich der Fortführung einer eventuellen *Antikoagulantienbehandlung* mit einfließen. Da der Stellenwert einer Dauerantikoagulation sowieso umstritten ist, könnte dies der Anlaß sein, in solchen Fällen die Antikoagulantienbehandlung abzusetzen. Praktisch identische Überlegungen hinsichtlich der Kreislaufbelastung, des möglichen Trainingseffektes und der Verletzungsgefahr gelten für Koronarpatienten in bezug auf den *Reitsport.*

Im Sinne der obigen Ausführungen über Zielvorstellung des Sports für den Koronarpatienten kommt auch der *Gymnastik* eine wesentliche Bedeutung zu. Durch sie sollen vorwiegend die motorischen Eigenschaften, Koordinationsvermögen, Beweglichkeit und muskuläre Kraft beeinflußt werden. Grundsätzlich kann eine Gymnastik aber auch in einer Form durchgeführt werden, die einen Ausdauereffekt mit sich bringt. Eine *Koordinationsverbesserung* ist auch für den Koronarpatienten wesentlich. Eine größere Bewegungsökonomie bringt es mit sich, daß auch bei eingeschränkter Belastbarkeit durch einen besseren Wirkungsgrad eine relativ größere Leistung erbracht werden kann. Dies gilt selbstverständlich in besonderem Maße im Rahmen der Koronarübungsgruppe. Die Verbesserung der *Beweglichkeit* hat zwar keinen direkten Effekt auf das Herz-Kreislauf-System, ist aber aus allgemein motorischen Gründen auch für den Koronarpatienten von Wichtigkeit. Hinsichtlich der Bedeutung der Gymnastik zur *Kraftentwicklung* kann auf die Ausführungen im Abschnitt „Die Herzarbeit unter statischer Belastung" verwiesen werden.
Grundsätzlich sind Kraftbelastungen zwar ungünstig durch den hohen Druckanstieg, andererseits ist zu jeder Form von Bewegung Muskulatur erforderlich. Je geringer die Muskelmasse des Koronarpatienten, um so höher ist der sympathische Antrieb, der selbst bei kleinen muskulären Anforderungen von der relativ überbelasteten Muskulatur ausgeht. Zu jeder Belastungsform, auch zu Ausdauerbelastungen und Spielformen, ist Muskulatur notwendig. Aus diesem Grund sollten im Rahmen eines gymnastischen Programms mindestens einmal sämtliche großen Muskelgruppen angesprochen werden. Selbstverständlich sollte ein solches Training zur Kraftentwicklung stets im unteren Bereich der individuellen Möglichkeiten stattfinden, um überhöhte Druckanstiege zu vermeiden. 50 %

der willkürlich maximal entfaltbaren Kraft können als anzustrebende Grenze gelten. Streng zu untersagen sind – aus den im Abschnitt „Valsalva-Mechanismus“ geschilderten Gründen – maximale Kraftbelastungen, die mit Preßdruck einhergehen.
Da in Hinblick auf die stärkeren Druckanstiege unter statischer Belastung oft allzu dogmatisch auch jede Form der submaximalen Kraftbelastung abgelehnt wird, sollten entsprechende Befürchtungen unter Hinweis auf die Befunde von *Ferguson* (1981) zerstreut werden, der selbst bei einer Handgriffbelastung von 70% der Maximalkraft noch eine geringere Koronardurchblutung fand als bei fahrradergometrischer Arbeit, die bei den gleichen Koronarpatienten eine Angina pectoris auslöste. Bei geringgradigen statischen Belastungen wird der sauerstoffsteigernde Effekt des Druckanstiegs im Vergleich zur dynamischen Belastung durch die nur mäßige Frequenzsteigerung ausgeglichen.

Die einzige motorische Belastungsform, die im Sport mit Koronarpatienten nicht zur Anwendung kommen sollte, ist die *Schnelligkeit.* Schnelligkeitsbelastungen haben keinen Trainingseffekt für das Herz-Kreislauf-System, sie gehen stets mit dessen Überforderung einher und bei längerer Dauer deshalb mit einer Azidose. Hinzu kommt die mögliche orthopädische Gefährdung besonders beim älteren Menschen durch Muskelüberdehnungen und Faserrisse.
Einer besonderen Diskussion bedarf die Durchführung von *Spielen* mit Koronarpatienten. Aus streng physiologischer und pathophysiologischer Sicht sollte man Spielformen ablehnen, da sie zu Überforderungen und Verletzungen Anlaß geben können. Dies formuliert *Jahnecke* (1974) für Hochdruckpatienten in einem Satz, der in noch verstärktem Maße auch für den Postinfarktpatienten gelten könnte: „Wir verbieten unseren Hochdruckkranken, auch wenn sie sich als noch so vernünftig bezeichnen, grundsätzlich alle Sportarten, bei denen es am Schluß einen ‚Sieger‘ und einen ‚Verlierer‘ gibt, denn nur selten ist der Ehrgeiz ein Freund der Vernunft!“
Diese Ansicht erscheint gerechtfertigt, wenn man die für den Kreislaufpatienten bedenklichen Reaktionen berücksichtigt, die durch psychische Erregungen ausgelöst werden können. Im einzelnen sind diese in Abbildung 9 dargestellt. Besonders die Möglichkeit der Stimulation von gefährlichen Rhythmusstörungen ist hervorzuheben. *Stein* (1976) wies darauf hin, daß psychische Erregungen doppelt so häufig Rhythmusstörungen bewirken wie körperliche Belastungen.
Eine solche Haltung wird teilweise auch aus psychologischer Sicht unterstützt, wenn argumentiert wird, daß Wettspiele dem Infarktpatienten Gelegenheit geben, sein „Typ-A-Verhalten“ voll auszuleben, eventuell noch dazu animiert durch das Verhalten typischer „Typ-A-Sportmediziner“. Auf der anderen Seite sollte daran erinnert werden, daß der Mensch keineswegs das „Lauftier“ ist, als das er in der Literatur über Langlauf dogmatisch dargestellt wird. Der überwiegende Teil der Menschen, die in eine Sporthalle kommen, wird am meisten durch Spiele angesprochen. Der Mensch ist von daher viel eher als „Homo ludens“, also der spielende Mensch, zu bezeichnen. Entsprechend hat *Hüllemann* (1974) sein „Heidelberger Modell“, einer der ersten Ansätze, der sich wissenschaftlich mit den Koronargruppen befaßte, als „Ludensklub“ bezeichnet.
Den Patienten soll Gelegenheit gegeben werden, die psychischen Streßfaktoren, die sich im Laufe des Alltags aufbauen, im Spiel abzureagieren. Das Spiel motiviert darüber hinaus zur Teilnahme zum Wiederkommen, es stellt gewissermaßen den Anreiz dar, die „Pflichtmedizin“ der Ausdauerbelastung auf Dauer einzunehmen. Spiele können und sollten von daher Teil des Bewegungsprogramms für Infarktpatienten sein. Es ist im wesentlichen eine sportpädagogische Aufgabe, durch eine vernünftige Durchführung dafür zu sorgen, daß den möglichen Fehlern einer allzu ehrgeizigen und damit schädlichen Spielführung vorgebeugt wird.

Dies beginnt im wesentlichen schon bei der Auswahl der Spielform. Es entspricht dem Gedanken des Sports mit Koronargruppen, der davon ausgeht, daß es leichter ist, Probleme in der Gruppe zu bewältigen, hier Mannschaftsspiele Einzelspielen vorzuziehen. Darüber hinaus führen Einzelspiele, wie beispielsweise Tennis, wesentlich leichter zu Überforderungen, da sie weniger Gelegenheit zu Pausen geben. Leider ist das Spiel der Spiele in Deutschland das *Fußballspiel*, und so wird in zahlreichen Koronargruppen regelmäßig diese Sportart betrieben. Fußball ist ein ausgezeichnetes Beispiel einer Spielform für Koronarpatienten, wie sie nicht sein sollte. Der Sprint nach dem Ball bringt die Gefahr der Überforderung mit sich, der Zusammenstoß mit dem Gegner die Möglichkeit der Verletzung. Auch hier sollte daran erinnert werden, daß zahlreiche Koronarpatienten antikoaguliert sind. Ähnlich negativ zu bewerten sind Spiele wie *Handball* oder *Basketball.*

Bewährt haben sich dagegen die sogenannten *Mannschafts-Rückschlagspiele*, bei denen 2 Parteien durch eine Barriere voneinander getrennt sind. Als solche Spiele sind zu bezeichnen: *Volleyball*, *Prellball*, *Fußballtennis* (ein Spiel ähnlich dem Volleyball, bei dem der Ball mit dem Fuß über das Netz gehoben wird), in eingeschränktem Maße auch *Indiaka* und *Faustball.* Bei diesen Spielen sind die gegnerischen Mannschaften stets durch Netz oder Bank voneinander getrennt, der Nachbar des Einzelspielers ist der Mitspieler, den man schont, und nicht der Gegner, der angegriffen wird. Die Laufstrecken nach dem Ball sind verhältnismäßig kurz.
Darüber hinaus ist es Aufgabe des Sportlehrers, durch entsprechende Modifikation die Spielregeln für den Infarktpatienten zu entschärfen. In den Kölner Gruppen wird das *Volleyballspiel* bevorzugt. Bekanntlich ist gerade in diesem Spiel die Verletzungsgefahr am Netz sehr groß. Schmettern und Abblocken ist daher untersagt, ebenso das verletzungsträchtige Rückwärtslaufen der Spieler. Durch den Zwang, den Ball mindestens zwei- oder dreimal zu spielen, bevor er ins gegnerische Feld befördert wird, entsteht aus dem Gegeneinander mehr ein Miteinander. Besonders günstig ist es, wenn mehr als die notwendigen 6 Spieler für eine Mannschaft zur Verfügung stehen, wodurch im Rotationsverfahren ein Auswechseln und damit ein Pausieren ermöglicht wird. Auch dies Beispiel mag die Tatsache unterstreichen, daß dem Sportpädagogen bei der Durchführung der körperlichen Belastung von Infarktpatienten eine hohe Verantwortung zukommt. Unter den geschilderten Regelmodifikationen haben wir innerhalb einer nun fast 10jährigen Betreuung von Koronargruppen in Köln beim Volleyballspiel zwar eine Reihe von Verletzungen, jedoch keine ernsthaften Kreislaufkomplikationen erlebt. Die Überwachung der Herzfrequenzen und der Laktatwerte ergab, daß die Kreislauf- und Stoffwechselbelastung beim Volleyballspiel stets unter derjenigen lag, die unter den kontrollierten Bedingungen des Laufens erzielt wurde.

Eine besonders häufige Frage des sporttreibenden Koronarpatienten in der Praxis ist die nach der Möglichkeit, *Tennis* zu spielen. Tennis gehört zu den sogenannten *Einzel-Rückschlagspielen* und ist gemeinsam mit den verwandten Sportarten Tischtennis, Badminton und Squash zu betrachten. Zu dieser Frage wurden in unseren Gruppen spezielle Untersuchungen von *Weber* (1980) durchgeführt. Sie zeigten, wie dies auch zu erwarten war, daß insbesondere die beiden letztgenannten Sportarten, *Badminton* und *Squash*, für den Postinfarktpatienten generell abzulehnen sind. Aufgrund der zumindest zu Anfang rasch zu erlernenden Bewegungstechniken kommt auch beim Anfänger schnell ein rasantes Spiel mit sehr hohen Pulsfrequenz- und Laktatwerten zustande.
Anders sind dagegen Tennis und Tischtennis zu bewerten, bei denen der Anfänger sich aufgrund seiner mangelnden Technik zunächst kaum kardial überfordern kann. Für *Tischtennis* haben wir in unseren Koronargruppen die Erfahrung gemacht, daß der

ältere Beginner in dieser Sportart kaum mehr über das Stadium des „Ping-Pong"-Spielers hinauskommt. Tischtennis kann daher für eine Koronargruppe als durchaus brauchbare Spielform angesehen werden. Dies gilt natürlich nicht für den technisch versierten ehemaligen Tischtennissportler, der einen Infarkt durchgemacht hat. Entsprechende Technik vorausgesetzt, geht diese Sportart mit hohen metabolischen und kardialen Belastungen einher. Einem solchen Patienten wird man im allgemeinen die Wiederaufnahme seines Sports mit gutem Gewissen nicht erlauben können.

Im Gegensatz zum Tischtennis ist das *Tennis* durch vergleichsweise längere Laufstrecken gekennzeichnet. Nach den erwähnten Untersuchungen von *Weber* führt daher Tennis auch beim Anfänger relativ rasch zu hohen kardialen und metabolischen Belastungen. Diese Sportart wird man einem Koronarpatienten demnach nicht empfehlen. Anders ist hier allerdings die Problematik bei dem begeisterten ehemaligen Tennisspieler zu sehen, der nicht die Frage stellt, ob er Tennis spielen soll, sondern ob er wieder seine Sportart ausüben darf. Diese Erlaubnis wird man von den Besonderheiten des Einzelfalles abhängig machen müssen. Liegt der Infarkt genügend lange zurück, im Durchschnitt mindestens 1 Jahr, und ist eine genügend große Belastbarkeit von mindestens 125 Watt und mehr gegeben, so kann eine solche Erlaubnis im Einzelfall durchaus erteilt werden. Eine weitere Voraussetzung sollte eine hinreichende psychologische Stabilität des Patienten sein. Einen Spieler, der sich erfahrungsgemäß über jeden verlorenen Ball in einer Art und Weise erregt, die den nächsten Infarkt befürchten läßt, wird man kaum auf den Platz lassen dürfen. Wir raten weiterhin Patienten nach Herzinfarkt, die wieder Tennis spielen wollen, von der Teilnahme am Wettkampfsport ab; weniger günstig erscheinen darüber hinaus Einzelspiele, günstiger Doppelspiele mit schwächeren Partnern, im allgemeinen beispielsweise zusammen im Mixed mit der eigenen Ehefrau.

Die körperliche Belastbarkeit des Koronarpatienten nach Bypass-Operation oder Aneurysmektomie

Eine in der Praxis gleichfalls häufig gestellte Frage ist die nach der Möglichkeit des Patienten, nach einer *Bypass-Operation* am sportlichen Training teilzunehmen. Diese Frage wird sich in Zukunft um so häufiger stellen, je mehr diese Operation auch in der Bundesrepublik zu einem allen Koronarpatienten zugänglichen Routineverfahren werden wird. Natürlich ist auch beim Patienten nach einer Bypass-Operation die Möglichkeit der körperlichen Belastung im Einzelfall individuell abzuklären. Grundsätzlich erscheinen Patienten nach Bypass-Operationen jedoch als ein Kollektiv, das für Trainingsmaßnahmen besonders geeignet ist. Die Patienten, die einer Bypass-Operation unterzogen wurden, stellen ein ähnlich selektiertes Krankengut dar wie diejenigen, die an einer Koronargruppe teilnehmen. Es handelt sich hierbei meist um jüngere Patienten. In der Zusammenstellung von *Walter* (1982) waren in einem operierten Kollektiv über 90% der Patienten jünger als 60 Jahre. Zu den Voraussetzungen von Maßnahmen zu einer kardialen Revaskularisation gehört ein genügendes Ausmaß an funktionsfähigem Restmyokard, darüber hinaus kann davon ausgegangen werden, daß die Patienten, die sich einer solchen Operation unterziehen, auch sonst zur aktiven Mitarbeit im Rahmen einer Trainingsgruppe in besonderem Maße bereit sind.

Die der Operation vorausgegangene Koronarographie sowie die intraoperativen Befunde ergeben naturgemäß ein Optimum an Informationen über die kardiale Situation des Patienten und über dessen Belastbarkeit, die häufig zusätzlich durch die Operationsmaßnahme deutlich verbessert wird. Wie aus den zitierten Befunden von *Walter* hervorgeht, kommt es bei zahlreichen Patienten zu einer Normalisierung des pulmonalen Kapillardruckes im Belastungstest, die erreichte Wattstufe kann sich im Vergleich zu den präoperativen Befunden häufig erheblich verbessern.

Diese positiven Argumente werden durch eigene Erfahrungen belegt, nach denen bei den bypassoperierten Patienten in den von uns überwachten Koronargruppen bisher im Vergleich zum Gesamtkollektiv sehr selten kardiologische Probleme auftraten.

Eine weitere Gruppe von operierten Koronarpatienten wirft dagegen wesentlich größere Probleme auf, die Patienten nach einer *Aneurysmektomie*. Nach den ursprünglichen Richtlinien des Hamburger Modells, die als Aufnahmekriterien für die Koronartrainingsgruppen immer noch weitgehend Gültigkeit haben, ist das Vorhandensein bzw. schon der Verdacht auf das Vorhandensein eines hämodynamisch relevanten Aneurysmas Kontraindikation gegenüber der Empfehlung körperlichen Trainings für einen Postinfarktpatienten (siehe *Flöthner*, 1981). Die Frage stellt sich jedoch anders, wenn die Ursache dieser Gegenanzeige, das Aneurysma, operativ entfernt wurde.
In diesem Zusammenhang muß allerdings vor einer allzu simplifizierenden Betrachtung dieser Frage gewarnt werden. Patienten mit einem vorhandenen Aneurysma sind häufig wesentlich besser belastbar als solche nach einer Aneurysmektomie. Dies hängt mit den Kriterien der Indikationsstellung einer solchen Operation zusammen. Aneurysmektomierte Patienten stellen im allgemeinen eher eine negative Selektion dar. Nach *Blümchen* (1980) werden die meisten Aneurysmektomien wegen schwerwiegender, therapierefraktärer Herzrhythmusstörungen sowie wegen Zeichen einer Ruhe- oder Belastungsinsuffizienz gestellt. Nur in vergleichsweise wenigen Fällen wird diese Operation wegen der guten Abgrenzbarkeit des Aneurysmas und der Funktionstüchtigkeit des Restmyokards durchgeführt. Entsprechend war bei dem Vergleich zwischen einer konservativ behandelten Gruppe von Aneurysmapatienten und einer operierten Gruppe in der letzteren die Mortalität deutlich größer. Innerhalb eines Beobachtungszeitraums von 42 Monaten verstarben von 27 konservativ behandelten Patienten 3, während einer nur 11monatigen Nachbeobachtungszeit verstarben 4 von 24 aneurysmektomierten Patienten.
Die Angabe der relativ guten Prognose dieser offensichtlich positiv selektierten, konservativ behandelten Patienten läßt die grundsätzliche Ablehnung der Aufnahme von Aneurysmapatienten in Koronargruppen fraglich erscheinen. Nachdem 15 bis 35% aller transmuralen Myokardinfarkte zu einem Aneurysma führen (*Carstens*, 1982), ist davon auszugehen, daß unter den zahlreichen nichtinvasiv untersuchten Patienten, die im Rahmen von Koronargruppen ohne Probleme einem Training nachgehen, viele mit einem unbekannten Aneurysma zu finden sein dürften. Wir haben selbst eine Reihe solcher Fälle in den von uns überwachten Gruppen beobachtet, bei denen dieser Befund bei einer später durchgeführten Ventrikulographie bekannt wurde. Die grundsätzliche Ablehnung eines Trainings für Patienten mit Aneurysma beruht auf der Vorstellung, daß es hierdurch zu einer Überlastung des Restmyokards kommen könne, gewissermaßen dadurch, daß dieses Mehrarbeit durch ein Pumpvolumen in den Aneurysmasack hinein leisten müsse. Auf der anderen Seite wurde aufgrund pathologischer Befunde und angesichts der fehlenden Elastizität des Aneurysmasackes ein solcher Mechanismus bezweifelt (*Swan*, 1976). Von daher erscheint die Möglichkeit gerechtfertigt, auch den Patienten mit Aneurysma, so lange er hinreichend gut belastbar ist, zumindest in eine Koronarübungsgruppe aufzunehmen.
Der aneurysmektomierte Koronarpatient muß im Gegensatz zum nichtoperierten Aneurysmapatienten somit eher als besonderer Risikopatient gelten. Hämodynamische Untersuchungen zeigen, daß auch nicht davon auszugehen ist, daß durch die Operation eine wesentliche Besserung der Belastungshämodynamik erfolgt. Obwohl einzelne Autoren (z. B. *Jehle*, 1981) über eine Funktionsverbesserung des linken Ventrikels unter Belastung, gemessen an den pulmonalarteriellen Drücken, berichten, ist nach anderen Befunden (*Blümchen*, 1981) davon auszugehen,

daß es sich hierbei um Einzelfälle handeln dürfte. In der Summe gleicht sich die Zahl der Patienten, die sich unter der Operation verbessern mit denen, die sich verschlechtern, weitgehend aus. Solche Verschiedenheiten im operativen Ergebnis dürften mit Unterschieden in den Voraussetzungen (Größe des Aneurysmas, Ein- oder Mehrgefäß-Erkrankung) sowie in den operativen Möglichkeiten der Resektion bzw. zusätzlicher revaskularisierender Maßnahmen zu sehen sein.
Obwohl sich demnach objektiv der Leistungszustand des operierten Aneurysmapatienten kaum bessert, wird im Gegensatz dazu von den meisten Autoren einhellig berichtet, daß trotz dieser fehlenden objektiven Leistungssteigerung der Patient sich im Regelfall deutlich besser belastbar fühlt. Unter 29 von *Carstens* nachuntersuchten Patienten bezeichneten sich 10 als sehr gut und 12 als gut belastbar. Hier besteht offensichtlich ein eklatanter Gegensatz zwischen subjektivem Befinden und objektivem Befund.
Im Einzelfall muß daher der aneurysmektomierte Patient im Rahmen einer Koronargruppe mit großer Vorsicht beurteilt werden. Die Teilnahme an einer Koronarübungsgruppe wird häufig, die an einer Koronartrainingsgruppe nur selten möglich sein. Unsere eigenen Erfahrungen beziehen sich bisher nur auf die Zahl von 5 solcher Patienten, von denen allerdings 2 nun schon über mehrere Jahre an dem Sportprogramm teilnehmen und zumindest einen Versuch als gerechtfertigt erscheinen lassen.

Herzfehler

Die Belastbarkeit des Patienten mit einem Vitium

Die körperliche Belastbarkeit und das Ausmaß der zu erlaubenden sportlichen Aktivität sind bei Patienten mit angeborenen oder erworbenen Vitien überaus unterschiedlich. Der Zufallsbefund eines Vitiums gehört bei der kardiologischen sportmedizinischen Untersuchung zu den häufigsten relevanten Befunden. Es ist erstaunlich, wie leistungsfähig im einzelnen Sportler trotz eines vorhandenen Vitiums sein können. Die Frage nach der körperlichen Belastbarkeit ist daher stets im Einzelfall unter Berücksichtigung der speziellen hämodynamischen Gegebenheiten zu beantworten. Sie spielt zum einen eine besondere Rolle bei der Beratung innerhalb der Möglichkeit einer Teilnahme am Schulsport für Kinder mit Vitien, zum anderen kommt dieser Frage auch eine zunehmende Bedeutung innerhalb der kardialen Rehabilitation nach operativen Korrekturen zu.
Gerade innerhalb des *Schulsports* wird die Frage nach der Belastbarkeit häufig restriktiv beantwortet. Die Beobachtung, daß Kindern mit Vitien allzu schnell jede körperliche Aktivität verboten wird, ist leider sehr häufig zu machen. Dabei können im Einzelfall kleinere Vitien, etwa vom Typ eines Morbus Roger, die Leistungsfähigkeit praktisch unbeeinflußt lassen. Das vorschnelle Sportverbot geschieht hier entweder aufgrund von Gedankenlosigkeit oder aus einer Tendenz zur „over protection“ durch überängstliche Eltern oder allzusehr dem Sicherheitsdenken verhaftete Ärzte bzw. Sportlehrer. Selbst die Beobachtung, daß Kindern mit nur *funktionellen Herzgeräuschen* jede Teilnahme am Schulsport verboten wird, gehört leider nicht zu den großen Ausnahmen. Es ist zu bedenken, daß durch ein solches Verhalten Kinder in mehrfacher Weise geschädigt werden. Neben dem Verlust an allgemeiner Leistungsfähigkeit und Lebensfreude kommt es zu Schädigungen durch die fehlende soziale Integration des Kindes in die Gruppe.
Ein absolutes Verbot jeder körperlichen Aktivität kann es nur in Ausnahmefällen bei sehr schwerwiegenden, meist angeborenen Mehrfachmißbildungen geben. Im Regelfall wird man mit einem mehr oder minder ausgeprägten *Teilsportverbot* auskommen, beispielsweise mit dem Verbot bestimmter, besonders kreislaufbelastender Bewegungsformen bzw.

mit der Befreiung von Leistungsnachweisen im Sport.
Obwohl eine solche Klassifizierung stets nur aufgrund der Berücksichtigung der speziellen hämodynamischen Gegebenheiten des Einzelfalls geschehen kann, können folgende allgemeine Richtlinien gegeben werden, die von *Jüngst* (1977) erstellt wurden:
Grundsätzlich sind *druckbetonte Vitien*, also insbesondere Klappenstenosen, für die Belastbarkeit wesentlich ungünstiger als *volumenbetonte Herzfehler* wie Shuntvitien oder Klappeninsuffizienzen. Der Grund liegt zum einen darin, daß eine Volumenmehrarbeit für das Herz mit einem wesentlich geringeren myokardialen Sauerstoffbedarf einhergeht als druckbedingte Überlastung. Weiterhin steht bei druckbetonten Vitien die myokardiale Hypertrophie stärker im Vordergrund als bei der Volumenbelastung, dies hat die verstärkte Gefahr einer Koronarinsuffizienz unter Belastungsbedingungen zur Folge. Darüber hinaus verschlechtert sich die hämodynamische Situation beim druckbestimmten Vitium, da die erforderliche Steigerung des Herzminutenvolumens eine Erhöhung des Druckgradienten bewirken muß. Umgekehrt kommt es bei volumenbetonten Vitien eher zu einer Verbesserung, da durch den Abfall des Widerstandes in der Peripherie der relative Anfall des regurgitierenden Volumens vermindert wird.
Unter den druckbestimmten Vitien ist zunächst die *Pulmonalstenose* zu erwähnen. Liegt der rechtsventrikuläre Druck unterhalb von 50 mmHg, so ist keine wesentliche Einschränkung der Belastbarkeit zu erwarten. Trotzdem sollte aus grundsätzlichen Erwägungen bei jedem Träger eines Vitiums leistungssportliche Aktivität verboten werden. Teilnahme am Schul- oder auch Vereinssport ist jedoch möglich. Bei einem rechtsventrikulären Druck zwischen 50 und 100 mmHg kann je nach der subjektiven Symptomatik Schulsport erlaubt werden. Die Kinder sind jedoch von besonders kreislaufbelastenden Übungsformen (Ausdauerbelastungen, Zirkeltraining, Teilnahme an sportlichen Leistungsnachweisen) zu befreien. Bei Kindern mit rechtsventrikulären Druckwerten von mehr als 100 mmHg beantwortet sich im allgemeinen die Frage nach der Sportmöglichkeit schon aufgrund von deutlichen Ruhebeschwerden von selbst negativ. Wie in allen anderen Fällen ist es bei der Beurteilung der Belastbarkeit günstig, wenn hier nicht nur hämodynamische Daten aus Ruheuntersuchungen, sondern auch aus Belastungstests verfügbar sind.
Wesentlich problematischer als die Pulmonalstenose stellt sich die *Aortenstenose* dar. Für die Beurteilung ist es dabei nur von sekundärer Natur, ob die Einengung valvulär, supravalvulär oder subvalvulär bedingt ist. Die Empfehlungen hinsichtlich der Belastbarkeit sind deshalb besonders sorgfältig abzuwägen, da es hier relativ häufig zu unerwarteten Todesfällen während körperlicher Belastung kommen soll. In einzelnen Zentren wird daher bei der Aortenstenose grundsätzlich jede Form körperlicher Aktivität verboten.
Wir halten diese Praxis allerdings bei voll leistungsfähigen und beschwerdefreien Kindern bzw. Sportlern aus den eingangs erwähnten allgemeinen Gründen für sehr problematisch. Dagegen ist anzuführen, daß die im einzelnen im Abschnitt „Gefahrenmomente für das Herz durch den Sport“ dargestellten Mortalitätsstatistiken die Aortenstenose, von der obstruktiven hypertrophen Kardiomyopathie abgesehen, nur sehr selten aufzeigen. Darüber hinaus sind zahlreiche Träger von Aortenvitien bekannt, die ohne Probleme oft erstaunlich körperlich leistungsfähig sind. Im Falle eines Aortenvitiums sollte daher auf jeden Fall Leistungs- und Hochleistungssport verboten werden; die Teilnahme am Schulsport unter den bereits für die Pulmonalstenose angeführten Einschränkungen ist jedoch bei guter Belastbarkeit, unauffälligem Belastungs-EKG und sorgfältiger kardiologischer Kontrolle möglich.
Bei der *Aortenisthmusstenose* wird im Regelfall eine operative Korrektur möglich bzw. ein ausreichender Kollateralkreislauf vorhanden sein. Entscheidend für Kinder mit einer solchen Stenose ist der überhöhte Blutdruckwert,

der besonders auch unter Belastungsbedingungen exzessiv ansteigen kann. Selbst bei Kindern nach Operation eines solchen Vitiums finden sich noch überschießende Druckanstiege (*Madu*, 1982). Man sollte daher Sportarten mit besonders ausgeprägten Druckbelastungen (Kraftsport, Ringen etc.) verbieten.

Unter den volumenbetonten Vitien ist der häufigste Befund der eines *Ventrikelseptumdefekts*. Bei dem bereits erwähnten, sehr kleinen Septumdefekt vom Typ des *Morbus Roger* steht die Lautstärke des Geräusches in umgekehrtem Verhältnis zu seiner hämodynamischen Bedeutung. Nach *Jüngst* (1977) kann hier, sorgfältige kardiologische Abklärung vorausgesetzt, im Einzelfall selbst Leistungssport erlaubt werden. Man sollte jedoch von kreislaufmäßig allzu belastenden Ausdauersportarten abraten sowie auf ein zumindest potentiell erhöhtes Risiko aufmerksam machen.

Selbst bei größeren Shuntvitien auf Ventrikel- bzw. Vorhofebene ist, solange ein reiner *Links-Rechts-Shunt* vorhanden ist, im Regelfall die Belastbarkeit so gut, daß die Teilnahme am Schulsport unter den oben gemachten Einschränkungen durchaus vertretbar ist. Die Belastbarkeit wird allerdings dann erheblich eingeschränkt, wenn es zu einem Anstieg des Drucks im Lungenkreislauf und damit zur Entwicklung eines *Rechts-Links-Shunts* kommt. Hier ist eine Beurteilung der Belastbarkeit nur aufgrund der Befunde des Einzelfalles möglich. Gleichartige Überlegungen gelten hinsichtlich des *offenen Ductus Botalli*. Ein Rechts-Links-Shunt besteht bereits a priori bei zahlreichen komplizierten Vitien, das häufigste unter ihnen die *Fallotsche Tetralogie*. Ursache hierfür ist im letztgenannten Fall die zusätzlich zum Septumdefekt bestehende pulmonale Einengung. Unter körperlicher Belastung wird es daher zu einer Vergrößerung des Rechts-Links-Shunts kommen. Diese Verhältnisse führen dazu, daß die Kinder, falls sie bis zum Schulalter noch nicht operativ behandelt wurden, von sich aus körperliche Belastung meiden. Eine Befreiung vom Schulsport ist in solchen Fällen selbstverständlich erforderlich.

Die Belastbarkeit des Vitiumpatienten nach operativer Korrektur

Bei der Beurteilung der Belastbarkeit von Patienten nach operativer Korrektur ist von der Art des Vitiums, der Dauer des Verlaufs sowie von dem Grad der Vollständigkeit der Wiederherstellung normaler hämodynamischer Verhältnisse auszugehen. Im Idealfall, beispielsweise dem frühzeitigen Verschluß eines Septumdefektes, kann postoperativ von einer restitutio ad integrum und einer normalen Belastbarkeit ausgegangen werden. Anders stellt sich die Frage neuerdings angesichts der zunehmenden Erfolge der Klappenchirurgie besonders beim älteren Menschen. Zur Frage, inwieweit auch solche Patienten im Rahmen eines Rehabilitationsverfahrens körperlich belastet werden dürfen, liegen bisher praktisch keine hinreichenden Erfahrungen vor, die auch nur eine vorläufige Stellungnahme ermöglichen würden. Der *operierte Herzklappenpatient* kann keineswegs als geheilt und gesund betrachtet werden, wie dies häufig fälschlicherweise geschieht. Bei diesen Patienten besteht nach wie vor eine mehr oder minder deutliche Einschränkung der Leistungsbreite. Die Angaben über die körperliche Belastbarkeit dieser Patienten schwanken in der Literatur stark. Dabei ist die Belastbarkeit von Patienten nach Aortenklappenersatz deutlich besser als nach Mitralklappenersatz. *Mattern* (1979) fand bei 59 % der erstgenannten Gruppe eine normale Belastbarkeit, hingegen nur bei 24 % der Mitralklappenpatienten und bei 22 % der Patienten mit Doppelklappenersatz.

Carstens (1981) bemängelt hierzu, daß die meisten Statistiken lediglich auf subjektiven Angaben der Patienten beruhen, von denen sich fast alle um 1 bis 2 Klassen des klinischen Schweregrades der New York Heart Association verbessern. Ähnlich wie beim aneurysmektomierten Patienten findet sich hier aber auch eine erklärte Diskrepanz zwischen subjektiver und klinisch objektiv faßbarer Besserung. Von 35 Patienten dieses Autors gaben 17 postoperativ eine gute bis sehr gute Leistungsfähigkeit und eine wesentliche Besserung an. Hingegen war nur bei 9 Patienten eine Steigerung der Leistungsfähigkeit um 50% und mehr zu beobachten. Auch hier waren die deutlichsten Steigerungen bei Patienten nach Aortenklappenersatz zu verzeichnen.

Die Ursachen einer Einschränkung der Leistungsfähigkeit des Patienten nach Klappenersatz sind vielfältig. Sie liegen zum einen an den Folgen der über Jahre hinaus bestehenden Grundkrankheit, die durch chronische Druck- oder Volumenüberlastung ebenso wie durch zusätzliche myokarditische Beteiligung zu irreversiblen Myokardschäden und Rhythmusstörungen führen. Komplizierend kommen hinzu intra- und postoperativ auftretende Herzschädigungen wie AV-Blockierungen, Myokardinfarkte oder Klappenfehlfunktionen. Zahlreiche Patienten weisen auch nach Klappenersatz weiterhin Vorhofflimmern auf. Weitere Ursachen sind die Polymorbidität des älteren Menschen, beispielsweise die bei gleichfalls sehr vielen Patienten vorhandene zusätzliche koronare Herzkrankheit.

Eine weitere entscheidende Ursache für die Einschränkung der Leistungsfähigkeit ist die bisher noch nicht ideale Funktion der Klappenprothesen, die die natürliche Klappe keineswegs völlig ersetzen. *Forman* (1978) fand bei Scheibenkippprothesen in Aortenposition einen Druckgradienten in Ruhe von 7 bis 35 mmHg, der unter Belastungsbedingungen auf 10 bis 43 mmHg, im Extremfall bis auf 75 mmHg anstieg. In Mitralposition waren in Ruhe Druckgradienten von bis zu 12 mmHg und unter Belastung bis zu 18 mmHg nachweisbar. Diese Werte entsprechen denen von mittelgradigen Mitral- bzw. Aortenklappenstenosen.

Die pathologische hämodynamische Situation wird beim Patienten nach Klappenersatz somit besonders unter Belastungsbedingungen nachweisbar. Dies zeigen auch entsprechende hämodynamische Untersuchungen. Dabei kann davon ausgegangen werden, daß die hämodynamische Einschränkung grundsätzlich bei prothetischem Ersatz eines Aortenvitiums bzw. einer Klappenstenose geringer ist als bei einem Mitralvitium bzw. einer Klappeninsuffizienz. Diese Aussage ergibt sich aus hämodynamischen Untersuchungen in Ruhe und unter Belastung von *Kraus* (1982). Danach wiesen 20% der Patienten mit früherer Aortenklappeninsuffizienz, 50% mit Aortenklappenstenose und praktisch alle Patienten nach einem Mitralklappenersatz pathologische hämodynamische Verhältnisse auf. Bei den Patienten mit Aortenklappenvitien bedeutete dies jeweils einen pathologischen Druckanstieg unter Belastung in der Pulmonalarterie, hinzu kam bei derHälfte der angegebenen Prozentzahlen eine inadäquate Steigerung des Minutenvolumens. Bei den Patienten mit Mitralklappeninsuffizienz war die hämodynamische Situation insofern günstiger als bei den früheren Stenosepatienten, da bei ihnen der pulmonal-arterielle Druck in Ruhe im Regelfall normal, bei den Stenosepatienten bereits in mehr als der Hälfte der Fälle überhöht war. Unzureichende Minutenvolumensteigerungen waren bei den früheren Mitralinsuffizienzpatienten in 70%, bei den Stenosepatienten in 90% zu verzeichnen.

Die ungünstige Auswirkung der körperlichen Belastung auf die Hämodynamik, insbesondere beim Patienten nach Mitralklappenersatz auch unter Alltagsbedingungen, zeigen telemetrische Messungen von *Bachmann* (1970). Dieser fand bei Patienten mit einem Mitralklappenfehler beim Treppensteigen einen Druckanstieg in der Pulmonalarterie auf Werte bis zu 72/24 mmHg im Sinne einer deutlichen Pulmonalhypertonie, während der Druck bei den Patienten mit Aortenklappenfehlern im allgemeinen unverändert blieb.

Solche Angaben lassen die Frage stellen, inwieweit Patienten nach Klappenersatz überhaupt körperliche Aktivität zugemutet werden kann. Trotz dieser Daten wird auch aus kardiologischer Sicht eine vernünftig durchgeführte körperliche Belastung in geeigneten

Fällen durchaus für möglich gehalten (*Carstens*, 1981; *Kraus*, 1982; *Rothlin*, 1982). So diskutiert *Carstens* die Frage, inwieweit nicht ein Teil der Leistungseinschränkung bei Patienten nach Klappenersatz auf die allgemeine Immobilisierung zurückzuführen sei. Die Durchführung entsprechender körperlicher Belastung setzt allerdings eine sorgfältige kardiologische Betreuung voraus. Die Kenntnis hämodynamischer Daten unter Ruhe- und Belastungsbedingungen aufgrund einer Einschwemmkatheteruntersuchung ist unbedingt notwendig. Dabei muß auch die Frage gestellt werden, inwieweit sich vorübergehende pulmonal-arterielle Drucksteigerungen unter körperlicher Belastung tatsächlich auf die Lebenserwartung negativ auswirken. Trotz der prinzipiell günstigeren hämodynamischen Daten bei Patienten nach Aortenklappenersatz zeigen diese gemäß den Statistiken von *Blömer* (1980) keine besseren Ergebnisse in der Überlebenskurve als Patienten nach Mitralklappenersatz.
Die Frage nach der positiven oder negativen Auswirkung eines körperlichen Trainings mit Patienten nach Klappenersatz wird sich erst aufgrund von Langzeituntersuchungen beantworten lassen. Aus grundsätzlichen Erwägungen ist davon auszugehen, daß für diese Patienten ein Ausdauertraining wenig geeignet ist. Aber auch in diesem Fall ist der Effekt einer Ökonomisierung der Herz-Kreislauf-Funktion erstrebenswert. Andererseits muß der bestehende Druckgradient berücksichtigt werden. Ein Ausdauertraining kann daher dem Ziel der Rückbildung einer myokardialen Hypertrophie entgegenwirken. Aus diesem Grund nehmen wir bisher solche Patienten im Rahmen der von uns betreuten Koronargruppen lediglich in sogenannte Übungsgruppen auf, in denen kein Ausdauertraining betrieben wird, sondern lediglich Gymnastik und Spielformen.

Ein besonderer Gesichtspunkt bei der körperlichen Aktivität dieser Patienten ergibt sich aus der *Antikoagulation*. Außer bei Patienten, bei denen eine Bioprothese eingesetzt wurde, ist hier die Durchführung einer gerinnungshemmenden Therapie auf Dauer, wegen der Gefahr von Thrombosierungen an der Kunstklappe, unbedingt erforderlich. Gerade in diesen Fällen muß vom Sportlehrer in besonderer Art und Weise darauf geachtet werden, Verletzungen zu vermeiden, da sich die hierdurch möglicherweise bei einer traumatisch bedingten Blutung notwendige Unterbrechung einer solchen Behandlung fatal auswirken kann. Unsere ersten Erfahrungen über nunmehr 3 Jahre mit etwa 20 dieser Patienten innerhalb der Gruppen sind insgesamt positiv. Ein erstes Resümee zeigt, daß die Belastbarkeit des Klappenpatienten im Durchschnitt wesentlich geringer als die des Postinfarktpatienten, umgekehrt die „drop-out“-Rate wesentlich größer ist. Andererseits sind ernstere Probleme im Verlauf des Sports mit solchen Patienten bisher noch nicht aufgetreten.

Myokarditis, Kardiomyopathie

Wie im einzelnen im Abschnitt „Gefahrenmomente für das Herz durch den Sport“ ausgeführt, gehören die Myokarditis und die Kardiomyopathie, insbesondere in ihrer hypertrophen Form, zu den wichtigen Ursachen plötzlicher Todesfälle auch bei jungen, scheinbar gesunden Sportlern. Myokarditische Beteiligungen können bei sogenannten Banalinfekten auftreten bzw. bei Fokalintoxikationen. Bei einer frischen *Myokarditis* ist selbstverständlich körperliche Aktivität kontraindiziert. Bei Sportlern lenkt insbesondere das Auftreten von vorher nicht vorhandenen Rhythmusstörungen den Verdacht in diese Richtung. In solchen Fällen ist stets eine Fokussuche (Zähne, Tonsillen, Nebenhöhlen) angezeigt. Besteht der Verdacht auf eine frische Myokarditis, so erlauben wir im Regelfall körperliche Aktivität frühestens $^1/_2$ Jahr nach Abklingen der akuten Beschwerden in Abhängigkeit vom Ausfall eines Belastungs-EKGs.

Der Patient mit der älteren, chronischen Myokarditis ist in ähnlicher Weise zu beurteilen wie der Patient nach Koronarinfarkt.

Gesicherte Erfahrungen über die Belastbarkeit des Patienten mit *Kardiomyopathie* liegen bisher nicht vor. Aus der Beobachtung, daß besonders bei Patienten mit hypertropher Kardiomyopathie unter körperlicher Belastung Todesfälle auftraten, wird gelegentlich dazu geneigt, in allen Fällen grundsätzlich jede körperliche Aktivität zu verbieten. Dies erscheint sicher nicht gerechtfertigt. Im Einzelfall dürfte dies sehr von der jeweiligen Form bzw. von dem Schweregrad abhängig zu machen sein. Bei ausgeprägter *hypertropher Kardiomyopathie* sollte körperliche Belastung untersagt werden, insbesondere dann, wenn diese mit einer Obstruktion verbunden ist.
Ähnliches gilt sicher auch für die ausgeprägte *dilatative bzw. kongestive Kardiomyopathie*. Bei leichteren Formen ist ein solch grundsätzliches Verbot nicht erforderlich. *Kuhn* (1980) unterscheidet sogar eine latente Kardiomyopathie, bei der Ventrikelvolumen und Wanddurchmesser im Normbereich liegen. An eine solche Form ist besonders dann zu denken, wenn sich bei Sportlern ohne Hinweis auf eine koronare Herzkrankheit bzw. ein Vitium eine sonst unklare Rückbildungsstörung im Ruhe- bzw. Belastungs-EKG zeigt. Hier kann gelegentlich erst durch eine Myokardbiopsie die Diagnose einer Kardiomyopathie gestellt werden.
In Fällen einer solchen *latenten Kardiomyopathie* bzw. einer leichteren, nicht obstruierenden hypertrophen Form kann körperliche Belastung durchaus unter kardiologischer Kontrolle erlaubt werden. Abzuraten ist in jedem Fall von leistungsmäßig betriebenem Sport bzw. von Belastungen bis an die individuelle Leistungsgrenze. Wir raten solchen Patienten darüber hinaus von ausgesprochenen Ausdauerbelastungen ab, da dies, wie unter Abschnitt „Echokardiographische Befunde" dargestellt, zumindest theoretisch die Hypertrophie bzw. bei der kongestiven Form die Dilatation fördern kann. Auch von ausgesprochenen Kraftübungen ist einmal wegen der negativen Auswirkungen des Valsalva-Mechanismus, darüber hinaus aber auch wegen der möglichen Verstärkung einer konzentrischen Hypertrophie, abzuraten. Somit bleiben für solche Patienten Spielformen und Gymnastik in ähnlicher Form wie für den Koronarpatienten.

Herzrhythmusstörungen, Blockbilder, Schrittmacherpatienten

Störungen im Bereich der Erregungsbildung und Ausbreitung kommen in Zusammenhang mit den meisten der bisher besprochenen kardialen Erkrankungen vor. Sie wurden weiterhin bei der Besprechung des Sportherz-EKGs erwähnt. Trotzdem sollen sie hier nochmals kurz zusammenfassend erörtert werden, da sich in der Praxis häufig Fragen ergeben, die von der eigentlichen Grundkrankheit unabhängig sind, und darüber hinaus solche Rhythmusstörungen auch ohne faßbare organische Ursache auftreten können. In allen Fällen sollte natürlich versucht werden, die Ursache der Störung herauszufinden und, falls sie klinisch relevant ist, entsprechend zu therapieren. Besonders für eine erforderliche antiarrhythmische Behandlung gilt dabei, daß der Erfolg eines Antiarrhythmikums im Einzelfall nie mit Sicherheit vorausgesagt werden kann. Bestehen behandlungsbedürftige, belastungsinduzierte Rhythmusstörungen, so sollte der therapeutische Erfolg unter Belastungsbedingungen durch eine Ergometer- bzw. Bandspeicheruntersuchung ausgetestet werden.
Die wichtigsten, unter Belastung auftretenden *Rhythmusstörungen* stellen die *Extrasystolen* dar. Einzelne monotope, ventrikuläre oder supraventrikuläre Extrasystolen sind nicht behandlungsbedürftig. Werden sie allerdings bei einem sonst gesunden Sportler erstmals beobachtet, so sollten sie Veranlassung geben,

insbesondere nach entzündlichen Ursachen zu forschen (siehe Abschnitt „Myokarditis, Kardiomyopathie"). Dagegen sollten polytope, salvenförmige oder systematisch auftretende Extrasystolen (z. B. Bigeminus) behandelt werden, bevor eine körperliche Belastung weiter erlaubt werden kann. Bei anfallsweise auftretenden Rhythmusstörungen wie *paroxysmalen Tachykardien* bzw. *Vorhofflimmern* beim Sportler kann auf den Abschnitt „Elektrokardiographische Befunde" verwiesen werden.

Beim Patienten mit permanentem *Vorhofflimmern* ist körperliche Belastung keineswegs grundsätzlich auszuschließen. Besonders bei Patienten nach Klappenoperationen findet sich häufig eine absolute Arrhythmie. In solchen Fällen ist die Belastbarkeit aufgrund eines Belastungstests zu beurteilen. Sie hängt im wesentlichen von dem Anstieg der Belastungsfrequenz ab. Häufig findet sich ein stark überschießender Frequenzanstieg, der nicht als Ausdruck einer Herzinsuffizienz, sondern als Folge der Rhythmusstörung zu interpretieren ist. Hier sollte versucht werden, diesen Frequenzanstieg durch eine geeignete antiarrhythmische Behandlung, insbesondere durch eine ausreichende Digitalisierung, zu bremsen. Der stärker frequenzdämpfende Effekt des Digitoxins ist hier gelegentlich dem Digoxin vorzuziehen. Bei nicht wesentlich überschießender Herzfrequenz ist die Belastbarkeit solcher Patienten trotz der fehlenden Koordination zwischen Vorhof- und Kammeraktion oft erstaunlich gut.

Dagegen dürfte beim *Vorhofflattern* eine körperliche Belastung ohne vorherige Beseitigung dieser Rhythmusstörung nicht möglich sein. Interessanterweise läßt sich hierbei unter Belastung häufig beobachten, daß die Frequenz auf einen bestimmten Wert ansteigt und dann unabhängig von der Belastungsintensität konstant bleibt. Dies rührt daher, daß die in Ruhe oft unregelmäßige Überleitung der Flatterwellen unter Belastung auf einen konstanten Wert einer 3 : 1- oder 4 : 1-Überleitung eingestellt wird.

Die *Störungen der Erregungsausbreitung* sollen in der Rangfolge des Erregungsleitungssystems besprochen werden. Hinsichtlich der Belastbarkeit von Patienten mit *Sinusknotensyndrom* kann auf die Ausführungen zur Sportherzbradykardie unter dem Abschnitt „Die Sportherzfunktion in Ruhe" verwiesen werden. Bei solchen Patienten ist die körperliche Belastbarkeit davon abhängig, inwieweit die Frequenz unter Belastungsbedingungen noch ansteigen kann. Dies muß durch einen Belastungstest untersucht werden. Solchen Patienten sollte von ausgeprägten Ausdauerbelastungen abgeraten werden, da durch die funktionelle Überlagerung als Folge der Vagotonie die Symptomatik des Sinusknotensyndroms verstärkt werden kann.

Patienten, bei denen im EKG ein *Schenkelblock* gefunden wird, ohne daß dies mit einer schwerwiegenderen organischen Grundkrankheit in Zusammenhang gebracht werden kann, sind dagegen im Regelfall gut belastbar. Man findet solche Befunde nicht selten bei Zufallsuntersuchungen von Breitensportlern. Gegenüber der Fortsetzung sportlicher Aktivitäten bestehen keine Bedenken, falls ein Belastungs-EKG keine zusätzlichen Auffälligkeiten zeigt. Dabei sollte allerdings berücksichtigt werden, daß Rückbildungsstörungen im Belastungs-EKG bei einem Schenkelblock nicht im Sinne einer zusätzlichen Koronarinsuffizienz interpretiert werden dürfen. Selbstverständlich ist der Schenkelblock stets Ausdruck einer kardialen Schädigung, so daß von leistungssportlichen Aktivitäten in solchen Fällen immer abgeraten werden sollte.

Auch der *bifaszikuläre Block*, der im Regelfall die Kombination eines überdrehten Linkstyps als Ausdruck eines linksanterioren Hemiblocks mit einem Rechtsschenkelblockbild darstellt, muß nicht notwendigerweise eine Kontraindikation gegenüber körperlicher Aktivität bedeuten. Wir haben auch diesen Befund bei Routineuntersuchungen von Breitensportlern erhoben, die mit einem solchen EKG über Jahre hinaus ohne Probleme Sport betrieben. Die Möglichkeit, weiterhin Sport zu treiben, hängt hier in besonderem Maße vom Belastungs-EKG ab. Ist in Ruhe eine normale Überleitungszeit vorhanden, die sich auch unter Belastungsbedingungen bei ausreichendem Anstieg der Pulsfrequenz nicht verlängert, so kann unter kardiologischer Überwachung weiterhin Sport betrieben werden.

Bezüglich des *totalen AV-Blocks* kann gleichfalls auf die Ausführungen im Abschnitt „Elektrokardiographische Befunde" verwiesen werden. Kurz zusammengefaßt kann gesagt werden, daß die Belastbarkeit des Patienten mit totalem AV-Block im Belastungs-EKG beurteilt werden muß. Auch hier ist eine körperliche Belastung keineswegs generell ausgeschlossen. Im Falle von Blockierungen, die in sehr jungem Alter aufgetreten sind, ist das meist supraventrikuläre Ersatzzentrum häufig in der Lage, hohe Frequenzen zu erreichen. Oft kommt es dagegen besonders beim älteren Patienten mit AV-Block wegen des nicht ausreichenden Frequenzanstieges unter Belastung zu gefährlichen Extrasystoliekombinationen. Hier ist selbstverständlich körperliche Aktivität nicht zu empfehlen. Ebenso wie beim SA-Block sollte beim AV-Block III. Grades wegen der betonten Vagotonie von Ausdauersportarten abgeraten werden, falls körperliche Belastung möglich ist. Selbstverständlich sollte man Patienten, bei denen Adam-Stokes-Anfälle zu befürchten sind, auch von körperlichen Aktivitäten wie Fliegen, Bergsteigen, Tauchen etc. abraten, bei denen sie in gefährliche Situationen kommen können.
Auf die Bedeutung einer besonderen Form der Erregungsausbreitungsstörung für die körperliche Aktivität, besonders beim Kind und Jugendlichen, hat in neuerer Zeit *Jüngst* aufmerksam gemacht, nämlich auf die QT-Verlängerung im Rahmen des *Romano-Wards-Syndroms*. Hier können vor allem unter körperlicher Belastung synkopale Zustände auftreten. Offensichtlich begünstigt die Verlängerung der Erregungsausbreitung das Auftreten gefährlicher tachykarder Rhythmusstörungen. In diesem Zusammenhang sei auf die Diskussion der möglichen Gefährdung durch die Trainingsanpassung verwiesen. Auch beim Trainierten ist eine Verlängerung der QT-Zeit über die Norm hinaus zu beobachten. Die hieraus gelegentlich gefolgerte Gefährdung des Sportlers durch Rhythmusstörungen (siehe *Keren*, 1981; Abschnitt „Geschichtlicher Überblick und Wertung") konnte allerdings bisher nicht bewiesen werden. Bei der Angabe von synkopalen Zuständen bei relativ untrainierten Kindern und Jugendlichen mit auffällig langer QT-Zeit sollte an ein solches Syndrom gedacht werden. Die Untersuchung der QT-Zeit unter Belastungsbedingungen sowie eine Bandspeicherüberwachung sollten als Konsequenz durchgeführt werden. Nach *Jüngst* (1983) verkürzt sich beim QT-Syndrom die frequenzkorrigierte QT-Zeit (QT_c) nicht entsprechend dem Belastungsanstieg (Abb. 49).

Schließlich muß auf eine Frage eingegangen werden, die gleichfalls in der Praxis häufig gestellt wird, nämlich die Frage nach der Belastbarkeit von *Schrittmacherträgern*. Dabei stellt sich allerdings das Problem einer sportlichen Belastung verhältnismäßig selten, da es sich zum einen meist um ältere Patienten handelt, zum anderen ist die Tendenz zu körperlicher Aktivität bei dieser Gruppe wesentlich geringer als beispielsweise beim Koronarpatienten, für den im allgemeinen heute die Durchführung eines körperlichen Trainings schon selbstverständlich ist.
Die Belastbarkeit des Schrittmacherträgers hängt weniger von der Art des implantierten Schrittmachers als von der Art der Grundkrankheit und den belastungsbedingten Reaktionen des Patienten ab. Sie muß im Einzelfall aufgrund einer sorgfältigen Untersuchung unter Einschluß eines Belastungstests entschieden werden, wobei eine genaue Kenntnis der genannten Einzelfaktoren selbstverständlich Voraussetzung ist.
Bei der Grundkrankheit ist zu berücksichtigen, daß beim Schrittmacherpatienten zum einen die Rhythmusstörung, zum anderen die myokardiale Komponente im Vordergrund

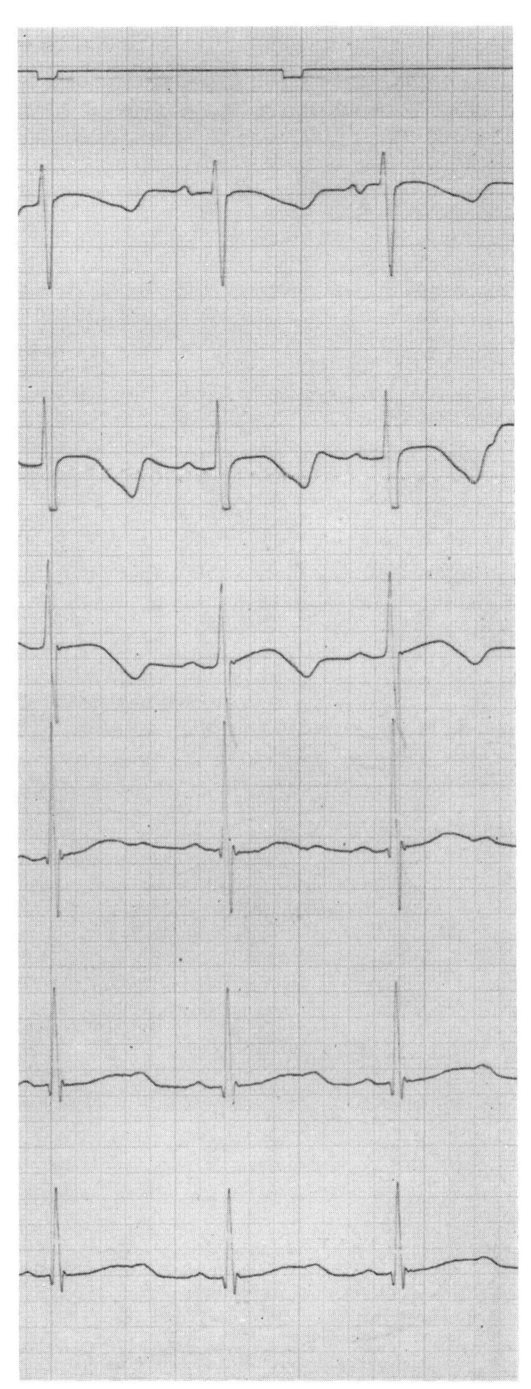

Abb. 49 Beispiel eines EKGs bei QT-Syndrom. Das EKG zeigt die Brustwandableitungen bei einem 7jährigen Jungen, bei dem es einmal zu einem Kammerflimmern sowie zu einer weiteren unklaren Synkope gekommen war. Die QT-Zeit ist deutlich erkennbar auf 0,42 s verlängert.

stehen kann. Von der myokardialen Funktionsreserve her sind naturgemäß solche Patienten, bei denen der Schrittmacher im wesentlichen wegen der Rhythmusstörung implantiert wurde, wesentlich besser belastbar, als beispielsweise solche Patienten, bei denen die Schrittmacherimplantation zur Verbesserung der Herzleistung bei einer bradykarden Form der Herzinsuffizienz eingesetzt wurde. Rhythmus- und myokardiale Komponente können natürlich im Einzelfall auch in unterschiedlich ausgeprägter Art und Weise nebeneinander bestehen.

Entscheidend ist weiterhin die Möglichkeit der Frequenzanpassung unter Belastungsbedingungen. Bei zahlreichen Patienten hat der Schrittmacher gewissermaßen nur eine Reservefunktion, bei ihnen kann eine ausreichende Steigerung der Sinusfrequenz unter Belastungsbedingungen gegeben sein. Wesentlich schlechter belastbar werden solche Patienten sein, die auch unter körperlicher Belastung lediglich mit der Schrittmacherfrequenz von meist 72/min auskommen müssen. Besonders ungünstig ist es, wenn bei solchen Patienten in ähnlicher Form, wie bereits beim AV-Block beschrieben, gewissermaßen als Versuch, die nicht ausreichend ansteigende Frequenz auszugleichen, gefährliche polytope und salvenförmige Extrasystolen auftreten. Die Durchführung von *Belastungselektrokardiogrammen* bei Schrittmacherpatienten zeigt erstaunlich häufig solche Phänomene. Von daher ist es überraschend, wie selten bei Schrittmacherpatienten solche Belastungstests durchgeführt werden. Allzu häufig beschränkt sich der Untersucher auf ein gewissermaßen kosmetisch zufriedenstellendes Schrittmacher-EKG in Ruhe, ohne zu berücksichtigen, daß selbst bei geringen Belastungen des täglichen Lebens wie Treppensteigen gefährliche Rhythmusstörungen beobachtet werden können.

Bei Patienten, bei denen die Eigenfrequenz unter Belastung den Schrittmacher nicht überspielen kann, ist im allgemeinen eine sportliche Aktivität kaum möglich, da befürchtet werden muß, daß die ständige Mehrarbeit über das Schlagvolumen auf die Dauer zu einer unterwünschten Herzdilatation beiträgt. Bei Patienten, bei denen unter Belastungsbedingungen zusätzliche Rhythmusstörungen auftreten, muß versucht werden, diese je nach dem Grad ihrer Gefährlichkeit durch eine antiarrhythmische Behandlung zu unterdrücken. Werden diese Rhythmusstörungen erst bei höheren Belastungsintensitäten beobachtet, so kann aufgrund des Belastungstests dem Patienten die Pulsfrequenz angegeben werden, bis zu der er sich relativ ungefährdet belasten darf.

Bei der Art des gewählten Schrittmachers überwiegt in einem sehr hohen Prozentsatz der sogenannte Demand-Typ, bei dem bei Bedarf über die im rechten Ventrikel lokalisierte Sonde Impulse abgegeben werden (nach neuerer Nomenklatur VVI-Typ). Eine solche Stimulation ist hämodynamisch ungünstig, da hierdurch die Zusammenarbeit von Vorhof- und Kammerkontraktion nicht gewährleistet ist. Darüber hinaus kommt es durch retrograde Erregungen sehr häufig zu einer Kontraktion des Vorhofes gegen die geschlossenen Segelklappen. Aus diesen Gründen sind gerade aus der Sicht der körperlichen Belastung sogenannte sequentielle Schrittmacher (Typ DDD) hämodynamisch wesentlich günstiger, bei denen durch eine zusätzliche Vorhofsonde dafür gesorgt wird, daß jeder Ventrikelaktion zeitgerecht eine Vorhofkontraktion vorausgeht.

Andererseits muß gerade aus der Sicht der körperlichen Belastung davor gewarnt werden, hier allzu euphemistisch von einer physiologischen Stimulationsart zu sprechen. Die Anpassung der Herzaktion an körperliche Belastung setzt eine adäquate Sinusknotenfunktion voraus, die bei zahlreichen Schrittmacherpatienten, natürlich besonders bei solchen mit Sinusknotensyndrom, nicht gegeben ist. Ein Patient mit einem ventrikulär gesteuerten Schrittmacher, bei dem die Sinusfrequenz und die AV-Überleitung unter Belastungsbedingungen adäquat ansteigen, ist im Regelfall wesentlich besser belastbar als ein Patient mit sogenannter *physiologischer Stimulation*, bei dem es nicht zu einem entsprechenden Anstieg der Sinusfrequenz unter Belastung kommt.

Bei Empfehlung der körperlichen Aktivität sollten weiterhin die Qualität der Sondenverankerung sowie die mögliche Gefährdung eines Patienten bei einem Schrittmacherausfall berücksichtigt werden. Bei Patienten, bei denen der Schrittmacher erst in den letzten Jahren implantiert wurde, darf man heute davon ausgehen, daß eine Dislokation der Sonde durch Verschraubung im Myokard nicht mehr befürchtet werden muß. Ist ein Patient so weit belastbar, daß er sportlichen Aktivitäten nachgehen kann, so sollte man ihm trotzdem von Belastungen abraten, bei denen es durch extreme Armbewegungen zu Sondendislokationen oder Schädigungen kommen kann, beispielsweise von Tennis bei Rechtshändern, wenn der Schrittmacher entsprechend auf der rechten Seite implantiert wurde. Günstiger sind grundsätzlich für Schrittmacherpatienten Aktivitäten, die vorwiegend die Beine beanspruchen, wie Laufen oder Fahrradfahren. Es ist selbstverständlich, daß man Schrittmacherpatienten von Aktivitäten abraten sollte, die eine mechanische Schädigung des Gerätes verursachen können. Uns ist ein Fall bekannt, bei dem ein Schrittmacher durch einen Boxhieb außer Gefecht gesetzt wurde. Wir raten weiterhin Schrittmacherpatienten von körperlichen Aktivitäten ab, bei denen sie durch Rhythmusstörungen in Notsituationen kommen können, ohne daß die Möglichkeit sofortiger Fremdhilfe gegeben ist, beispielsweise Bergsteigen, Fliegen oder Tauchen.

Körperliche Belastung und kardiale Medikation

„Die ökonomisierende Wirkung körperlichen Trainings auf die Herzarbeit ist gut mit der sicher belegten Wirkung einer Betablockade zu vergleichen und daher nicht zu bezweifeln. Trotzdem muß man sich fragen, warum dann nicht gleich Betablocker statt Training verordnet werden, denn schließlich sind sie billiger als Turnhallen und weniger gefährlich als Sport obendrein." (Diskussionsbemerkung anläßlich des 1. Internationalen Kongresses über kardiale Rehabilitation, Hamburg, 1977)

In den vorausgegangenen Abschnitten wurde versucht, die große Bedeutung herauszustellen, die heute dem körperlichen Training auch beim Herzpatienten beizumessen ist. Diese Bedeutung bringt es zwangsläufig mit sich, daß der Stellenwert des Trainings gegenüber anderen Verfahren, insbesondere der medikamentösen Behandlung, aber auch beispielsweise chirurgischen Maßnahmen, abgewogen werden muß. Im folgenden Abschnitt soll speziell auf die Beziehung zwischen Medikament und Sport eingegangen werden.

Dabei kann es – und dies sollte ausdrücklich betont werden – nicht darum gehen, Bewegungstherapie und medikamentöse Behandlung als alternative Maßnahmen zu betrachten. Der Sport kann weder die medikamentöse Behandlung ersetzen, wie umgekehrt die durch die körperliche Aktivität zu erreichenden Ziele gleichermaßen medikamentös erreichbar wären. Vorstellungen dieser Art finden sich nicht selten bei Patienten, die der Ansicht sind, Sport mache die Einnahme von Tabletten überflüssig. Auf der anderen Seite wird gelegentlich von eingefleischten Antisportlern unter den ärztlichen Kollegen die Ansicht vertreten, man könne durch Medikamente die gleichen Ziele besser und billiger erreichen, die auch durch den Sport angestrebt werden, beispielsweise nach dem Motto: „Betablocker sind billiger als Turnhallen".

Die Steigerung der körperlichen Leistungsfähigkeit und die psychologischen Auswirkungen des Sports lassen sich durch Medikamente sicher ebenso wenig erreichen, wie umgekehrt die speziellen medikamentösen Effekte durch Sport ersetzbar sind. Körperliche Aktivität und Medikament sollten daher als Verfahren angesehen werden, die sich in der Hand des hierin erfahrenen Arztes optimal ergänzen.

Andererseits ergeben sich in der Beziehung zwischen Medikament und Sport zahlreiche interessante Fragen im Hinblick auf die vielfältigen Interferenzen der Wirkungen von Pharmaka und Bewegungstherapie. Letztlich ist auch die Wirkung des körperlichen Trainings wie die eines Medikamentes aufzufassen. Bereits *Knipping* (1961) verwies darauf, daß das Training als Behandlungsmaßnahme ähnlich zu handhaben sei wie eine Pharmakotherapie. Richtig dosiert stellt es eine wertvolle Hilfe dar, bei Überdosierung kann es zu Schäden führen. Unterdosierungen machen körperliches Training genauso nutzlos wie unterdosierte Medikamente. Ähnlich wie Medikamente untereinander Interferenzwirkungen zeigen, trifft dies auch für die Beziehung zwischen Medikament und Sport zu.

Um einen Eindruck über die Vielfalt derjenigen Medikamente zu vermitteln, die auch der gut belastbare kardiale Patient regelmäßig einnimmt, wird in der Abbildung 50 eine Zusammenstellung der Medikamente gegeben, die eine Aufschlüsselung im Jahre 1979 bei 166 Infarktpatienten ergab, die in den von uns in Köln betreuten Koronargruppen regelmäßig am Sport teilnahmen. Die Angabe der Jahreszahl ist hierbei wichtig, da selbstverständlich das Spektrum der medikamentösen Behandlung in einem ständigen Wechsel begriffen ist. Im Durchschnitt nahm jeder dieser relativ gut belastbaren Patienten täglich 3 bis 4 verschiedene Präparate ein. Selbstverständlich muß gefragt werden, inwieweit durch diese zahlreichen Pharmaka die Belastbarkeit des Patienten modifiziert wird. Im Prinzip können die

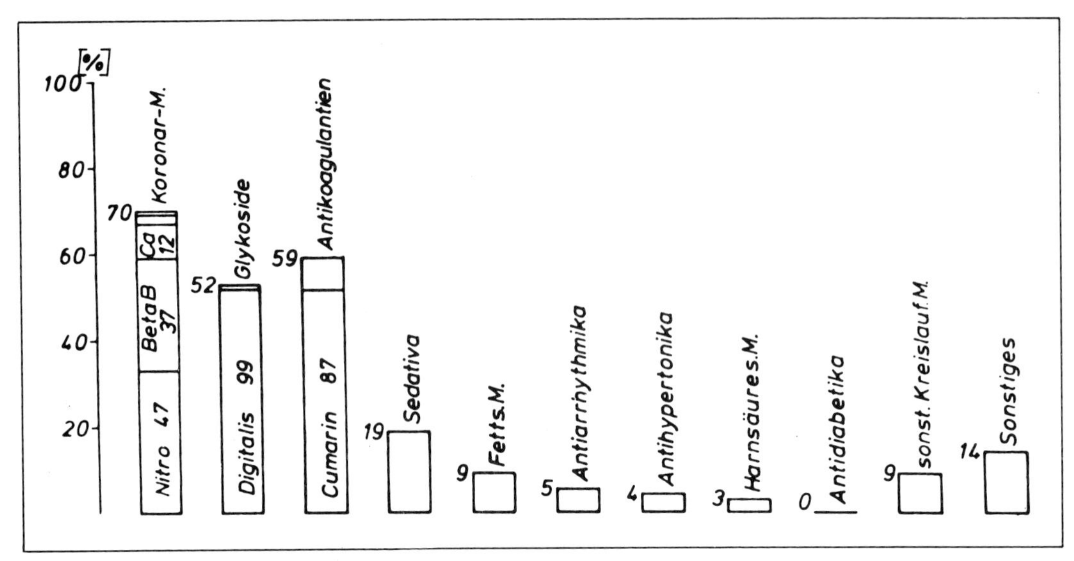

Abb. 50 Zusammenstellung der von 166 Patienten der Kölner Koronargruppen 1979 eingenommenen Medikamente (nach *Matschuk*, 1982).

möglichen Interferenzen zwischen Medikament und Sport in folgende Kategorien klassifiziert werden:

1. *Veränderung der Belastbarkeit:* Die Veränderung der Belastbarkeit kann prinzipiell in positivem oder negativem Sinn erfolgen.

2. *Veränderungen der belastungsbedingten Reaktionen:* Der Hinweis von *Knipping* (1961) auf eine exakte Dosierung des körperlichen Trainings beim Herzpatienten macht es erforderlich, die Dosierungen dieser Therapie entsprechend zu kontrollieren. Für die Sportpraxis steht als wichtigstes Kontrollmittel die Herzfrequenz zur Verfügung. Die Frequenz wird jedoch durch zahlreiche Medikamente entscheidend verändert, wobei als wichtigste Gruppe hier sicher die Betarezeptorenblocker anzuführen sind. Neben der Pulsfrequenz verändern Medikamente aber auch andere vegetative Reaktionen, nach denen die Belastungsintensität beurteilt wird, wie Schweißneigung, Atemfrequenz, Hautdurchblutung und subjektives Belastungsgefühl. Auch objektive Befunde werden verändert, wie beispielsweise das Belastungs-EKG unter dem Einfluß von Digitalis.

3. *Wechselseitige Beeinflussungen der Wirksamkeit von Pharmaka und körperlichem Training:* Medikamente und Sport können sich in ihrer Wirkung teils synergistisch, teils antagonistisch beeinflussen. Als Beispiel hierfür können wiederum die Betarezeptorenblocker genannt werden. Die *synergistische Wirkung* von Betablockern und körperlichem Training zeigt sich bereits in der gemeinsamen Indikationsstellung. Beide werden gleichermaßen für Patienten mit koronarer Herzkrankheit, hyperkinetischem Herzsyndrom und Hypertonie empfohlen. Der Wirkungsmechanismus wird jeweils in einer Verstärkung des vagotonen Effektes auf das Herz gesehen. Die *antagonistische Wirkung* zeigt sich andererseits in der Einschränkung der körperlichen Leistungsfähigkeit unter Betablockern, zumindest beim Herzgesunden, während durch Training die Leistungsfähigkeit verstärkt wird. Antagonistische Wirkungen zeigen sich beispielsweise auch im Bereich des Fettstoffwechsels. Betablocker erhöhen in der Dauerbehandlung den Triglyzerid- und senken den HDL-Cholesterinspiegel, das Training hat den umgekehrten Effekt.

Betarezeptorenblocker

Wie bereits in den allgemeinen Bemerkungen zu diesem Abschnitt angeklungen, kommt bei der Betrachtung der Beziehung zwischen Medikament und Sport den Betarezeptorenblockern ein besonders hoher Stellenwert zu. Da körperliche Aktivität mit einer Erhöhung des sympathischen Antriebs zur Steigerung der Energiefreisetzung und zu einer erhöhten Herz-Kreislauf-Funktion einhergeht, werden sich Substanzen, die die sympathische Wirkung abblocken, unter Belastungsbedingungen besonders drastisch auswirken. Spezielle Aspekte im Wirkungsprofil der Betablocker lassen sich besonders günstig unter Belastungsbedingungen nachweisen. Aus diesem Grund liegt zur Frage der Belastbarkeit unter Betarezeptorenblockade eine vergleichsweise große Anzahl von Untersuchungen vor. Es erscheint daher gerechtfertigt, diesen Substanzen einen eigenen Abschnitt zu widmen, in dem die allgemeinen Gesichtspunkte in der Beziehung zwischen Medikament und Sport, wie sie einleitend ausgeführt wurden, im speziellen verdeutlicht werden sollen.
Die erhebliche Bedeutung der Wechselwirkung zwischen Betarezeptorenblocker und körperlichem Training für die Praxis ergibt sich aus der bereits einleitend angesprochenen Tatsache der weitgehenden *Wirkungsanalogie*. Beide Wirkprinzipien, Betarezeptorenblocker und Sport, führen zu einer Ökonomisierung der Herz-Kreislauf-Funktion, die sich in einer Verminderung der Herzfrequenz und der Kontraktilität, somit also in einer Verminderung des myokardialen Sauerstoffbedarfs für gleiche Belastungsbedingungen bemerkbar macht. Betarezeptorenblocker und körperliches Training werden somit gleichermaßen bei organischen Herz-Kreislauf-Erkrankungen wie der koronaren Herzkrankheit, der Hypertonie und Herzrhythmusstörungen eingesetzt sowie bei reinen Funktionsstörungen, insbesondere beim hyperkinetischen Herzsyndrom. Aus diesem Grund ist zu erwarten, daß körperliches Training und Betablocker relativ häufig gleichzeitig bei demselben Patienten eingesetzt werden. Die Frage stellt sich, inwieweit es empfehlenswert oder kontraindiziert ist, dem betablockierten Patienten Sport zu empfehlen, bzw. dem sporttreibenden Patienten einen Betarezeptorenblocker zu verordnen.
Die Wirkungsanalogie von Betablockern und Sport läßt sich in besonderer Deutlichkeit beim Vergleich der Auswirkungen einer Betarezeptorenblockade mit der Funktionsweise des Sportherzens darstellen, wie dies im einzelnen im Abschnitt „Die Sportherzfunktion unter körperlicher Belastung" erörtert wurde. Auf der anderen Seite wurde bereits in diesem Zusammenhang darauf hingewiesen, daß im Gegensatz zum körperlichen Training, das die Leistungsbreite des Herzens erhöht, durch Betablocker diese Leistungsbreite eingeschränkt wird.

Bei der Diskussion um die Auswirkungen des Betablockers auf die Leistungsfähigkeit unter körperlicher Belastung muß zwischen dem Bereich des Leistungssports und dem Breitensport bzw. der körperlichen Aktivität im Rahmen der kardialen Rehabilitation unterschieden werden. Für den *Leistungssportler* stellt sich die Frage nach einer positiven bzw. negativen Auswirkung der Betarezeptorenblockade in Abhängigkeit von der jeweiligen Sportart. Bekanntlich werden in Sportarten, in denen das Erreichen einer optimalen Leistung in besonderem Maße von psychologischen Faktoren abhängig ist, Betablocker zur *Leistungssteigerung* eingenommen. In Sportarten wie Schießen, Skispringen, Autorennfahren, Fliegen, Fallschirmspringen, Golfspielen werden angeblich oder wirklich Betablocker eingenommen, um die lästige Tachykardie oder gegebenenfalls einen Tremor zu vermindern. Wie gleichfalls bekannt ist, wird die Einnahme von pharmakologischen Substanzen zum Zwecke der Leistungssteigerung im Bereich des Sports mit dem Begriff des *Doping* belegt.
Trotzdem waren, zumindest zur Zeit der Abfassung des Manuskripts für diese Monographie, die Betarezeptorenblocker noch nicht

auf den üblichen Dopinglisten zu finden. Dies kann aus mehreren Gründen begrüßt werden, unter anderem deshalb, weil eine effektive Leistungssteigerung durch Betablocker bisher noch nicht nachgewiesen ist. Dies würde voraussetzen, daß eine Überprüfung unter dem echten Wettkampfstreß durchgeführt wird, daß z. B. nationale oder internationale Meisterschaften als Doppelblindversuch mit Placebo und Betablocker erfolgen müßten. Möglicherweise ergeben sich hier auch stark individuelle Unterschiede, es könnte beispielsweise erwartet werden, daß manche Sportler auf eine maximale psychologische Stimulierung zum Erzielen von Bestleistungen absolut angewiesen sind, während sich bei anderen eine solche Streßsituation negativ auswirken kann. Nur im zweiten Fall wären Betablocker theoretisch hilfreich.

Die spezielle Problematik der Verwendung von Betarezeptorenblockern zur Leistungssteigerung besteht aber auch darin, daß diese Stoffgruppe, im Gegensatz zu fast allen anderen Präparaten der Dopingszene, auch beim jugendlichen Leistungssportler eine *Indikation* haben können, dann nämlich, wenn eine Hypertonie oder bedrohliche Herzrhythmusstörungen vorliegen. Besonders beim jugendlichen Hypertoniker ist bekanntlich der Betablocker das Therapeutikum der Wahl. Es wäre ethisch wohl kaum vertretbar, einem hypertonen Schützen nur wegen seines Leistungssports den Betablocker zu verweigern.

Anders stellt sich die Problematik in Sportarten dar, in denen ein möglichst hoher Energieumsatz erforderlich ist. Es muß hier gesagt werden, daß die vorliegenden Informationen zur Beurteilung aller Sportarten noch nicht ausreichend sind. Dies gilt beispielsweise für solche Sportarten, in denen Leistungen nur sehr kurzfristig erbracht werden müssen, bei denen die Energiefreisetzung aus den vorhandenen energiereichen Phosphaten ausreichend ist (aerob-alaktazide Energiefreisetzung). Es liegen bisher keine Befunde darüber vor, die einen Hinweis auf eine negative Auswirkung im Bereich dieser Form der Energiefreisetzung ergeben würden. Zumindest theoretisch bestehen somit bisher keine medizinischen Bedenken gegenüber der Einnahme eines Betarezeptorenblockers unter dem Wettkampfstreß beim *Hoch-* oder *Weitspringer* bzw. *Kugelstoßer*, wobei die ethische Frage hier ausgeklammert werden soll, gleiches gilt für den *Gewichtheber*. Angesichts der überschießenden Blutdrucksteigerung bei Kraftbelastungen, wie sie im einzelnen im Abschnitt „Die Herzarbeit unter statischer Belastung" dargestellt wurden, könnte die Einnahme eines Betablockers beim hypertonen Gewichtheber durchaus als gesundheitlich begrüßenswert erscheinen.

Dagegen ist die Energiefreisetzung in ihren anderen Komponenten deutlich beeinträchtigt. Dies gilt gleichermaßen für die Energiefreisetzung aus Verbrennungsvorgängen wie für die Milchsäurebildung. Bevor im folgenden diese negativen Auswirkungen im einzelnen diskutiert werden sollen, muß zunächst zur Begründung der Notwendigkeit einer solchen Diskussion gefragt werden, warum angesichts solcher möglichen Negativeffekte beispielsweise der *Marathonläufer* Betablocker einnehmen sollte. Hier muß nochmals unterstrichen werden, daß auch beim Jugendlichen die Indikation einer Therapie mit Betablockern gegeben sein kann. Die Frage, ob ein hypertoner Marathonläufer oder *Straßenradrennfahrer* bzw. ein *Schwimmer* mit Herzrhythmusstörungen seinen Sport unter dem Einfluß eines Betarezeptorenblockers fortführen darf, wird häufig gestellt.

Wie bereits angedeutet, zeigen sich die Eingriffe des Betablockers in die belastungsbedingten Reaktionen nicht nur am Herz-Kreislauf-System, sondern auch im Stoffwechselbereich. Auch diese zuletzt genannten Beziehungen, die erst in neuerer Zeit bekannt wurden, müssen im Zusammenhang der Erörterung des Themas „Herz und Sport" dargestellt werden, da die Einführung der sogenannten *kardioselektiven Blocker* einen differenzierten Eingriff in das sympathische System erlaubt. In der Diskussion um die klinische Wertigkeit der Kardioselektivität wurde gerade auf ihre Bedeutung für den körperlich aktiven, mit

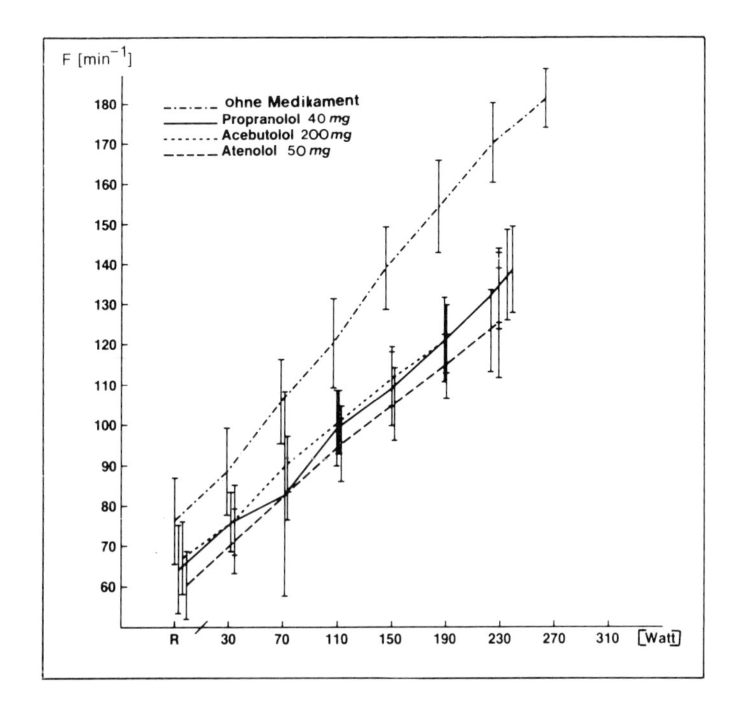

Abb. 51 **Einfluß von Betarezeptorenblockern auf die Belastungsherzfrequenz. 12 Studenten wurden zunächst im Kontrolltest, dann unter dem Einfluß von 40 mg Propranolol, 200 mg Acebutolol bzw. 50 mg Atenolol untersucht. Der Frequenzverlust wird um so deutlicher, je größer die Belastungsintensität ist. Das Frequenzdefizit öffnet sich gewissermaßen scherenförmig.**

Betablockern behandelten Patienten verwiesen.

Der Eingriff des Betablockers in die Anpassung der *Herzleistung* unter Belastungsbedingungen zeigt sich am deutlichsten und am einfachsten nachprüfbar an der *Pulsfrequenz*. Die Frequenzminderung ist unter Belastungsbedingungen wesentlich deutlicher ausgeprägt als in Körperruhe. Sie wird um so augenfälliger, je stärker die Belastungsintensität anwächst. Die Differenz zwischen Ist- und Sollfrequenz öffnet sich unter Betablockade mit ansteigender Intensität gewissermaßen scherenförmig (Abb. 51).

Die ungenügende Frequenzanpassung zwingt das Herz zu entsprechenden Kompensationsmechanismen. Beim Herzgesunden ist dies trotz der gleichzeitig reduzierten Kontraktilität (siehe Abb. 26) durch eine *Schlagvolumensteigerung* möglich. Entsprechende eigene Daten, die dies belegen, sind in der Abbildung 52 dargestellt. Ähnliche Befunde wurden auch von anderen Autoren, beispielsweise von *Lund-Johansen* erhoben. Die Schlagvolumensteigerung trotz reduzierter *Kontraktilität* setzt eine Inanspruchnahme des *Starling-Mechanismus* voraus. Auf der anderen Seite muß allerdings auch berücksichtigt werden, daß für gleiche äußere Arbeit unter Betablockade die Herzarbeit vermindert wird, da der aufzubringende Druck absinkt (Abb. 53).

Bei myokardialer Vorschädigung ist dagegen eine solche Schlagvolumensteigerung meist nicht mehr möglich. Untersuchungen an klinischen Patienten zeigen eine Konstanz oder sogar ein Absinken des Schlagvolumens bei Belastung unter Betablockade (siehe beispielsweise *Blümchen*, 1981; *Lichtlen*, 1969). Die Inanspruchnahme des Starling-Mechanismus führt über die Erhöhung des enddiastolischen Ventrikeldrucks zu einer Verschlechterung der koronaren Durchblutung. Trotz dieses negativen Effektes überwiegt in der Bilanz durch die Frequenz – bzw. Kontraktilität – und Druckreaktion auch für den Koronarpatienten der

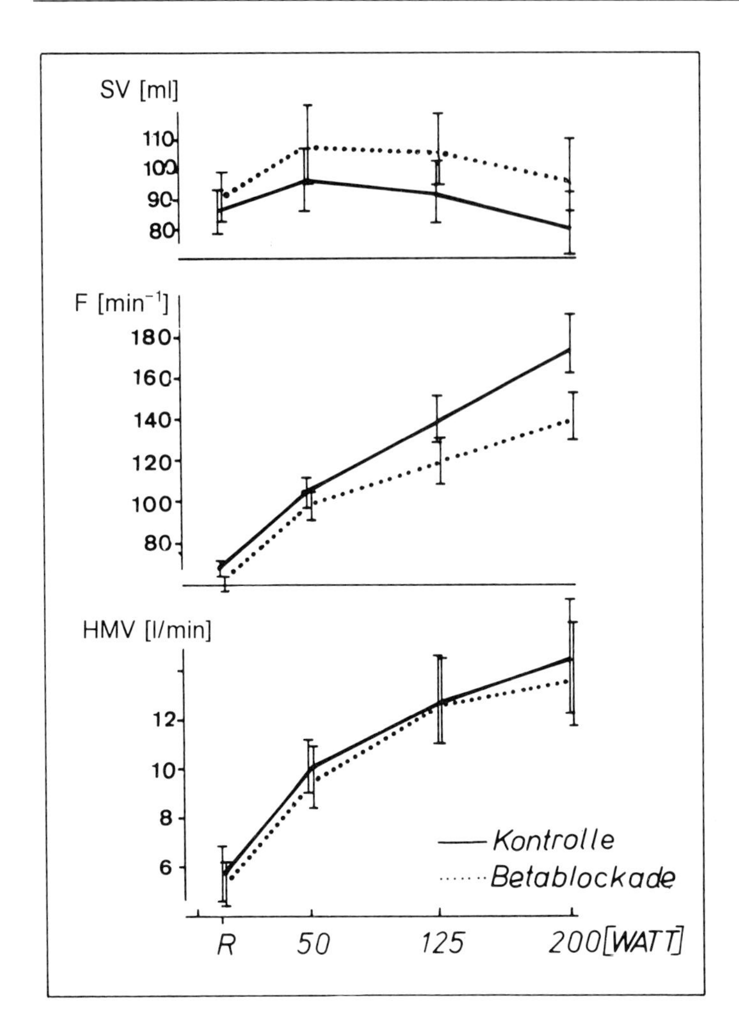

Abb. 52 Einfluß von 40 mg Propranolol auf die Belastungshämodynamik. Die Untersuchungen wurden mit der Farbstoffverdünnungstechnik an 5 kreislaufgesunden Männern durchgeführt. Während sich das Herzminutenvolumen nicht signifikant ändert, muß aufgrund des deutlichen Frequenzabfalles das Schlagvolumen ansteigen.

sauerstoffeinsparende Effekt, wie dies im Belastungs-EKG deutlich nachweisbar ist (Abb. 54).

Beim sporttreibenden Menschen kommt es unter Betablockade zu einer Reduktion der maximal erreichbaren Frequenz und Kontraktilität, somit zu einer eingeschränkten *Frequenz-* und *Kontraktilitätsreserve*, worauf insbesondere von *Roskamm* (1972) verwiesen wurde. Die Belastbarkeit des gesunden Herzens unter maximaler Beanspruchung wird daher deutlich eingeschränkt. Beim Leistungssportler besteht unter Maximalbelastung die Gefahr einer myokardialen Überdehnung. Wir haben gelegentlich das Auftreten von kardialen Beschwerden (Dyskardien, Extrasystolen) unter Betablockern bei Sportlern nach Maximalbelastungen beobachtet. Eine weitere potentielle Gefährdung des Sportlers besteht in der Möglichkeit einer inadäquaten Herzvergrößerung bei einer ständigen erzwungenen Arbeitsweise des Herzens mit erhöhtem Schlagvolumen über das physiologische Maß hinaus.

Die negativen Effekte des Betablockers auf die *Energiefreisetzung* betreffen sowohl die Fett- als auch die Glykogenverwertung. Beide werden allerdings von unterschiedlichen Rezeptoren gesteuert. Während die Lipolyse vorwiegend über $Beta_1$-Rezeptoren geregelt wird,

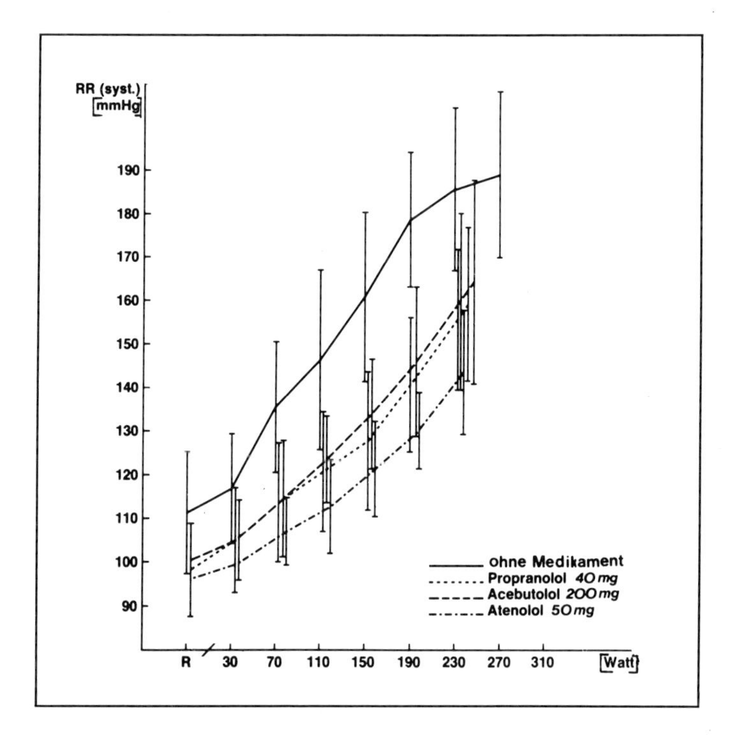

Abb. 53 Einfluß verschiedener Betarezeptorenblocker auf den systolischen Belastungsdruck. Die Untersuchungen geschahen nach dem Schema der Abbildung 51.

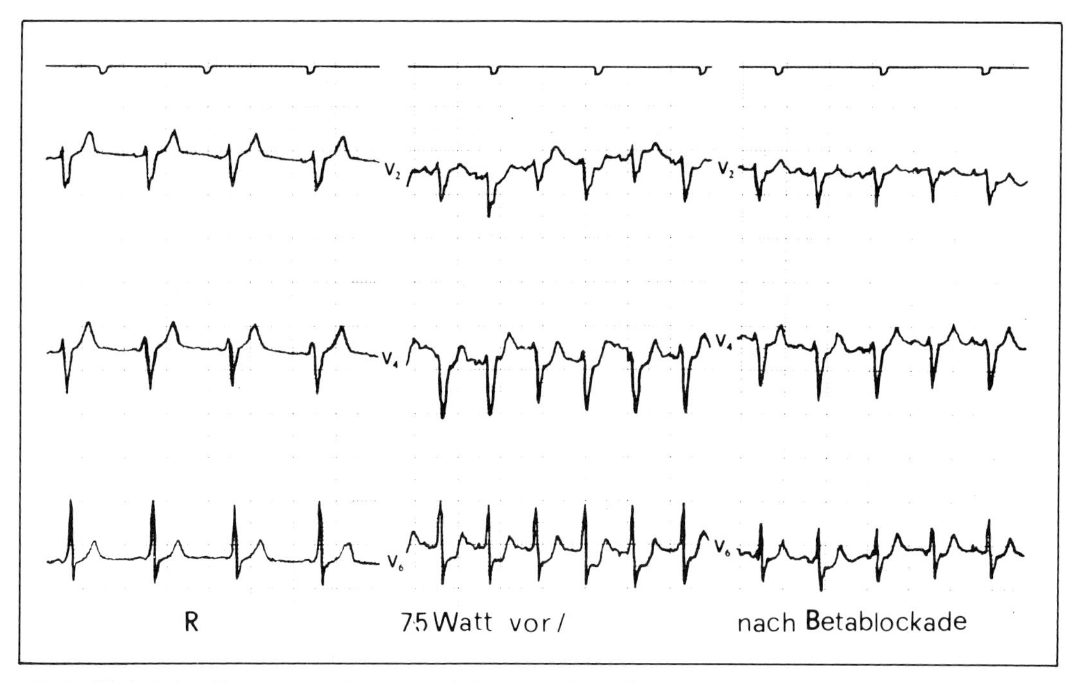

Abb. 54 Einfluß einer Betarezeptorenblockade auf ein pathologisches Belastungs-EKG. Bei einem Koronarpatienten ist das Ruhe-EKG zunächst unauffällig (links). Bei 75 Watt treten deutliche Rückbildungsstörungen auf, die die Aufnahme in eine Koronartrainingsgruppe verbieten würden. Nach Gabe eines Betarezeptorenblockers ist das Belastungs-EKG normalisiert (rechts), die Belastbarkeit somit deutlich verbessert.

erfolgt dies für die Glykolyse bzw. Glykogenolyse unterschiedlich, und zwar in der Muskulatur überwiegend über Beta$_2$- und in der Leber über Alpharezeptoren (*Carlström*, 1970; *William-Olsson*, 1979). Entscheidend für die *Langzeitausdauer* sind vorwiegend die in der Muskulatur vorhandenen Glykogenreserven, die durch Fett nur partiell ersetzt werden können. Unter einer Betarezeptorenblockade wird die Energiefreisetzung aus dem Glykogen daher um so bedeutsamer.

Nach diesem Rezeptorenmuster bietet es sich an, bei den körperlich belasteten Patienten bzw. bei den Sportlern, die mit Betablockern behandelt werden, vorwiegend kardioselektive Substanzen zu verwenden, da sie die Utilisation des Muskelglykogens weniger behindern. Hierauf wurde in Deutschland vorwiegend von *Franz* und *Lohmann* (1979) hingewiesen, die nur unter dem nichtselektiven Betablocker Pindolol, nicht aber unter den selektiven Substanzen Acebutolol und Metoprolol ein kritisches Absinken des Blutzuckers während körperlicher Belastung beobachteten. In Übereinstimmung hiermit finden sich Berichte in der Literatur über schwerwiegende *Hypoglykämien* bei Dauerbelastungen unter der Behandlung mit Betablockern (*Holm*, 1981).

Allerdings sind diese Befunde in der Literatur nicht eindeutig bestätigt. So konnten sie beispielsweise von *Dorow* (1982) in neueren Untersuchungen bei ähnlicher Versuchsanordnung nicht reproduziert werden. Untersuchungen von *Lundborg* (1981) zeigten, daß es tatsächlich unter Betablockern zu einem vorzeitigen Einbruch der Energiefreisetzung aus dem Glykogen, d. h. zu einem vorzeitigen Abfall des Glukosespiegels im Serum, kam, wenn Langzeitbelastungen unter Betablockern durchgeführt wurden. Dieser vorzeitige Einbruch war unter nichtselektiven Blockern ausgeprägter als unter selektiven. Allerdings ließ sich ein solch deutlicher Blutzuckerabfall im Vergleich zu Placebountersuchungen erst nach verhältnismäßig langen Belastungszeiten, frühestens nach 1 Stunde Dauerbelastung, aufzeigen.

Auch wir konnten in eigenen Untersuchungen beim Vergleich einer Reihe von kardioselektiven und nichtselektiven Blockern (Acebutolol, Atenolol, Metoprolol, Pindolol und Propranolol) den Vorteil des kardioselektiven Blockers nicht in gleicher Art und Weise bestätigen. Bei einstündigen Dauerbelastungen zeigte sich bei allerdings kreislauf- und stoffwechselgesunden Sportstudenten der Vorteil des kardioselektiven Blockers nicht in gleichem Maße (Abb. 55). Andererseits fanden wir bei *Diabetikern* in ähnlichen Untersuchungen (Abb. 56) eine stärkere Hypoglykämieneigung bei Belastung unter Propranolol im Vergleich zu den kardioselektiven Blockern Acebutolol und Atenolol.

▷

Abb. 55 Einfluß verschiedener Betarezeptorenblocker auf die Substrate der Energiebereitstellung unter Belastungsbedingungen (durchgeführt zusammen mit *Koebe*, 1983). Untersucht wurden 5 verschiedene Betablocker, teils kardioselektiv (Metoprolol, Acebutolol), teils nichtselektiv (Penbutolol, Pindolol, Propranolol), teils mit ISA (Pindolol, Acebutolol, Penbutolol), teils ohne ISA (Metoprolol, Propranolol). Die Untersuchungen erfolgten in einem 1stündigen Belastungstest mit 50% der maximalen Leistungsfähigkeit, wobei jeweils 6 gesunde Sportstudenten das Kollektiv für einen Betablocker bildeten. Sie mußten den Belastungstest zunächst als Kontrolle, dann unter jeweils ansteigenden Dosierungen, entsprechend 10, 20, 40 und 80 mg Propranolol, absolvieren, anschließend nach einer 4wöchigen Dauerbehandlung, entsprechend einer Dosierung von 40 mg Propranolol. In Teil a werden die Auswirkungen auf die freien Fettsäuren vor bzw. nach der Belastung dargestellt. Die Zahlen 1 bis 4 stellen die jeweiligen 4 verschiedenen Betablockerdosierungen dar, unter D ist der Dauertest vermerkt. Es zeigt sich, daß die Mobilisierung der freien Fettsäure, die im Kontrollversuch zu beobachten ist, durch alle verwendeten Betablocker fast völlig unterdrückt wird. In Teil b werden die Auswirkungen auf die Serumglukose dargestellt. Der Blutzuckerspiegel sinkt unter Belastungsbedingungen unter allen Blockern geringfügig ab. Eine verstärkte Hypoglykämietendenz, wie in der Literatur für nichtselektive Blocker beschrieben, wurde in der vorliegenden Untersuchung nicht beobachtet.

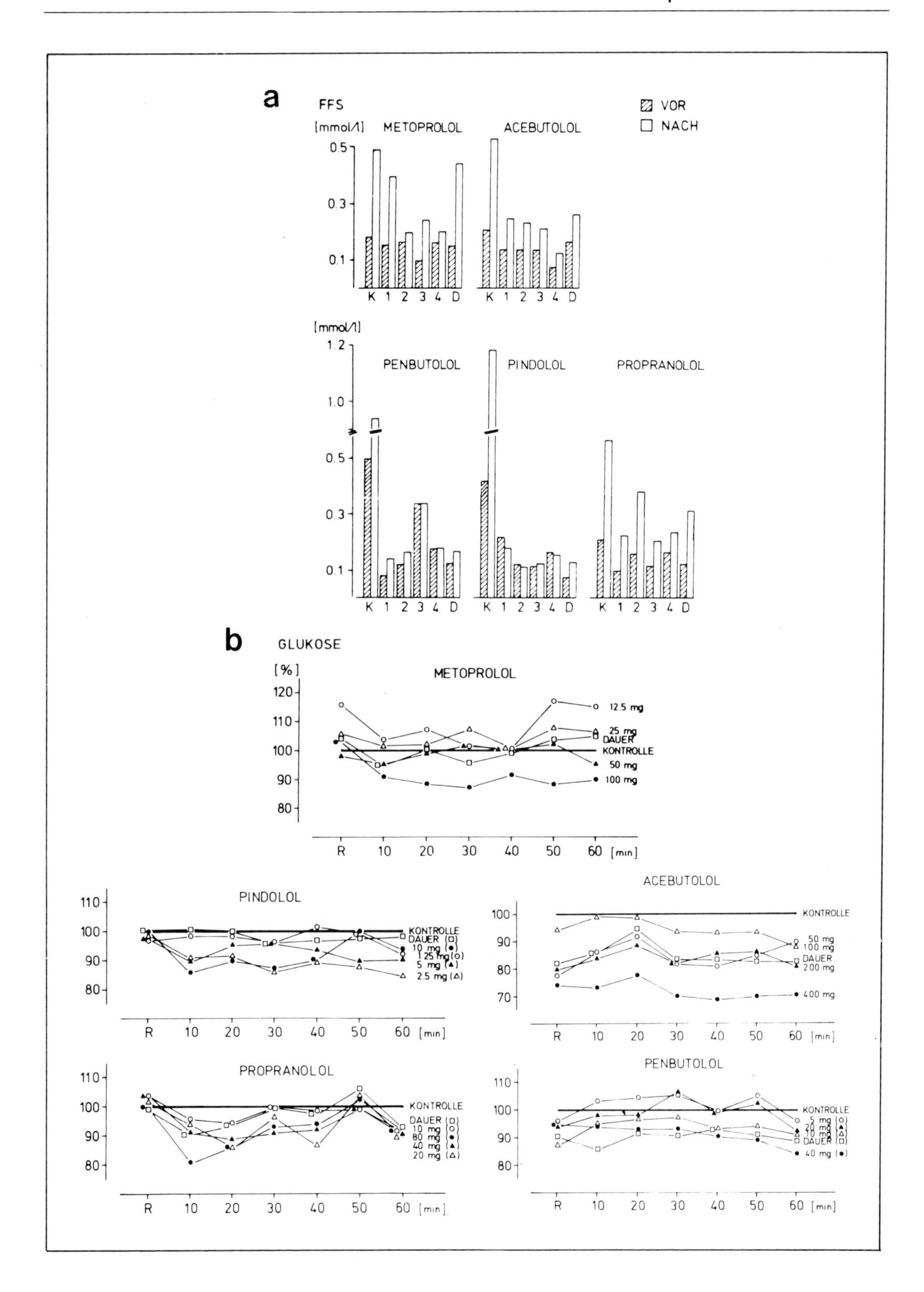
a
FFS
[mmol/l]
METOPROLOL
ACEBUTOLOL
VOR
NACH
0.5
0.3
0.1
K 1 2 3 4 D
[mmol/l]
1.2
1.0
0.5
0.3
0.1
PENBUTOLOL
PINDOLOL
PROPRANOLOL
b
GLUKOSE
[%]
METOPROLOL
120
110
100
90
80
12.5 mg
25 mg
DAUER
KONTROLLE
50 mg
100 mg
R 10 20 30 40 50 60 [min]
PINDOLOL
KONTROLLE
DAUER (□)
10 mg (●)
1.25 mg (○)
5 mg (▲)
2.5 mg (△)
ACEBUTOLOL
KONTROLLE
50 mg
100 mg
DAUER
200 mg
400 mg
PROPRANOLOL
KONTROLLE
DAUER (□)
10 mg (○)
80 mg (●)
40 mg (▲)
20 mg (△)
PENBUTOLOL
KONTROLLE
5 mg (○)
20 mg (▲)
10 mg (△)
DAUER (□)
40 mg (●)

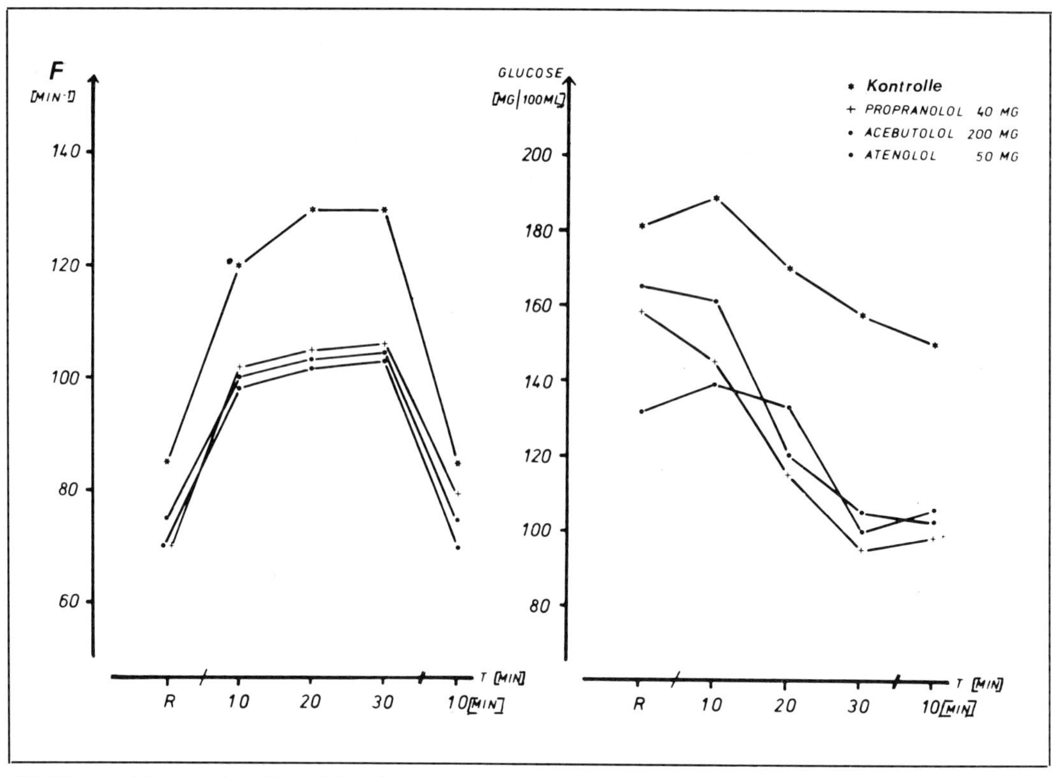

Abb. 56 Auswirkungen einer körperlichen Belastung unter Betablockade bei 7 insulinpflichtigen Diabetikern, untersucht zusammen mit *de Rose* (1983). Die Belastung wurde eine halbe Stunde mit 50% der maximalen Leistungskapazität durchgeführt. Sie läßt erkennen, daß es unter dem nichtselektiven Blocker Propranolol zum geringsten Abfall der Herzfrequenz, aber zum deutlichsten Abfall des Blutzuckers kommt. 2 der 7 Probanden kamen unter Propranolol in leichte hypoglykämische Zustände, bei keinem wurde dies unter den beiden selektiven Blockern Acebutolol und Atenolol beobachtet.

Die Stoffwechselauswirkungen des Betablockers lassen sich weiterhin anhand der *Milchsäurefreisetzung* aufzeigen. Wie die Abbildung 57 demonstriert, kommt es unter Betablockern in unteren Belastungsbereichen zu einem geringfügigen Absinken des Milchsäurespiegels. Auch die maximal erzielte Milchsäurekonzentration ist im Vergleich zum Kontrolltest verringert. Hierfür gibt es 2 mögliche Erklärungen. Zum einen könnte dies als Folge einer verringerten Milchsäurebildung gesehen werden, da auch die Glykolyse über die Katecholamine stimuliert wird, zum anderen liegen aber auch Befunde von *Frisk-Holmberg* (1979) vor, die es aufgrund von Muskelbiopsien nahelegen, daß das Absinken des Milchsäurespiegels im Blut im wesentlichen auf eine Verschlechterung der Ausschwemmung des Laktats aus der Muskulatur zurückzuführen ist. Dies wiederum könnte die Folge der Einschränkung der *peripheren Durchblutung* unter dem Betablocker sein. Mit einer solchen Deutung könnte die häufige Angabe der Sportler über das Auftreten von *Muskelbeschwerden* unter Belastung bei gleichzeitiger Betablockade in Übereinstimmung zu bringen sein. Unabhängig von der Entscheidung dieser bisher ungeklärten Frage führt die Störung im Bereich der Energiefreisetzung aus der Milchsäure zu einer Einschränkung der Leistungsfähigkeit beispielsweise auch des *400-m-Läufers*.

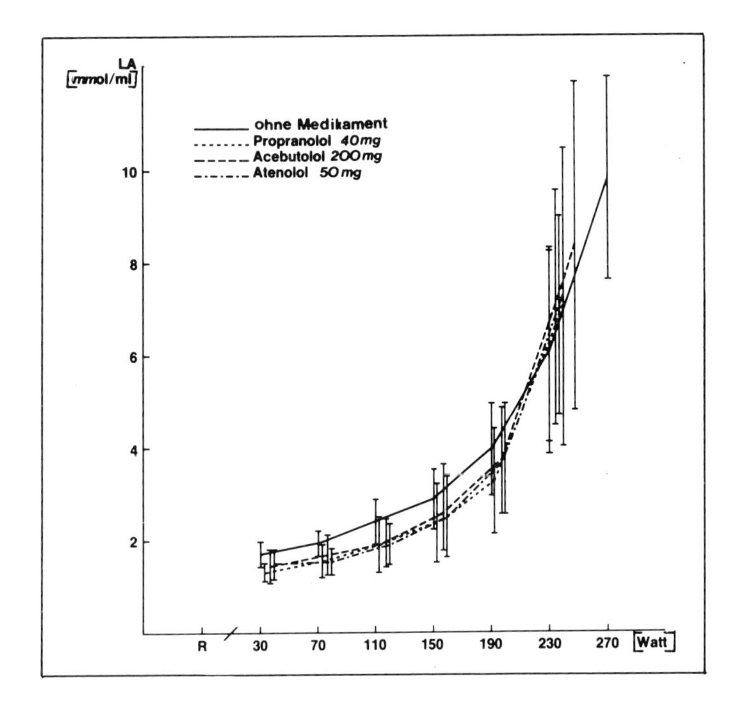

Abb. 57 Einfluß der Betarezeptorenblocker auf den Serumlaktatspiegel. Die Untersuchungsanordnung geschah entsprechend der Abbildung 51. Unter den Betablockern kommt es zu einer geringen Verminderung des Laktatspiegels im submaximalen Bereich. Der Milchsäureanstieg erfolgt etwas früher als im Kontrollversuch, dadurch kommt es zu einem Überkreuzungsphänomen mit der Ausgangskurve. Die aerob-anaerobe Schwelle bleibt aus diesem Grund unverändert. Der maximal erreichte Laktatspiegel ist unter dem Einfluß der Betablocker reduziert.

Bei Zusammenfassung dieser Diskussion zur Auswirkung des Betablockers auf die *Leistungsfähigkeit des Sportlers* kann folgendes gesagt werden:

1. In Sportarten, die von psychologischen Faktoren wesentlich bestimmt werden, kann sich der Betablocker vorteilhaft auswirken.
2. In anderen Sportarten (Kraftsport, Schnellkraftsportarten) liegen bisher Hinweise für eine Leistungsminderung nicht vor.
3. Im Bereich von Sportarten, die auf eine maximale Energiefreisetzung aus Milchsäure oder über die Verbrennung angewiesen sind, wirkt sich der Betablocker leistungsmindernd aus.

Der Sportler geht darüber hinaus eine mögliche Gefährdung im kardialen Bereich sowie durch das eventuelle Auftreten von Hypoglykämien Risiken ein. Von extremen Ausdauerbelastungen unter Betablockern ist daher grundsätzlich abzuraten. Wie bereits im Zusammenhang mit einer eventuell notwendigen medikamentösen Behandlung eines hypertensiven Leistungssportlers mit beispielsweise einem Betablocker betont, stellt heute Leistungssport so hohe Beanspruchungen an das Herz-Kreislauf-System sowie an den Stoffwechsel, daß absolute Gesundheit als Eingangsvoraussetzung erforderlich ist, eine Voraussetzung, die bei einem Sportler, der Betablocker einnimmt, im allgemeinen nicht mehr gegeben ist.

4. Für Leistungssprtler, die sich trotz der unter 3. genannten Bedenken sehr intensiver und langanhaltender Belastungen unterziehen, kann die Verwendung von kardioselektiven Substanzen Vorteile mit sich bringen. Diese Gesichtspunkte lassen sich aber sicher nicht auf den körperlich aktiven Durchschnittspatienten übertragen. Für ihn sind die Vorteile mehr theoretischer Natur, die Unterschiede in den Stoffwechselwirkungen zwischen kardioselektiven und nichtselektiven Blockern sind bei niedrigen Belastungen so gering, daß sie sich praktisch nicht auswirken.
5. Dagegen kann der kardioselektive Blocker Vorteile bei Sondergruppen körperlich belasteter Patienten aufweisen, wie vor allem bei dem mit Betablockern behandelten Diabetiker. Bei ihm sind insbesondere auch die Un-

terdrückung der hypoglykämischen Warnzeichen durch den Blocker sowie die Verzögerung der Erholung nach Eintreten der Hypoglykämie wesentlich.
Mit den letzten Ausführungen wurde bereits der Einfluß auf die *Belastbarkeit des Patienten* angesprochen, die im folgenden speziell für den Herz-Kreislauf-Patienten weiter ausgeführt werden soll. Bei der Beziehung zwischen Betablockern und körperlicher Belastung stand – zumindest am Anfang der Betablockerära – die Befürchtung eines möglichen *negativen Einflusses* im Vordergrund der Betrachtung. Der teilweise negativ inotrope Einfluß betablockierender Substanzen, die Abblokkung der unter Belastungsbedingungen wesentlichen sympathischen Anpassungsmechanismen des Herzens sowie die im einzelnen geschilderte Inanspruchnahme des Starling-Mechanismus mußten zwangsläufig Gedanken über die möglichen Induktionen einer *Belastungsinsuffizienz* bei Herzen wecken, die sowieso schon aufgrund einer vorausgegangenen Schädigung an der Grenze ihrer Reservekraft arbeiteten. Die Erfahrung hat inzwischen gezeigt, daß diese Befürchtungen übertrieben waren. Auch der Patient nach einem Herzinfarkt kann sich unter Betablockern körperlich belasten, falls ausreichende myokardiale Reserven verfügbar sind.
Während, wie oben geschildert, beim Leistungssportler die Leistungsfähigkeit durch Betablocker in Abhängigkeit von der jeweiligen Sportart im allgemeinen negativ beeinflußt wird, wird sie beim Herz-Kreislauf-Patienten häufig eher verbessert als verschlechtert. Die Begründung hierfür liegt zum einen darin, daß der Herz-Kreislauf-Patient sich im Gegensatz zum Leistungssportler von vornherein nicht bis an seine Leistungsgrenze heran belasten sollte. Seine optimale Trainingsintensität liegt in mittleren Belastungsbereichen, in denen sich das Pulsfrequenzdefizit weniger stark auswirkt. Zum anderen kann der Herz-Kreislauf-Patient seine volle körperliche Leistungsfähigkeit aufgrund von krankheitsbedingten Einschränkungen seiner Belastbarkeit nicht voll ausschöpfen.
Dies kann beispielsweise aufgrund der Aufnahmekriterien für Patienten in Koronargruppen verdeutlicht werden, wie sie im einzelnen im Abschnitt „Beurteilung der Belastbarkeit“ dargestellt wurden. Die Belastbarkeit solcher Patienten ist vermindert, wenn *Rückbildungsstörungen* als Ausdruck einer belastungsinduzierten Koronarinsuffizienz bereits bei geringen Belastungsintensitäten auftreten (siehe auch Abb. 54). Wird in solchen Fällen die Sauerstoffbilanz verbessert, so verbessert sich damit auch die Belastbarkeit.
Gleiches gilt für das Auftreten bedenklicher, *belastungsinduzierter Herzrhythmusstörungen*. Für die Behandlung solcher belastungsinduzierter Rhythmusstörungen, bei deren Entstehung auch dem erhöhten sympathischen Antrieb eine wichtige ursächliche Rolle zukommt, kann somit die Gabe von Betablockern als fast kausal angesehen werden. Im Einzelfall ist jedoch jeweils eine Kontrolle des Belastungs-EKGs unter dem Betablocker erforderlich, da wie bei allen antiarrhythmischen Substanzen ein Therapieerfolg nie mit Sicherheit vorausgesagt werden kann. Nach eigenen Untersuchungen (*Rost*, 1981) sprechen etwa zwei Drittel aller belastungsinduzierter Extrasystolen gut bis sehr gut auf Betarezeptorenblocker an; der Erfolg bei supraventrikulären Formen ist günstiger als bei ventrikulären. Es sollte allerdings an dieser Stelle auch vermerkt werden, daß in einzelnen Fällen eine Verschlechterung der Rhythmusstörung durch die Begünstigung von Reentry-Mechanismen beobachtet werden kann. In der Beziehung zwischen Medikament und körperlicher Belastung sind selbstverständlich auch mögliche negative Auswirkungen zu berücksichtigen.
Eine weitere Einschränkung der Belastbarkeit ergibt sich durch *überschießende Blutdruckanstiege*. Auch eine solche Belastungshypertonie wird vorwiegend durch den Betarezeptorenblocker günstig beeinflußt. Bezüglich der Auswahl des geeigneten Antihypertonikums für den sporttreibenden Patienten kann auf den Abschnitt „Funktionelle Herz-Kreislauf-Erkrankungen“ verwiesen werden. In diesem

Abschnitt werden auch die Gesichtspunkte zur Verbesserung der Leistungsfähigkeit bei funktionellen Kreislauffunktionsstörungen im Rahmen des *hyperkinetischen Herzsyndroms* erörtert.
Neben der Frage des Einflusses des Betablockers auf die Leistungsfähigkeit kommt in der Praxis auch dem Problem der *Veränderung der belastungsinduzierten Reaktionen* unter der Wirkung von Betablockern eine besondere Bedeutung zu. Die in der Praxis am häufigsten in Zusammenhang mit körperlichem Training und Betablockade gestellte Frage ist die nach der erforderlichen *Pulsfrequenzkorrektur*, die dem betablockierten Patienten gegeben werden kann.
Hier läßt sich nur sehr schwer eine allgemeine Richtlinie aufstellen. Aus den bisherigen Ausführungen und der Abbildung 51 ergibt sich, daß das Ausmaß der Frequenzminderung von der Belastungsintensität abhängig ist. Es wird weiterhin von der jeweiligen Dosierung, dem speziellen Typ des Betablockers und von individuellen Faktoren bestimmt. Abbildung 58 zeigt, daß die Pulsfrequenzminderung unter Propranolol stark dosisabhängig ist. Unter Betarezeptorenblockern mit intrinsischer Aktivität zeigt sich ein sehr viel geringeres Ausmaß der Dosisabhängigkeit der Frequenzminderung. Ähnliche Befunde wurden beispielsweise von *Kober* (1982) erhoben. Weiterhin ist die Wirkung auf die Frequenz auch stark von individuellen Faktoren abhängig.
Die häufig dem betablockierten Patienten mitgegebene Empfehlung, seine Belastungspulsfrequenz einfach um etwa 20 bis 25 Schläge/min niedriger einzustufen, ist somit stark vereinfachend. Sie gilt lediglich für einen mittleren Belastungsbereich, entsprechend etwa einem Puls von 130, und für eine mittlere Betablockerdosierung, entsprechend etwa der Wirkung von 40 mg Propranolol. Bei stärker wirksamer Betablockade muß dieser Frequenzwert höher angesetzt werden. Eine Betablockerdosis, die 80 mg Propranolol entspricht, vermindert die Pulsfrequenz in mittleren Belastungsbereichen um ca. 30 Schläge/min.

Theoretisch müßte für jeden Betablocker und jeden Dosisbereich eine eigene Frequenzkorrektur angegeben werden. Erfahrungswerte, wie oben genannt, können verwendet werden, wenn der Untersucher mit nur wenigen Standardblockern auskommt. Eine weitere Empfehlung, die in diesem Zusammenhang gegeben werden kann, ist die Beachtung der *Atmung* des Patienten. Wie aus der Abbildung 57 hervorgeht, wird das Kurvenbild der *Laktatkonzentration* durch den Betablocker in wesentlich geringerem Maße beeinflußt als die Pulsfrequenz. Diese Laktatkurve zeigt einen typischen Verlauf. Bei geringer Belastung steigt der Serumlaktatspiegel zunächst kaum an. Beim Untrainierten wird etwa bei zwei Dritteln des individuellen Maximums ein stark zunehmendes Ansteigen der Milchsäurekonzentration im Blut beobachtet. Dieser als sogenannte *aerob-anaerobe Schwelle* bezeichnete Übergang gibt den Bereich an, in dem die Sauerstoffversorgung bzw. -verwertung in der Muskelzelle nicht mehr optimal ist.
Der Schwellenbereich kann als Optimum des Trainings angesehen werden. Stärkere Belastungen stellen eine Über-, geringere eine Unterforderung dar. Wie die Kurve der Abbildung 57 zeigt, wird dieser Schwellenwert durch den Betablocker wenig verändert. Die klinische Beobachtung des Patienten unter körperlicher Belastung ermöglicht eine ungefähre Festlegung der Leistung im Schwellenbereich, da die vermehrte Ausschüttung der Milchsäure mit einem erhöhten Antrieb auf das Atemzentrum einhergeht. Von hierher kommt der alten und weitgehend vergessenen Empfehlung zur Atemintensität als Steuerungsgröße der körperlichen Belastung neue Bedeutung zu. Durch die Beobachtung des Patienten am Fahrradergometer kann der Punkt festgelegt werden, an dem die Hyperventilation beginnt. Die Leistung beim Einsetzen und die hier erreichte Pulsfrequenz können dem Patienten als optimale Belastungsempfehlung mitgegeben werden. Auch entsprechende Ratschläge wie „Laufen, ohne zu schnaufen“ oder die Empfehlung, „nur so schnell zu laufen, daß man sich weiter mit

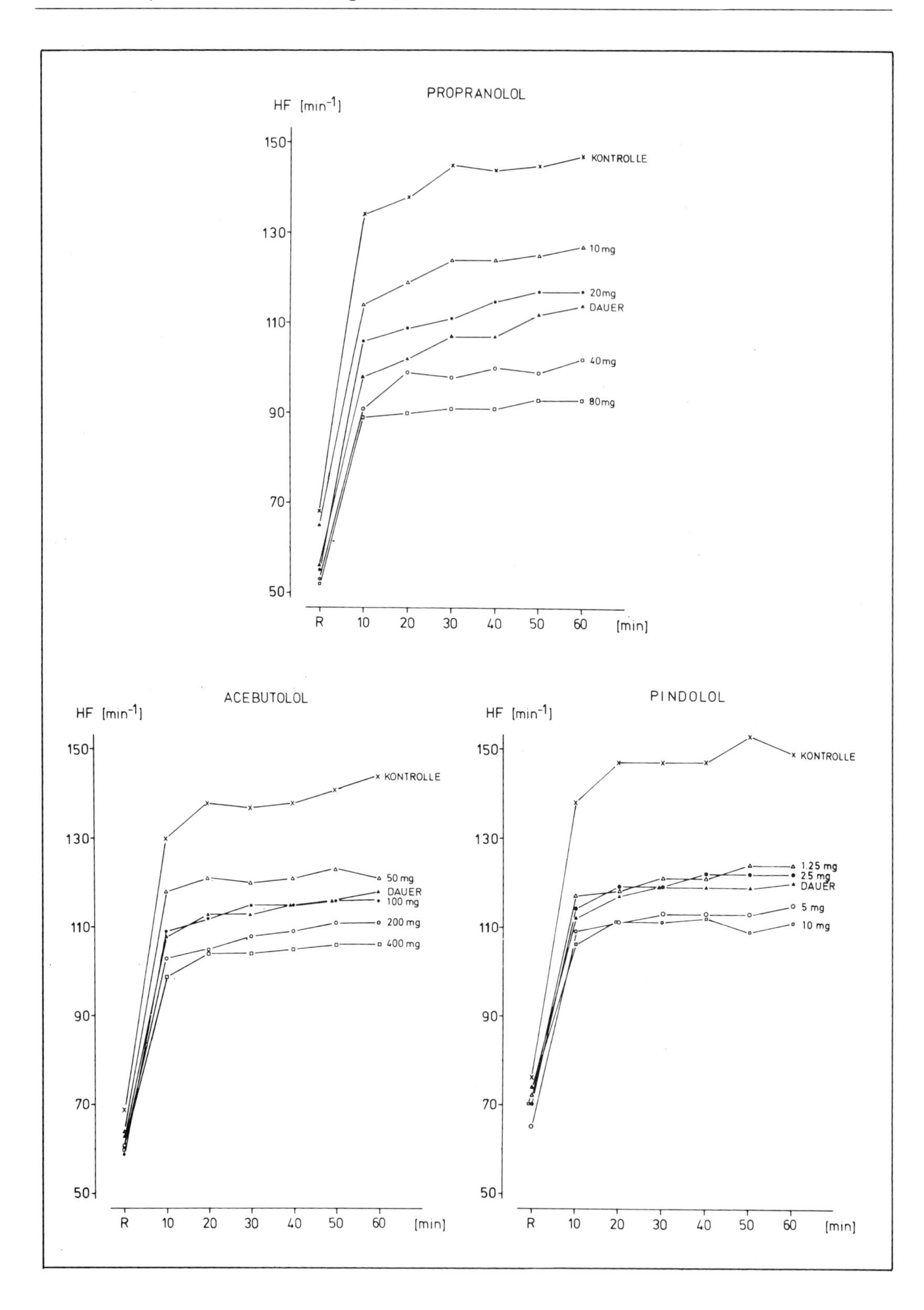

PROPRANOLOL
HF [min⁻¹]
150
130
110
90
70
50
KONTROLLE
10mg
20mg
DAUER
40mg
80mg
R 10 20 30 40 50 60 [min]
ACEBUTOLOL
HF [min⁻¹]
KONTROLLE
50 mg
DAUER
100 mg
200 mg
400 mg
PINDOLOL
HF [min⁻¹]
KONTROLLE
1,25 mg
2,5 mg
DAUER
5 mg
10 mg

seinem Nachbarn unterhalten kann", erweisen sich als für die Praxis brauchbar und wissenschaftlich begründet.
Wie bereits bei den allgemeinen Vorbemerkungen angedeutet, ist jedoch die Pulsfrequenz keineswegs die einzige vegetative Reaktion, die sich unter Belastung ändert. So ist nach eigenen Untersuchungen (*Rost*, 1982) das Ausmaß der Ventilation unter Betablockade vermindert. Andererseits ist die Schweißneigung bei gleicher Belastung unter Betablockern individuell unterschiedlich, teilweise erheblich verstärkt. Auf die Abschwächung hypoglykämischer Reaktionen beim Diabetiker wurde bereits verwiesen.
Eine weitere Frage, die im Zusammenhang mit Betablockern und Sport in der Praxis nicht selten gestellt wird, ist die Frage, inwieweit eine *Trainierbarkeit* gegeben sei, wenn die Pulsfrequenz unter Betablockade unzureichend ansteigt. *Sable* (1982) fand in einer neueren Untersuchung keinen Effekt eines körperlichen Trainings unter einer kompletten vegetativen Blockade, bestehend aus Atropin und einer sehr hohen Betablockerdosierung. Ein ausreichendes Wirksamwerden des sympathischen Antriebs ist somit notwendige Voraussetzung für die Erzielung einer Trainingswirkung. Auf der anderen Seite kann aus der zitierten Untersuchung nicht geschlossen werden, daß grundsätzlich kein Trainingseffekt unter Betablockade vorhanden sei, da die hier gewählten Dosierungen das übliche Maß bei weitem übertrafen (bis zu 640 mg Propranolol/d). In einer Untersuchung aus unserem Arbeitskreis (*Liesen*, 1971) mit einer klinisch üblichen Dosierung war auch unter Propranolol eine Verbesserung der Leistungsfähigkeit zu verzeichnen.

Sonstige Herz-Kreislauf-Medikamente

Während in der Beziehung zwischen Betablockern und Sport aus den genannten Gründen eine Reihe von Übersichten vorliegt, sind die wenigen vorhandenen Daten zur Frage der Wirkung sonstiger Medikamente unter dem Gesichtspunkt körperlicher Belastung weit über die pharmakologische, physiologische und klinische Literatur verstreut. Zu zahlreichen Substanzen, die auch bei körperlich aktiven Patienten Anwendung finden, liegen bisher keine Untersuchungen vor. So weit solche Ergebnisse verfügbar sind, betreffen sie ganz überwiegend lediglich Akutversuche. Die Wirkungsweise nach einer langdauernden Einnahme könnte hiervon erheblich abweichen, wie dies von den Betablockern bekannt ist. Die Untersuchungen von *Lohmann* (1981) zeigten beispielsweise, daß die Hemmung der Lipolyse unter Belastungsbedingungen durch Betablocker, die im Akutversuch zu beobachten ist, bei Langzeitbehandlung durch eine nicht katecholaminabhängige Lipolyse weitgehend ausgeglichen wird. Angesichts einer solch unbefriedigenden Situation ist es schwierig, einen Überblick über die Rückwirkungen sonstiger Herz-Kreislauf-Medikamente auf die körperliche Belastung zu gewinnen. Im folgenden soll versucht werden, einige Hinweise zum Effekt der am häufigsten bei Herz-Kreislauf-Patienten verordneten Medikamentengruppen auf die Belastbarkeit zu geben.

Unter den zahlreichen Herz-Kreislauf-Medikamenten, die von körperlich belasteten Patienten eingenommen werden, ist nach wie vor

◁
Abb. 58 Einfluß dreier Betarezeptorenblocker in verschiedener Dosierung auf die Belastungsherzfrequenzen. Die Untersuchungen fanden in gleicher Versuchsanordnung, wie unter Abbildung 55 beschrieben, zusammen mit *Koebe* statt. Es zeigt sich unter Propranolol eine deutliche dosisabhängige Frequenzminderung. Unter Pindolol und Acebutolol ist zwar auch eine dosisabhängige Veränderung vorhanden, jedoch wesentlich geringer ausgeprägt.

Digitalis sicher das wichtigste. Wie die Abbildung 50 zeigt, nehmen selbst in den von uns betreuten ambulanten Koronargruppen, also einer Patientengruppe, die sicherlich eine positive Selektion darstellt, etwa 60% Digitalispräparate. Es ist davon auszugehen, daß bei vielen dieser Patienten die Digitalisierung unnötigerweise erfolgt. Aus diesem Grunde sollte hier die allgemeine Feststellung wiederholt werden, daß Digitalis die Pumpfunktion lediglich am myokardial insuffizienten Herzen verbessert. Dies gilt auch für Belastungsbedingungen. Hämodynamische Untersuchungen von *Williams* (1958) zeigten, daß das Herzminutenvolumen bei kreislaufgesunden Probanden unter Digitalisierung bei gleicher Belastung eher ab- als zunahm. Da gleichzeitig der Blutdruck unverändert blieb, wurde dies mit einer Zunahme des peripheren Widerstandes, also mit einer Gefäßwirkung erklärt. Dagegen wird bei einem Patienten mit Ruhe- und Belastungsinsuffizienz die Belastbarkeit durch Digitalisierung verbessert.

Auch aus der Sicht der koronaren Herzkrankheit ergibt sich keine Indikation für eine Digitalisierung, wenn nicht gleichzeitig eine *Belastungsinsuffizienz* besteht. Die Belastungsangina wird nur im Falle einer gleichzeitig bestehenden Belastungsinsuffizienz verbessert. In diesem Fall kommt es unter Digitalisierung zu einer Abnahme des Füllungsdrucks und damit zu einer Verkleinerung des Herzens. Die verminderte Wandspannung resultiert in einem herabgesetzten Sauerstoffbedarf und damit in einer besseren Sauerstoffbilanz. Dagegen kann durch die gesteigerte *Kontraktilität* des Herzens und den erhöhten peripheren Widerstand im Falle einer Digitalisierung bei Koronarinsuffizienz ohne gleichzeitige myokardiale Insuffizienz die Belastbarkeit sogar verschlechtert werden.

Eine Verschlechterung der Belastbarkeit unter Digitalisierung kann im Einzelfall auch durch eine Verstärkung der Tendenz zu *belastungsinduzierten Arrhythmien* bewirkt werden. *Gooch* (1974) fand bei 20 Patienten mit deutlichen Digitaliszeichen im Ruhe-EKG in allen Fällen Arrhythmien im Belastungstest. Somit kann die Digitalisierung beim herzinsuffizienten Patienten die Belastbarkeit verbessern, in anderen Fällen kann es die Belastbarkeit auch verschlechtern.

Von besonderem Interesse ist die Veränderung der *belastungsinduzierten Reaktionen*. Hier ist die Auswirkung auf die *Pulsfrequenz* nur von geringer Bedeutung. Selbstverständlich wird bei herzinsuffizienten Patienten nach Digitalisierung der Frequenzanstieg geringer ausfallen, als Ausdruck der verbesserten kardialen Situation. Werden aber sonst kreislaufgesunde bzw. myokardial kompensierte Koronarpatienten digitalisiert, so wird unter körperlicher Belastung bei Gabe des heute meist üblichen Digoxins die Herzfrequenz bei gleicher Belastung in einem Bereich gesenkt, der unter 10 Schlägen/min liegt. Erwähnenswert in diesem Zusammenhang ist jedoch die Auswirkung des Digitalis auf das *Belastungs-EKG*. Bekanntlich kann es im Belastungs-EKG unter Digitalis zu ST-Senkungen kommen, die nicht zwangsläufig auf eine Koronarinsuffizienz zurückzuführen sind und die deshalb als falsch-positiv bezeichnet werden. Von anderer Seite (*Lehmann*, 1979) wird zwar darauf hingewiesen, daß sich solche Veränderungen stets nur bei Patienten mit koronarer Herzkrankheit unter Digitalis in ausgeprägter Form hervorrufen lassen, trotzdem kann gesagt werden, daß bei Nichtberücksichtigung der digitalisbedingten Veränderungen Patienten hinsichtlich ihrer Belastbarkeit falsch beurteilt werden können. Ein entsprechendes Beispiel zeigt die Abbildung 59. Hier finden sich unter Digitalisierung ausgeprägte Rückbildungsstörungen bereits bei 75 Watt, die im Auslaßversuch verschwinden. Die Belastbarkeit ist sicher besser, als dies eine Bewertung ohne Berücksichtigung des Medikamenteneinflusses nahegelegt hätte. Die Bewertung des Belastungs-EKGs unter Digitaliseinfluß soll hier nicht näher ausgeführt werden, hierzu kann auf eine frühere Monographie verwiesen werden (*Rost*, 1982).

Interessante und teilweise auch für die Praxis wichtige Gesichtspunkte ergeben sich bei der

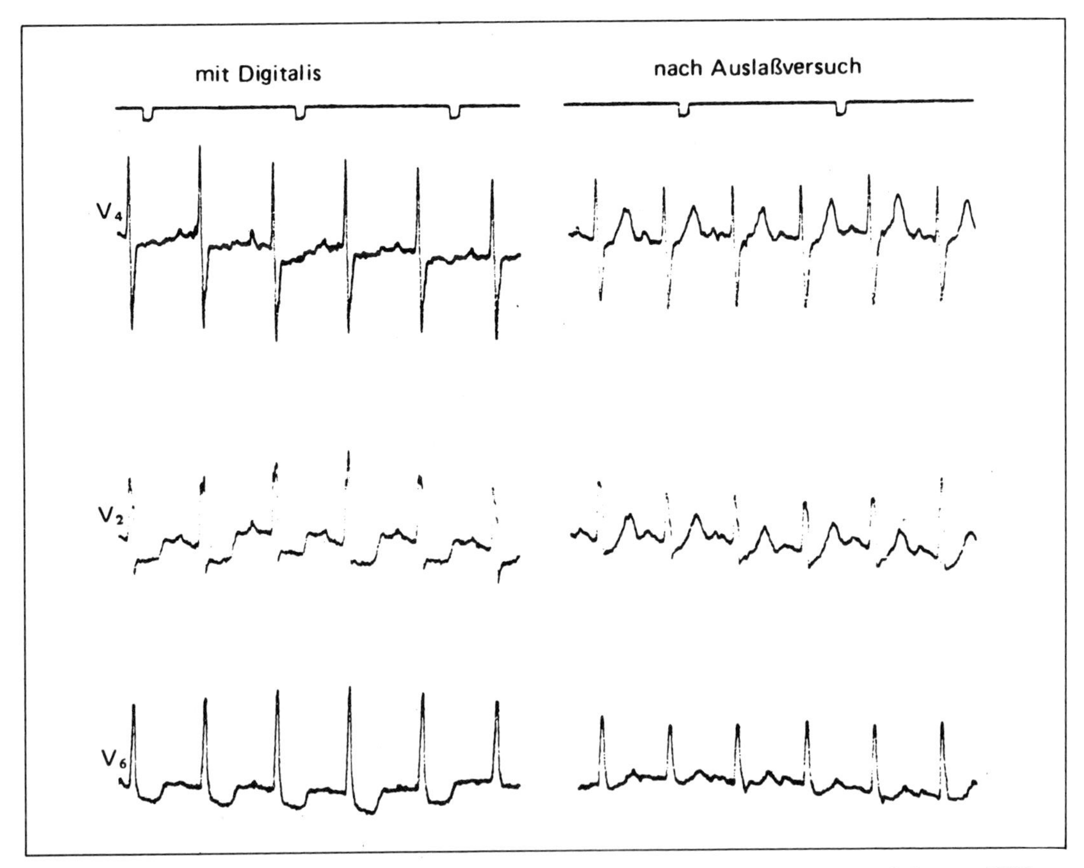

Abb. 59 Einfluß von Digitalis auf das Belastungs-EKG. Bei einem Koronarpatienten bilden sich im Belastungs-EKG (links) erhebliche Rückbildungsstörungen aus. Im Auslaßversuch sind diese (rechts) nicht mehr nachweisbar. Wäre in diesem Fall der pharmakologische Einfluß nicht berücksichtigt worden, so wäre der Patient in seiner Belastbarkeit falsch eingestuft worden.

Beurteilung der Beziehungen zwischen körperlicher Aktivität und *Antikoagulantien.* Zahlreiche Koronarpatienten sind antikoaguliert, in der Zusammenstellung von 1979 waren dies noch 60% in den von uns betreuten Gruppen. Inzwischen hat sich, angesichts der Skepsis gegenüber dem Wert der Dauerantikoagulation, dieser Prozentsatz verringert. Spezielle Bedeutung kommt, wie dies im Abschnitt „Die Belastbarkeit des Vitiumpatienten nach operativer Korrektur“ ausgeführt wird, den Antikoagulantien beim körperlich aktiven Patienten nach einem Klappenersatz zu.

Bei der Auswahl der geeigneten Sportart für den antikoagulierten Patienten gilt es hier, die Möglichkeit von Blutungskomplikationen im Falle einer Verletzung zu berücksichtigen. Der Patient, der antikoaguliert ist, insbesondere der Patient, der wie der Klappenpatient vital auf diese Antikoagulantienbehandlung angewiesen ist, sollte verletzungsanfällige Sportarten wie beispielsweise alpinen Skilauf, Reitsport oder auch Mannschaftssportarten (Fußball) vermeiden. Auch bei der Durchführung des Sports im Rahmen von Koronargruppen muß der Sportlehrer um diese Problematik wissen und verletzungsgefährliche Situationen vermeiden. Im einzelnen kann hier auf die Ausführungen im Abschnitt „Wertung der Sportarten aus der Sicht des Koronarpatienten" hingewiesen werden. Bei Berücksichtigung dieser Grundsätze haben wir innerhalb von 9 Jahren, in denen in Köln Koronargruppen betreut werden, keine größeren Blutungskomplikationen beobachtet. In diesem Zusammenhang sind Unterschiede zwischen einer Cumarinbehandlung und Hemmsubstanzen der Thrombozytenaggregation bisher nicht bekannt geworden.

Ein interessanter Aspekt im Hinblick auf die *synergistischen Wirkungen* von körperlichem Training und Medikamentenwirkung läßt sich gerade am Beispiel der Antikoagulantienbehandlung aufzeigen. Auch körperliches Training greift in das Gerinnungssystem ein. Die wenigen, sicher noch nicht ausreichenden Befunde hierzu zeigen, daß körperliche Aktivität einerseits die Thrombopoese und die Thrombozytenaggregation fördert, andererseits wird auch das fibrinolytische System aktiviert (*Böhmer*, 1974; *Haber*, 1980; *Metze*, 1981; *Rieger*, 1981).

Dabei scheinen die negativen Effekte der erhöhten Gerinnbarkeit vorwiegend unter extremen Belastungen aufzutreten. Plötzliche Todesfälle bei jugendlichen Leistungssportlern wurden u.a. auch auf intrakoronare Thromben auf der Grundlage einer verstärkten Gerinnbarkeit zurückgeführt. *Samek* (1982) berichtete über den gehäuften Nachweis von Anomalien im Gerinnungssystem bei jugendlichen Patienten mit unter körperlicher Belastung aufgetretenem akutem Infarkt bei unauffälligem Koronarsystem.

Andererseits wird die Frage diskutiert, ob der verstärkten fibrinolytischen Aktivität unter körperlicher Belastung im Rahmen der Prävention gegenüber den Sekundärkomplikationen der Arteriosklerose eine Bedeutung zukommt. Man kann hierbei eine synergistische Wirkung des Trainings mit den Antikoagulantien sehen.

Unter den *Koronarmedikamenten* ist neben den Betablockern die Gruppe der *Nitropräparate* als nächste herauszuheben. Bekanntlich wirken die Nitropräparate im wesentlichen über einen Angriff im peripheren Gefäßbereich. Die Senkung des arteriellen Widerstandes führt zu einer Verminderung der sogenannten Nachlast, also des arteriellen Drucks. Die Gefäßweitstellung im venösen Bereich, auch mit den Begriffen venöses Pooling oder innerer Aderlaß bezeichnet, reduziert das Herzzeitvolumen und damit die Vorlast. Das Herz wird somit sowohl hinsichtlich seiner Volumenarbeit wie hinsichtlich seiner Druckarbeit entlastet.

Gleichartige hämodynamische Reaktionsweisen, wie sie aus den Ruhebedingungen heraus bekannt sind, lassen sich auch unter Belastungsbedingungen finden. Bei sublingualer Gabe des akut wirkenden Nitroglyzerins konnten *Nordenfelt* und *Westling* (1967) diese Reaktionsweisen sogar in noch deutlich verstärktem Maße finden. Es kam zu einer Verminderung des *Herzzeitvolumens* bei 50 Watt in einem Größenordnungsbereich von 1,4 l/min, bei höherer Belastung stieg diese Abnahme noch deutlicher an. Die Reduktion des Minutenvolumens ging mit einer ausgeprägten Steigerung der *Herzfrequenz* einher, so daß auch das *Schlagvolumen* kleiner wurde. Der *Blutdruck* sank besonders systolisch deutlich um 14 mmHg ab, während er diastolisch keine wesentliche Änderung erfuhr. Diese Befunde galten gleichermaßen für Kreislaufgesunde wie für Koronarpatienten.

Die Auswirkung von *Langzeitnitraten*, ist zwar tendenziell gleichsinnig, jedoch wesentlich weniger deutlich ausgeprägt. So veränderte sich nach den Ergebnissen von *Jansen* (1982) bzw. *Beautefau* (1980) die Belastungsherzfrequenz nicht gerichtet. Während der letztgenannte Autor auch keine Druckänderung fand, ergaben die Untersuchungen von *Jansen*, die mit einem Mononitrat durchgeführt wurden, ein gleichartiges Druckverhalten wie bei *Nordenfelt* (1967) beschrieben. Dagegen fand *Jansen* keinen wesentlichen Einfluß auf das Herzminutenvolumen und das Schlagvolumen.

Zahlreiche Untersuchungen, die bei *Jansen* zusammengestellt sind, zeigen eine *Verbesserung der Belastbarkeit* des Koronarpatienten im ergometrischen Test, sowohl bezogen auf die Intensität als auch die Dauer der Belastung. Entscheidend für die Verbesserung der Belastbarkeit scheint dabei das Absinken des *pulmonal-arteriellen Druckes* zu sein und damit aufgrund der kleineren diastolischen Füllung die verbesserte Durchströmung der Koronararterien. Ein direkter Einfluß auf die koronar-arterielle Durchblutung scheint aber auch unter Belastungsbedingungen nicht stattzufinden. Ein weiterer Punkt, der zur Verbesserung der Belastbarkeit beiträgt, ist das Absinken des Widerstandes und damit der Druckarbeit. Nach *Powles* (1981) ist weiterhin die Verlängerung der Auswurfzeit unter dem Nitrat positiv für die Belastbarkeit, der gleiche Autor berichtet auch über eine Abnahme der Tendenz zu Rhythmusstörungen.
Ein wesentlicher Nachteil der Nitrate liegt in der *Toleranzentwicklung*. So zeigt sich bei den Daten von *Jansen*, daß es während der Langzeitbeobachtung zu einer deutlich geringeren Reduktion des pulmonal-arteriellen Drucks im Vergleich zur Akutuntersuchung kommt. Ein weiterer Nachteil der Nitrate unter Belastungsbedingungen ist nach unserer Beobachtung wohl eher als typische Nebenwirkung im Akutversuch anzusehen, die Verstärkung des *Nitratkopfschmerzes* durch körperliche Belastung. Bei Sportstudenten, die sich im Rahmen einer Akutuntersuchung über die Auswirkung von *Isosorbit-Dinitrat* zur Verfügung stellten, mußte der Belastungstest in allen Fällen wegen heftiger Nitratkopfschmerzen abgebrochen werden. Der Anstieg der Pulsfrequenz sowie das Absinken des Blutdrucks waren in dieser Untersuchung nicht signifikant.

Als dritte wichtige Gruppe im Rahmen der Behandlung des Koronarpatienten sind die *Kalziumantagonisten* zu nennen. In dieser Gruppe werden ganz offensichtlich sehr unterschiedlich wirksame Stoffe zusammengefaßt, wobei als Extreme Kalziumantagonisten zu nennen sind, die vorwiegend auf das Gefäßsystem wirken – mit dem typischen Vertreter des *Nifedipins* – und Kalziumantagonisten, die in besonderer Art und Weise rhythmuskwirksam werden, als charakteristisches Beispiel das *Verapamil*. Als dritter, in der Praxis zur Zeit wichtiger Vertreter der Kalziumantagonisten ist das *Diltiazem* zu erwähnen, das pharmakologisch zwischen diesen beiden Polen einzuordnen ist.

Die Wirksamkeit bei der Behandlung der Angina pectoris des Koronarkranken erklärt sich im wesentlichen mit der Gefäßweitstellung im arteriellen Bereich, die den gefäßwirksamen Medikamenten aus dieser Gruppe gemeinsam ist. Hierdurch kommt es zu einer Senkung des peripheren Widerstandes, gleichzeitig werden die großen, epikardial gelegenen Koronararterien weitgestellt. Besonders im Vordergrund der Diskussion steht im Augenblick die Wirksamkeit auch bei funktionellen Einengungen im Sinne einer sogenannten *dynamischen Koronarstenose*, also im Sinne der Überlagerung einer spastischen Komponente bei vorbestehenden arteriosklerotischen Veränderungen.
Im Gegensatz zu den Nitropräparaten, die unter Belastung eine Abnahme des Minutenvolumens bewirken, findet sich unter den gefäßwirksamen Kalziumantagonisten eine Steigerung des *Minutenvolumens* unter Belastung, wie dies u. a. in eigenen Untersuchungen für das Nifedipin gezeigt wurde (*Hollmann*, 1975). Dieser Unterschied beruht darauf, daß bei Nifedipin im Gegensatz zu den Nitropräparaten besonders die Wirkung auf den arteriellen Bereich im Vordergrund steht, ein venöses Pooling ist, soweit es überhaupt angenommen werden kann, von untergeordneter Bedeutung. Die Steigerung des Minutenvolumens wird sowohl durch eine mäßige *Frequenzzunahme* im Bereich von 5 bis 10 Schlägen/min bei gleicher Belastung als auch durch eine Steigerung des Schlagvolumens erreicht. Der Anstieg der Frequenz ist allerdings so gering, daß er keineswegs von allen Autoren gleichermaßen gefunden wurde.

Während die Erhöhung der Herzfrequenz unter Belastung für den myokardialen Sauerstoffbedarf als ungünstig angesehen werden kann, da beide Parameter in einem engen Zusammenhang miteinander stehen, zeigt die praktische Erfahrung, daß die Belastbarkeit des Koronarpatienten durch Kalziumantagonisten allgemein deutlich gebessert wird, wie dies im Belastungs-EKG nachgewiesen werden kann. Offensichtlich überwiegen die Mechanismen, die zur Verbesserung der Sauerstoffbilanz beitragen, d. h. die verbesserte Koronardurchblutung und das Absinken des peripheren Widerstandes, die Frequenzeffekte. Die rhythmuswirksamen Kalziumantagonisten Verapamil (*Pozenel*, 1981), Diltiazem (*Hossack*, 1981; *Kober*, 1981) und auch das in der Praxis wenig verbreitete Fendilin (nach eigenen Befunden) haben gemeinsam, daß durch sie die submaximale Herzfrequenz geringfügig gesenkt wird.
Der *Blutdruck* nimmt für gleiche Belastungsintensitäten unter den Kalziumantagonisten bei Normotonikern geringgradig bis zu 10 mmHg für eine gegebene Belastungsstufe ab, wie wir dies in eigenen Befunden beim Nifedipin feststellten und wie dies in gleicher Art und Weise für das Verapamil beschrieben wurde (*Pozenel*, 1981). Neuerdings stehen die Kalziumantagonisten besonders auch als Möglichkeit einer effektiven Behandlung der *Belastungshypertonie* im Zentrum der Diskussion. Für die antiarrhythmisch wirksamen Kalziumantagonisten kann als Faktor, der zu einer Verbesserung der Belastbarkeit führt, die Unterdrückung *belastungsinduzierter Arrhythmien* genannt werden.
Zur Frage des Einflusses der Kalziumantagonisten auf die *Leistungsfähigkeit* kann zusammenfassend festgestellt werden, daß diese bei Gesunden im allgemeinen nicht nennenswert beeinträchtigt wird. Wir fanden bei Sportstudenten unter Nifedipin und Fendilin keine Veränderung der *maximalen Sauerstoffaufnahme*. Im Gegensatz zu den Betarezeptorenblockern ist dies auf das Fehlen einer ausgesprochenen Reduktion der Belastungsfrequenz zurückzuführen. Bei Koronarpatienten wird durch alle Kalziumantagonisten die Belastbarkeit im allgemeinen durch die Verbesserung der myokardialen Sauerstoffbilanz erhöht. Eine solche Steigerung der Belastbarkeit kann auch dann erwartet werden, wenn diese durch belastungsinduzierte Rhythmusstörungen oder überschießende Blutdruckanstiege beeinträchtigt wird. Aus der Sicht der Leistungsfähigkeit besitzen somit die Kalziumantagonisten im Vergleich zu den Betablockern Vorteile.

Die zunehmende Bedeutung der Kalziumantagonisten im Rahmen der Hochdruckbehandlung gibt Gelegenheit, auf die *Antihypertensiva* überzuleiten. Hier kann auf die vorausgegangene Besprechung der Kalziumantagonisten verwiesen werden sowie auf die Erörterung der Betarezeptorenblocker, die im Augenblick eine herausragende Stellung im Rahmen der Hochdruckbehandlung einnehmen. Die Problematik des unter Medikamenten Sport treibenden Hypertonikers wurde im einzelnen auch im Abschnitt „Hypertonie“ dargestellt.
Als nächste wichtige Gruppe, die neben den bisher genannten in der Hochdruckbehandlung eine Rolle spielt, sind die *Diuretika* zu nennen. Wie bereits erwähnt, wurde von *Franz* (1979) kein wesentlicher Einfluß auf die Belastungshypertonie gefunden. Nach der Übersicht von *Powles* (1981) liegen aber auch Befunde dafür vor, daß unter Hydrochlorothiazid und Chlorthalidon der Belastungsblutdruck gesenkt wird, wobei die erstgenannte Substanz vorwiegend den peripheren Widerstand, die letztere das Herzzeitvolumen vermindert. Angesichts der Vielzahl der teilweise sehr unterschiedlichen Diuretika kann hier nur festgestellt werden, daß die Auswirkungen dieser Substanzen auf die Belastungsreaktion des Hypertonikers weiter zu untersuchen sind, wobei insbesondere auch die Dosisabhängigkeit berücksichtigt werden muß. In eigenen Untersuchungen konnten wir bisher mit den Substanzen Furosemid, Mefrusid, Triamteren und Bemetizid feststellen, daß bei Kreislaufgesunden durch orale Gabe die Be-

lastbarkeit, gemessen an der maximalen Sauerstoffaufnahme, nicht verschlechtert wird. Unter den beiden letztgenannten Substanzen kam es zu einem Absinken des Serumkaliumspiegels sowie zu einer signifikanten Erhöhung der Harnsäure. Sowohl der Elektrolytverlust als auch die Harnsäureerhöhung mit der Gefahr der Nierensteinbildung beim Langläufer müssen als negative Punkte betrachtet werden.

Für die sonstigen, teilweise sehr unterschiedlichen Substanzgruppen, die in der Hypertoniebehandlung eingesetzt werden, liegen gleichfalls nur wenige Daten vor, zusammengefaßt in der erwähnten Übersicht von *Powles* (1981). Unter Hydralazin, das direkt an der glatten Muskulatur als Vasodilatator angreift, kommt es reflektorisch zu einer Tachykardie und damit zu einer Steigerung des Herzminutenvolumens, die sich unter Belastungsbedingungen potentiell negativ auswirken kann (*Moyer*, 1953). Alpha-Methyldopa als kompetitiver Hemmer des Noradrenalins in seiner Überträgerfunktion bewirkt dagegen unter körperlicher Belastung eine signifikante Frequenzsenkung (*Sannerstedt*, 1970). Die Daten bezüglich der Auswirkungen auf das Belastungsminutenvolumen sind uneinheitlich, sowohl ein Anstieg als auch ein Abfall wurde gefunden.
Clonidin senkt durch die Stimulation der zentralen Alpharezeptoren den peripheren Sympathikustonus, es kommt dadurch zu einer deutlichen Senkung der Katecholamine im Serum (*Hausen*, 1981). Hierdurch wird auch eine Senkung der Herzfrequenz bewirkt. Da das Herzzeitvolumen sich nicht wesentlich ändert, steigt das Schlagvolumen an (*Onesti*, 1971). Nach *Hausen* kommt es unter körperlicher Belastung infolge des vermehrt ausgeschütteten Noradrenalins zu einer zunehmenden Verdrängung des Clonidins von den zentralen Rezeptoren. Dies erklärt, daß die Wirksamkeit der Substanz unter körperlicher Belastung im Vergleich zur Körperruhe deutlich geringer wird.
Von *Guanethidin*, das als adrenerger Neuronenblocker wirkt, ist eine Entleerung der Katecholaminspeicher zu erwarten. Es kommt hierdurch zu einem deutlichen Absinken der Belastungsherzfrequenz, des Schlag- und des Minutenvolumens. Unter Belastungsbedingungen sind hierdurch ausgeprägte hypotensive Zustände zu befürchten (*Dollery*, 1961; *Kahler*, 1962).
Über die neueren Antihypertensiva *Prazosin* und *Minoxidil* liegen noch keine Erfahrungen hinsichtlich ihrer Auswirkungen auf Belastungsbedingungen vor.
Bezüglich der Auswirkungen von *Antiarrhythmika* kann auf die Ausführungen zu den Betarezeptorenblockern bzw. Kalziumantagonisten verwiesen werden. Auch hier liegen von den zahlreichen anderen, neuen und älteren antiarrhythmischen Substanzen nur sporadische Ergebnisse über ihre Auswirkungen auf die Belastungsextrasystolie und kaum solche hinsichtlich des Einflusses auf die Belastungshämodynamik vor, so daß ein Gesamtüberblick derzeit auch andeutungsweise noch nicht möglich ist.

Literatur

1. *Aigner, A., N. Muss:* Der plötzliche, nicht-traumatische Tod im Sport. Dtsch. Z. Sportmed. 32 (1981), 83
2. *Alam, M., F. Smirk:* Observations in man upon a blood pressure raising reflex arising from the voluntary muscles. J. Physiol. 89 (1937), 372
3. *Amann, L., W. Meesmann, F. Schulz, G. Schley, A. Wilde, J. Tüttemann:* Untersuchungen über die Kollateralentwicklung am gesunden Herzen nach körperlichem Training. Verh. dtsch. Ges. Kreislauff. 37 (1951), 151
4. *Andrew, G., C. Guzman, M. Becklake:* Effect of the athletic training on exercise cardiac output. J. appl. Physiol. 21 (1966), 603
5. *Aschoff, L.:* Die anatomischen Grundlagen von der Herzvergrößerung und der muskulären Herzschwäche. Verh. 4, S. 62. Dtsch. Sportärztetagung Berlin 1927. Fischer, Jena 1928
6. *Ascoop, C., M. Simons, W. Egmond, A. Bruschke:* Exercise test history and serum lipids levels in patients with chest pain and normal electrocardiogram at rest. Comparisons to findings with coronary arteriography. Amer. Heart J. 82 (1971), 609
7. *Astrand, P., T. Cuddy, B. Saltin, J. Stenberg:* Cardiac output during submaximal and maximal work. J. appl. Physiol. 19 (1964), 268
8. *Astrand, P.:* De Mens als Motor. Thomas Maandblad voor lichamelijke, Opvoeding 1974
9. *Astrand, P., K. Rodahl:* Textbook of Physiology. New York, McGraw Hill 27 (1969), 350
10. *Bachmann, K.:* Probleme der Blutdruckmessung. Sportarzt und Sportmed. 20 (1969), 272
11. *Bachmann, K., R. Zerzawy, A. Hennig:* Pulmonaler und arterieller Belastungsblutdruck nach Mitral- und Aortenklappenersatz. Verh. dtsch. Ges. Kreislauff. 36 (1970), 93
12. *Bachmann, K., R. Zerzawy, P. Riess, K. Zolch:* Blutdrucktelemetrie. Deutsch. med. Wschr. 95 (1970), 741
13. *Bar-or, O., L. Zwiren:* Physiological effects of increased frequency of physical education classes and of endurance conditioning on 9 to 10 year-old girls and boys. Proc. 4th Intern. Paediat. Work Physiol., Wingate Institute, Israel 1972
14. *Bassler, T.:* Marathon running and immunity to atherosclerosis. Ann. NY Acad. Sci. 301 (1977), 579-592
15. *Beautefau, J., A. Righetti, W. Rutishauser:* Wirkung eines Nitro-Retard-Präparates in Ruhe und während ergometrischer Belastung bei Patienten mit koronarer Herzkrankheit. Med. Welt 31 (1980), 1251
16. *Benchimol, A., T. Wang, K. Desser, J. Gartlan:* The Valsalva-maneuver and coronary arterial bloodflow velocity. Ann. Int. Med. 77 (1972), 357
17. *Bergmann, R.:* Über die Herzgröße freilebender und domestizierter Tiere. Inaugural Dissertation, München 1884
18. *Bevegard, S., A. Holmgren, B. Jonsson:* Circulatory studies in well trained athletes at rest and during exercise with special reference to the stroke volume and the influence of the body position. Acta physiol. scand. 57 (1963), 26
19. *Beznak, M.:* The role of anterior pituitary hormones in controlling size, work and strength of the heart. J. Physiol. 150 (1960), 251
20. *Blömer, H., W. Delius, R. Klein, A. Neiß, H. Sebening:* Langzeittherapieergebnisse bei erworbenen Herzklappenfehlern. Therapiewoche 30 (1980), 2371
21. *Blümchen, G., W. Barthel, K. van den Bergh, G. Bierck, D. Brandt, E. Scharf-Bornhofen, J. Reidemeister:* Soziales Schicksal bei operierten und konservativ behandelten Koronar- und Aneurysmapatienten. Z. Kardiol. 69 (1980), 632
22. *Blümchen, G., W. Barthel, M. Hamann, D. Brandt, E. Scharf-Bornhofen:* Langzeitbeobachtungen bei 38 Patienten mit operierten linksventrikulären Aneurysmen. Angiocardiology 3 (1981) 185-199
23. *Blümchen, G., H. Esche:* Belastungshämodynamik des linken Ventrikels unter chronischer Betarezeptoren-Therapie bei Herzinfarktpatienten mit geringer Angina pectoris und guter Belastbarkeit. Z. Kardiol. 70 (1981), 678
24. *Bock, A., V. Caulaert, D. Dill, A. Folling, L. Hurxthal:* Studies in muscular activity III: Dynamic changes occurring in man at rest. J. Physiol. 66 (1928), 136
25. *Böhmer, D.:* Sport und Blutgerinnung. Med. Klin. 69 (1974), 239
26. *Boyadijan:* Das Herz. Exo Books, Antwerpen
27. *Braunwald, E.:* Heart Disease. W. Saunders, Philadelphia-London-Toronto 1980
28. *Brecht, R., R. Rost, D. Behrenbeck:* Hämodynamische Veränderungen bei Patienten mit KHK ein Jahr

nach körperlichem Training. Verh. Dtsch. Ges. Kreislauff. Bad Nauheim 1981

29. *Brodsky, M., D. Wu, P. Denes, K. Kanakis, K. Rosen:* Arrhythmias documented by 24 hour continuous electrocardiographic monitoring in 50 male medical students without apparent heart disease. Am. J. Cardiol. 39 (1977), 390
30. *Bruns:* Muskelarbeit und Herzgröße. Verh. 4, S. 91. Dtsch. Sportärztetagung, Berlin 1927. Fischer, Jena 1928
31. *Bubenheimer, P., H. Roskamm, L. Samek, H. Schmeisser:* Echokardiographie zur Beurteilung der Arbeitsweise des linken Ventrikels unter dynamischer körperlicher Belastung. Sportarzt und Sportmed. 28 (1977), 345
32. *Buchwalsky, R., K. Battke, W. Hansen, G. Blümchen, J. Barmeyer, H Reindell:* Arteriographischer Verlauf der peripheren arteriellen Verschlußkrankheit unter dreijährigem körperlichem Training. Verh. dtsch. Ges. Kreislauff. 40 (1974), 239
33. *Butschenko, L.:* Das Ruhe- und Belastungs-EKG bei Sportlern. Barth, Leipzig 1967
34. *Carlström, S., H. Westling:* Metabolic, circulatory and respiratory effects of a new sympathomimetic β-receptor-stimulating agent, terbutaline, compared with those of orciprenaline. Med. Scand. Suppl. 512 (1970), 33
35. *Carstens, V., D. Behrenbeck:* Körperliche Belastbarkeit nach Herzklappenoperationen. Med. Welt 76 (1981), 311
36. *Carstens, V., B. Biermann, D. Behrenbeck:* Infarktpatienten mit operierten Herzwandaneurysmen. Med. Klin. 77 (1982), 39
37. *Carstens, V., W. Jansen, H. Lübbing, D. Behrenbeck:* Belastbarkeit und Hämodynamik vor und nach Herzklappenoperation. Med. Welt 31 (1980), 1124
38. *Choquette, G., R. Ferguson:* Blood pressure in borderline hypertensives following physical training. Canad. med. Ass. J. 108 (1973), 699
39. *Christensen, E.:* Beiträge zur Physiologie schwerer Arbeit. Minutenvolumen und Schlagvolumen während schwerer körperlicher Arbeit. Arbeitsphysiologie 4 (1931), 470
40. *Christensen, E.:* Das Herzminutenvolumen. Ergebn. Physiol. 39 (1937), 348
41. *Clausen, J., O. Larsen, J. Trap-Jensen:* Physical training in the management of coronary artery disease. Circulation 40 (1969), 143
42. *Clausen, J., J. Trap-Jensen:* Effects of training on the distribution of cardiac output in patients with coronary artery disease. Circulation 40 (1970), 611
43. *Conner, J., F. La Camera, E. Swanick, M. Jooldham, D. Holzapfel, O. Lyczkowsky:* Effects of exercise on coronary collateralization angiographic studies of six patients in a supervised exercise program. Med. Sci. Sports 8 (1976) 145–151
44. *Czermak, J.:* XVIII. World Congr. Sport Med., Oxford 1970
45. *De Feyter, P., J. Roos:* Traumatic myocardial infarction with subsequent normal coronary angiogram. Europ. J. Cardiol. 6 (1977), 25
46. *De Rose, E., S. Romanowsky, R. Rost:* Die Auswirkungen unterschiedlicher Betarezeptoren-Blocker unter Ausdauerbelastung bei Gesunden und bei Diabetikern. In: Sport – Leistung und Gesundheit. *H. Heck, W. Hollmann, H. Liesen, R. Rost* (Hrsg.). Berichtsband Deutscher Sportärztekongreß, Köln 1983. Deutscher Ärzteverlag, Köln
47. *Deutsch, F., E. Kauf:* Herz und Sport. Wien-Bern 1924
48. *Dickhuth, H., G. Simon, W. Kindermann, A. Wilberg, J. Keul:* Echokardiographische Untersuchungen bei Sportlern verschiedener Sportarten und Untrainierten. Z. Kardiol. 68 (1979), 449
49. *Dietlen, H., F. Moritz:* Über das Verhalten des Herzens nach langandauerndem und anstrengendem Radfahren. Münch. Med. Wschr. 55 (1908)
50. *Doll, E., J. Keul:* Zum Stoffwechsel des Skelettmuskels. II. Sauerstoffdruck, Kohlensäuredruck, pH, Standardbikarbonat und base excess im venösen Blut der arbeitenden Muskulatur. Untersuchungen an Hochleistungssportlern. Pflügers Arch. ges. Physiol. 301 (1968), 214
51. *Dollery, C. T., D. Emslie-Smith, J. P. Shillingford:* Haemodynamic effects of guanethidine. Lancet 2 (1961), 331–334
52. *Donat, K.:* Kardiologische Prävention und Rehabilitation am Wohnort. perimed, Erlangen 1974
53. *Dorow, P.:* Effects of β-adrenoceptor blockade on carbonhydrate metabolism during exercise – comparison of pindolol and metoprolol. Br. J. clin. Pharmac. 13 (1982), 429
54. *Dreisbach, W.:* Untersuchungen zur Frage einer trainingsbedingten Verbesserung der Sauerstoffutilisation im Skelettmuskel als Begründung des therapeutischen Einsatzes von Sport bei coronarer Herzkrankheit. Dissertation, Köln 1976
55. *Dressendörfer, R.:* Oxygen requirements of postcoronary and competitive marathon runners during road running. J. Sports Med. 19 (1979), 15
56. *Eisalo, A.:* Hämodynamik in der Sauna. Sauna Archiv. Gr. 2.1 (1974), 1–4
57. *Ekblom, P., P. Astrand, B. Saltin, J. Stenberg, B. Wallstrom:* Effects of training on circulatory response to exercise. J. appl. Physiol. 24 (1968), 518
58. *Ekblom, P., L. Hermannsen:* Cardiac output in athletes. J. appl. Physiol. 25 (1968), 619
59. *Ekelund, L.:* Circulatory and respiratory adaption during prolonged exercise. Acta physiol. scand. 70 (1967), 292
60. *Eklund, B.:* Influence of work duration in the regulation of muscle blood flow. Acta physiol. scand. Suppl. 411 (1974)
61. *Elsner, R., L. Carlson:* Postexercise hyperemia in trained and untrained subjects. J. appl. Physiol. 17 (1962), 436
62. *Erikson, B., G. Grimby, B. Saltin:* Cardiac output

and arterial blood gases during exercise in pubertal boys. J. appl. Physiol. 31 (1971), 348
63. *Ewig, W.:* Kritik sportärztlicher Untersuchungsmethoden. Sportärztetagung 1931. *A. Mallwitz, O. Riesser* (Hrsg.). Fischer Verlag, Jena 1932
64. *Feigenbaum, H.:* Echocardiographic examination of the left ventricle. Circulation 51 (1975), 1
65. *Feigenbaum, H., R. Popp, B. Wolfe, B. Troy, J. Pombo, C. Haine, H. Dodge:* Ultrasound measurement of the left ventricle. A correlative study with angiocardiography. Arch. Int. Med. 129 (1972), 461
66. *Feigenbaum, H., A. Zaky, W. Nasser:* Use of ultrasound to measure left ventricular stroke volume. Circulation 35 (1967), 1092–1099
67. *Ferguson, R., P. Cote, M. Bourassa, F. Corbara:* Coronary blood flow during isometric and dynamic exercise in angina pectoris patients. JCR 1 (1981), 21
68. *Ferguson, R., R. Petitclerc, G. Choquette, L. Chanivtis, P. Gauthier, R. Huot, C. Allard, L. Jankowski, L. Campeau:* Effects of physical training on treadmill exercise capacity, collateral circulation and progression of coronary disease. Am. J. Cardiol. 34 (1974), 764
69. *Fleischer, H., R. Zerzawy, M. Petenyi, K. Bachmann:* Telemetrische Untersuchungen der Herz- und Kreislaufbelastung beim Rudern. Sportarzt u. Sportmed. 27 (1976), 97
70. *Flöthner, R., R. Rost, K. Traenckner:* Koronargruppen in Deutschland – eine Organisationshilfe. perimed Fachbuch, Erlangen 1981
71. *Forman, R., B. Gersh, R. Fraser, W. Beck:* Hemodynamic assessment of Lillehei-Kaster tilting disk aortic and mitral protheses. J. thorac. cardiovasc. Surg. 75 (1978), 595
72. *Fox, K., E. Rowland, D. Krikler, H. Bental, J. Goodwin:* Elektrophysiological manifestations of non-penetrating cardiac trauma. Br. Heart J. 43 (1980), 458
73. *Franz, J.:* Untersuchungen über das Blutdruckverhalten während und nach Ergometrie bei Grenzwerthypertonikern im Vergleich von Normalpersonen mit Patienten mit stabiler Hypertonie. Z. Kardiol. 68 (1979), 107
74. *Franz, J.:* Adam-Stokes-Äquivalente bei einem Alterssportler mit Überleitungsstörungen im Ruhe-EKG und unauffälligem Ergometer-EKG. Dtsch. Z. Sportmed. 30 (1979), 334
75. *Franz, J.:* Ergometrie bei Hochdruckkranken. Springer, Berlin-Heidelberg-New York 1982
76. *Franz, J., F. Lohmann:* Der Einfluß einer chronischen sog. kardioselektiven und nichtselektiven β-Rezeptorenblockade auf den Blutdruck, die O_2-Aufnahme und den Kohlenhydratstoffwechsel. Z. Kardiol. 68 (1979), 503
77. *Frick, H., R. Elovainio, T. Somer:* The mechanism of bradycardia evoked by physical training. Cardiologia 51 (1967), 46
78. *Frick, H., A. Konttinen, S. Sarajas:* Effects of physical training on circulation at rest and during exercise. Am. J. Cardiol. 12 (1963), 142
79. *Frick, M., O. Korhola, M. Nieminen, M. Valle:* Ishemic electrocardiographic findings in an athlete with normal coronary arteries. Ann. clin. Res. 7 (1975), 269
80. *Friedberg, C.:* Erkrankungen des Herzens. 2. Aufl. Thieme, Stuttgart 1972
81. *Friedman, M., J. Manwaring, R. Rosenman, G. Donlon, P. Ortega, S. Grub:* Instantaneous and sudden death. Clinical and pathological differentiations in coronary artery disease. J. Am. med. Ass. 225 (1973), 1319
82. *Friedman, M., G. Snider, P. Brostoff, S. Kimmelbloe, L. Katz:* Effects of physical training on response of cardiac output to muscular exercise in athletes. J. appl. Physiol. 37 (1955)
83. *Frisk-Holmberg, M., L. Jorfeldt, A. Juhlin-Dannfeldt, J. Karlson:* Metabolic changes in muscle on long-term alprenolol therapy. Clin. Pharmacol. Ther. 26 (1979), 566
84. *Gaskell, W.:* On the changes of the blood stream in the muscle through stimulation of their nerves. J. Anat. 360 (1877)
85. *Gerhardus, H.:* Über den Einfluß eines Leistungs-Ausdauertrainings im Kindesalter auf kardio-pulmonale Parameter. Dissertation, Köln 1980
86. *Gey, G., L. Fisher, G. Pettet, R. Bruce:* Exertional arrhythmia and nitroglycerin. J. Am. med. Ass. 226 (1973), 287–290
87. *Gey, G., R. Levy, L. Fisher, G. Pettet, R. Bruce:* Plasma concentration of procainamide and prevalence of exertional arrhythmias. Ann. Intern. Med. 80 (1974), 718
88. *Goldberg, A., H. Goodman:* Relationship between growth hormone and muscular work in determining muscle size. J. Physiol. 200 (1969), 655
89. *Gollwitzer-Meier, K., E. Krüger:* Zur Verschiedenheit der Herzenergetik und Herzdynamik bei Druck- und Volumenleistung. Pflügers Arch. 238 (1937), 279
90. *Gooch, A., G. Nataojan, H. Goldberg:* Influence of exercise in arrhythmias induced by digitalis-diuretic therapy in patients with atrial fibrillation. Am. J. Cardiol. 33 (1974), 230
91. *Gottheiner, V.:* Long-range strenuous sports training for cardiac reconditioning and rehabilitation. Amer. J. Cardiol. 22 (1968), 426
92. *Granath, A., B. Jonsson, T. Strandell:* Circulation in healthy old men studied by right heart catherization at rest and during exercise in supine and sitting position. Acta med. scand. 176 (1964), 425
93. *Green, L., S. Cohen, G. Kürland:* Fatal myocardial infarction in marathon racing. Ann. Int. Med. 64 (1976), 704
94. *Grimby, G., N. Nilson, B. Saltin:* Cardiac output during submaximal and maximal exercise in active-middle-aged athletes. J. appl. Physiol. 21 (1966), 1150
95. *Gulotta, S., L. Gulco, V. Padmasabhan, S. Miller:*

The syndrome of systolic click, murmur and mitral valve prolapse – a cardiomyopathy? Circulation 49 (1974), 717

96. *Haber, P., K. Silberbauer, H. Sinziger:* Quantitative Untersuchungen über reversible Thrombocytenaggregate bei Belastung. Schweiz. med. Wschr. 110 (1980), 1488
97. *Halhuber, C.:* Ambulante Koronargruppen. perimed Fachbuch, Erlangen 1981
98. *Halhuber, M., H. Milz:* Praktische Präventiv-Kardiologie. Höhenrieder Seminarbuch. Urban & Schwarzenberg, München-Berlin-Wien 1972
99. *Hamilton, F., R. Woodbury, H. Harper:* Physiological relationships between intrathoracic, intraspinal and arterial pressures. J. Am. med. Ass. 107 (1936), 853
100. *Hanson, J., B. Tabakin:* Comparison of the circulatory response to upright exercise in 25 normal men and 9 distance runners. Brit. Heart J. 27 (1965), 211
101. *Hansson, B.:* Long-term non-selective and cardioselective receptorblockade in hypertensive patients. Acta med. Scand. Suppl. 1 (1976), 598
102. *Hartley, L., G. Grimby, A. Kilbom, N. Nilsson, I. Astrand, J. Bjure, B. Ekblom, B. Saltin:* Physical training in sedentary middle-aged and older men. Scand. J. clin. Lab. Invest. 24 (1969), 335
103. *Hartley, L., B. Saltin:* Reduction of stroke volume and increase in heart rate after previous heavier submaximal work load. Scand. J. clin. Lab. Invest. 22 (1968), 22
104. *Hartmann, K.:* Das „Schorndorfer Modell" der Infarktrehabilitation. In: Kardiologische Prävention und Rehabilitation am Wohnort. S. 70. *K. Donat* (Hrsg.). perimed, Erlangen 1974
105. *Haskell, W.:* Sudden cardiac death during vigorous exercise. Int. J. Sports. Med. 3 (1982), 45
106. *Hausen, M., W. Mäurer, T. Thomas, W. Kübler:* Einfluß von Clonidin auf die Plasma-Katecholaminspiegel unter Ruhebedingungen und unter ergometrischer Belastung. Dtsch. Med. Wschr. 106 (1981), 175
107. *Heberden, W.:* Some account of a disorder of the breast. M. Tr. Roy. Coll., Physicians 2, 59 (1772), 67
108. *Heiss, H., J. Barmeyer, K. Wink, G. Hell, F. Cerny, J. Keul, H. Reindell:* Studies on the regulation of myocardial blood flow in man. I Trainingeffects on blood flow and metabolism of the healthy heart at rest and during standardized heavy exercise. Basic Res. Cardiol. 71 (1976), 658
109. *Heni, H., Z. Ibrahim:* Echokardiographische Untersuchung zur Häufigkeit des idiopathischen Mitralklappenprolaps (Click-Syndrom). Med. Welt 31 (1980), 595
110. *Henschen, S.:* Skilanglauf und Skiwettlauf. Eine medizinische Sportstudie. Mitt. med. Klin., Upsala (Jena) 1899
111. *Hettinger, Th., W. Hollmann, M. Schoenenborn:* Über den Einfluß isometrischer (statischer) Beanspruchung mittelgroßer Muskelgruppen auf den Kreislauf aus der Sicht rehabilitativer Kardiologie. Herz/Kreislauf 5 (1973), 329
112. *Heyden, S.:* Praeventive Kardiologie. Böhringer, Mannheim 1981
113. *Hickey, N., R. Mulcahy, G. Bourke, I. Graham, K. Wilson-Davis:* Study of coronary risk factors related to physical activity in 15171 men. Brit. Med. J. 3 (1975), 507
114. *Hollmann, W.:* Der Arbeits- und Trainingseinfluß auf Kreislauf und Atmung. Dr. Steinkopff, Darmstadt 1959
115. *Hollmann, W.:* Körperliches Training als Prävention von Herz-Kreislauf-Krankheiten. Hippokrates Verlag, Stuttgart 1965
116. *Hollmann, W., T. Hettinger:* Sportmedizin – Arbeits- und Trainingsgrundlagen. Schattauer, Stuttgart 1976
117. *Hollmann, W., R. Rost, H. Liesen, O. Emirkanian:* The cardiopulmonary loading capacity in healthy persons and patients with coronary heart disease after application of adalat. In: 2nd Int. Adalat-Symposium. *Lochner, W., G. Kronenberg* (eds.). Springer, Berlin 1975
118. *Hollmann, W., R. Rost, B. Dufaux, H. Liesen:* Prävention und Rehabilitation von Herz-Kreislaufkrankheiten durch körperliches Training. Hippokrates Verlag, Stuttgart 1983
119. *Holm, G., J. Herlitz, U. Smith:* Severe hypoglycaemia during physical exercise and treatment with beta-blockers. Brit. Med. J. 282 (1981), 1360
120. *Holmer, I., E. Stein, B. Saltin, B. Ekblom, P. Astrand:* Hemodynamic and respiratory responses compared in swimming and running. J. Appl. Physiol. 37 (1974), 49
121. *Holmgren, A.:* Circulatory changes during muscular work in man. Scand. J. clin. Lab. Invest., Suppl. 24 (1956)
122. *Holmgren, A., T. Strandell:* The relationship between heart volume, total hemoglobin and physical working capacity in former athletes. Acta med. scand. 163, 2 (1959), 149
123. *Hopf, R., H. Petersen, M. Kaltenbach:* Bewegungstherapie in ambulanten Koronargruppen. Urban u. Schwarzenberg, München-Berlin-Wien 1977
124. *Horst, E.:* Das Langzeit-EKG des Ausdauerathleten. Dissertation, Köln 1983
125. *Hossak, K., R. Bruce:* Improved exercise performance in persons with stable angina pectoris receiving Diltiazem. Am. J. Cardiol. 47 (1981), 95
126. *Howald, H., R. Maire, B. Heierle, F. Follath:* Echokardiographische Befunde bei trainierten Sportlern. Schweiz. med. Wschr. 107 (1977), 1662
127. *Hüllemann, K.:* Das „Heidelberger Modell" der Infarktrehabilitation. In: Kardiologische Prävention und Rehabilitation am Wohnort. S. 63. *K. Donat* (Hrsg.). perimed, Erlangen 1974
128. *Ilker, H.:* Einrichtung von Herzinfarktsportgruppen am Wohnort. Ärztl. Praxis 25 (1973), 3708
129. *Israel, S.:* Sport, Herzgröße und Herz-Kreislauf-Dynamik. J. Barth, Leipzig 1968

130. *Israel, S.:* Die Herzfunktion bei trainingsbedingten extremen Bradykardien von 29–34 min^{-1}. Med. u. Sport 15 (1975), 197
131. *Jahnecke, J.:* Risikofaktor Hypertonie. Böhringer, Mannheim 1974
132. *Jakob, R.:* Dissertation, Deutsche Sporthochschule Köln, in Vorbereitung
133. *James, T., P. Frogatt:* Sudden death in young athletes. Ann. Int. Med. 67 (1967), 1013
134. *Jansen, W., A. Osterspey, M. Tauchert, G. Schmid, A. Schell, M. Fuchs, V. Hombach, H. Hilger:* 5-Isosorbidmononitrat unter Ruhe- und Belastungsbedingungen bei koronarer Herzkrankheit. Dtsch. Med. Wschr. 107 (1982), 1499
135. *Jehle, J., M. Heerdt, P. Spiller, F. Loogin, A. Krian, H. D. Schulte:* Klinische und hämodynamische Befunde bei linksventrikulärem Aneurysma vor und nach chirurgischer Therapie. Z. Kardiol. 70 (1981), 870
136. *Jokl, E.:* Ballistocardiographic studies in athletes. Am. J. cardiol. 4 (1959), 105
137. *Jokl, E., M. Suzman:* Mechanisms involved in acute fatal non-traumatic collapse associated with physical exercise. Med. and Sports 5 (1971), 19–24
138. *Jüngst, B.:* Die körperliche Belastbarkeit von Kindern mit angeborenen Herzfehlern. Sportarzt u. Sportmed. 28 (1977), 146
139. *Jüngst, B., V. Eichel-Streiber, R. Schroeder, H. Stopfkuchen, D. Schranz:* Das Verhalten von QT_c unter Belastung bei Kindern und Jugendlichen. In: Sport – Leistung und Gesundheit. *H. Heck, W. Hollmann, H. Liesen, R. Rost* (Hrsg.). Deutscher Ärzteverlag, Köln 1983
140. *Julius, S., A. Pascual, R. Sannerstedt:* Relationship between cardiac output and peripheral resistance in borderline hypertension. Circulation 43 (1971), 382
141. *Jung, K., W. Schäfer-Nolte:* Todesfälle im Zusammenhang mit Sport. Dtsch. Z. Sportmed. 33 (1982), 6
142. *Kahler, R., T. Gaffney, E. Braunwald:* The effects of autonomic nervous system inhibition on the circulatory response to muscular exercise. J. Clin. Invest. 41 (1962), 1981–1987
143. *Kahlstorf, A.:* Über Korrelationen der linearen Herzmaße und des Herzvolumens. Klin. Wschr. 12 (1933), 262
144. *Kaufmann, W.:* Die Beeinflußung der Herzgröße durch Arbeit und Sport. Med. Welt 7 (1933), 1347
145. *Kavanagh, T., R. Shepard, V. Pandit:* Marathon running after myocardial infarction. J. Am. med. Ass. 229 (1974), 1602
146. *Keren, G., Y. Schoenfeld:* Sudden death and physical exertion. J. Sports Med. 21 (1981), 90
147. *Keul, J., H. Dickhuth, M. Lehmann, J. Staiger:* The athlete's heart: haemodynamic and structure. Int. J. Sports Med. 33 (1982)
148. *Kindermann, W., J. Keul, H. Reindell:* Grundlagen zur Bewertung leistungsphysiologischer Anpassungsvorgänge. Dtsch. Med. Wschr. 99 (1974), 1372
149. *Kirch, E.:* Anatomische Grundlagen des Sportherzens. Verh. Dtsch. Ges. Inn. Med. 47 (1935), 73
150. *Kirch, E.:* Herzkräftigung und echte Herzhypertrophie durch Sport. Z. Kreislauff. 28 (1936), 893
151. *Kirsch, K., G. Kober, P. Eckert:* Das Blutvolumen und die Blutvolumenverteilung vor und nach körperlicher Arbeit. Z. Kreislauff. 57 (1968), 969
152. *Kjellberg, S., U. Ruhde, T. Sjøstrand:* The relation of the cardiac volume to the weight and surface area to the body, the blood volume and the physical capacity for work. Acta Radiol. 31 (1949), 115
153. *Kleitke, B.:* Biochemische Adaptation des Herzmuskels. Med. und Sport 17 (1977), 249
154. *Klissouras, V.:* Heritability of adaptive variation. J. Appl. Physiol. 31 (1971), 335
155. *Knipping, H. W., W. Bolt, H. Valentin, H. Venrath:* Untersuchung und Beurteilung des Herzkranken. 2. Aufl. Enke, Stuttgart 1961
156. *Kober, G., T. Berlad, R. Hopf, M. Kaltenbach:* Die Wirkung von Diltiazem und Nifedepin auf ST-Senkung und Herzfrequenz im Belastungs-EKG bei Patienten mit koronarer Herzerkrankung. Z. Kardiol. 70 (1981), 59
157. *Kober, G., R. Mikludy, J. Veidt, M. Kaltenbach:* Dosis-Wirkungsbeziehungen und Wirkungsdauer von Acebutolol – Untersuchungen zum Herzfrequenzverhalten und der ischaemischen ST-Streckensenkung. Arzneim. Forsch. 32, 8 (1982), 835
158. *Koch, E.:* Die reflektorische Selbststeuerung des Kreislaufs. Ergebn. Kreislauff. 1 (1931), 1
159. *Koebe, P.:* Untersuchungen zur dosisabhängigen Wirkung β_1-selektiver und nichtselektiver β-Rezeptorenblocker auf Kreislauf und Stoffwechsel während langandauernder körperlicher Belastung. Dissertation, Köln, in Vorbereitung
160. *Kraus, F., S. Dacian, W. Rudolph:* Belastungsuntersuchungen bei valvulären Herzerkrankungen und Herzklappenersatz. Herz 7 (1982), 144
161. *Krogh, A., J. Lindhard:* The regulation of respiration and circulation during the initial stages of muscular work. J. Physiol. 47 (1913), 112
162. *Külbs, F.:* Experimentelles über Herzmuskel und Arbeit. Arch. exper. Path. Pharmak. 55 (1906), 288
163. *Kuhn, H., U. Thelen, E. Köhler, B. Lösse:* Die hypertrophische, nichtobstruktive Kardiomyopathie (HNCM) – klinische, hämodynamische, elektro-, echo- und angiokardiographische Untersuchungen. Z. Kardiol. 69 (1980), 457
164. *Kuramoto, K., M. Ikai, K. Asahemka, Y. Kuroda, S. Ogawa, M. Metsursasa:* Strenuous exercise electrocardiogram of top class swimmers in Mexico City. Jap. Heart J. 8 (1967), 291–350
165. *Lagerstrøm, D., R. Rost, W. Hollmann:* Sport im Rahmen der Herzinfarktrehabilitation am Wohnort. In: Kölner Beiträge zur Sportwissenschaft, 4. S. 81. Hofmann Verlag, Schorndorf 1975
166. *Laplace, P.:* Théorie de l'action capillarie. Traite de méchanique celeste. Suppl. X, Paris, Coarcien 1806
167. *Laubinger, G., H. Bock:* Komplikationen in Herz-

infarkt-Sportgruppen. In: Kardiologische Prävention und Rehabilitation am Wohnort. S. 54–57. *K. Donat* (Hrsg.). perimed, Erlangen 1974

168. *Lehmann, H., E. Witt, H. Hochrein:* Wirkung von Nitroglycerin auf digitalisinduzierte ST-Streckensenkungen bei koronarkranken Patienten. Dtsch. Med. Wschr. 104 (1979), 501
169. *Leupold, D., K. Lorenz:* Normwerte für die Spiroergometrie im Kindesalter. Med. u. Sport 9 (1969), 299
170. *Lichtlen, P., H. Albert, M. Spiegel:* Zur Wirkung der Beta-Rezeptorenblockade bei Koronarinsuffizienz. II. Linksventrikuläre Dynamik bei Arbeitsbelastung unter Propranolol und der Kombination von Propranolol und Nitroglycerin. Z. Kreislauff. 59 (1969), 207
171. *Liesen, H., W. Hollmann, A. Stolte, D. Mathur, M. Fotescu:* Untersuchungen über den Einfluß von Propranolol sowie von Propranolol und Beta-Acetyl-Digoxin auf kardiopulmonale und metabolische Parameter bei dosierter Arbeit. In: Verh. Dtsch. Ges. Kreislauff., S. 180. Steinkopff, Darmstadt 1971
172. *Liljestrand, G., E. Lysholm, G. Nylin:* The immediate effect of muscular work on the stroke and heart volume in man. Scand. Arch. Physiol. 80 (1938), 265
173. *Lind, A., G. McNicol:* Local and central circulatory responses to sustained contractions and the effect of free or restricted arterial inflow on postexercise hyperaemia. J. Physiol. 192 (1967), 579
174. *Lind, A., G. McNicol:* Muscular factors which determine the cardiovascular response to sustained and rhythmic exercise. Canad. Med. Ass. 96 (1967), 706
175. *Linhard, J.:* Über das Minutenvolumen des Herzens bei Ruhe und Muskelarbeit. Pflügers Arch. ges. Physiol. 161 (1915), 233
176. *Linhart, J., G. Mintz, B. Segal, N. Kawai, M. Kotler:* Left ventricular volume measurements by echocardiography: fact or fiction. Amer. J. Cardiol. 36 (1975), 114
177. *Linzbach, A.:* Struktur und Funktion des gesunden und kranken Herzens. In: Die Funktionsdiagnostik des Herzens. S. 94. *H. Klepzig* (Hrsg.). Springer Verlag, Berlin-Göttingen-Heidelberg 1958
178. *Littmann, D.:* Persistance of the juvenile pattern in the precordial leads of healthy adult negroes with report of electrocardiographic survey on three hundred negro and two hundred white subjects. Amer. Heart J. 32 (1946), 370
179. *Löllgen, H., H. Just, P. Mathes:* Myokardinfarkt bei einem Hochleistungssportler mit normalen Koronararterien. Dtsch. Med. Wschr. 98 (1973), 620
180. *Lohmann, F.:* Betarezeptorenblockade – Metabolische Wirkungen und Konsequenzen für die Therapie. Münch. Med. Wschr. 123 (1981), 1795
181. *Longhurst, J., A. Kelly, W. Gonyea, J. Mitchell:* Echocardiographic left ventricular masses in distance runners and weight lifters. J. Appl. Physiol. 48 (1980), 154
182. *Luda, G.:* Die Arterienverkalkung und ihre Folgen, Lähmungen und Schlagfluß. Schweizer Verlag, Berlin-Leipzig
183. *Lundborg, P., H. Aström, C. Bengtsson, E. Fellenius, H. v. Schenk, L. Svensson, U. Smith:* Effect of β-adrenoceptor blockade on exercise performance and metabolism. Clinical Science 61 (1981), 299
184. *Lund-Johansen, P.:* Hemodynamic changes in long-term methyldopa therapy of essential hypertension. Acta Med. Scand. 192 (1972), 221–226
185. *Lund-Johansen, P.:* Hemodynamic in early essential hypertension. Acta med. scand. Suppl. 482 (1967)
186. *Lysholm, E., G. Nylin, K. Quarna:* The relation between heart volume and stroke volume under physiological and pathological conditions. Acta Radiol. 15 (1934), 237
187. *Madu, B., H. Lindemann, H. Schild, W. Rautenberg:* Fahrradergometrische Untersuchungen und Lungenfunktionsanalysen nach Aortenisthmusplastik im Kindesalter. Z. Kardiol. 71 (1982), 44
188. *Markworth, P., P. Hanrath, D. Mathey, A. Höhne, W. Bleifeld:* Ruhe- und Belastungshämodynamik bei Patienten mit idiopathischem Mitralsegelprolaps. Z. Kardiol. 69 (1980), 62
189. *Maron, B., W. Roberts, H. McAllister, D. Rosing, S. Epstein:* Sudden death in young athletes. Circulation 62 (1980), 218
190. *Matschuk, E., R. Rost:* Retrospektive Untersuchungen hinsichtlich der Wertigkeit klinischer Indikatoren bezüglich der Voraussagbarkeit von kardialen Zwischenfällen bei Teilnehmern an ambulanten Koronarsportgruppen. In: Sport – Leistung und Gesundheit. Kongreßband Deutscher Sportärztekongreß 1982, Köln. *H. Heck, W. Hollmann, H. Liesen, R. Rost* (Hrsg.). Deutscher Ärzteverlag, Köln 1983
191. *Mattern, H., K. Wißkirchen, G. Fricke, A. Bernhard:* Belastbarkeit und berufliche Wiedereingliederung nach prothetischem Klappenersatz in Abhängigkeit von der postoperativen Hämodynamik. Z. Kardiol. 68 (1979), 36
192. *McHenry, P., S. Morris, M. Kavalies:* Exercise-induced arrhythmias – Recognition, classification and clinical significance. Cardiovasc. Clin. 6 (1974), 245
193. *Mc Kay, R., M. Yacoub:* Clinical and pathological findings in patients with "floppy" valves treated surgically. Circulation 47/48, Suppl. III (1973), 63
194. *Medved, R., V. Friedrich:* The largest athletic heart recorded in the literature. Lijecnicki Vjesnik (Medical Journal) 86 (1964), 843
195. *Meinertz, T., W. Kasper, B. Schmitt, N. Treese, A. Rückel, M. Zehender, T. Hofmann, H. Schuster, T. Pop:* Herzrhythmusstörungen bei Herzgesunden. Deutsch. Med. Wschr. 108 (1983), 527
196. *Mellerowicz, H., J. Weidener, E. Jokl:* Rehabilitative Kardiologie. Karger, Basel 1974
197. *Metze, R.:* Blutgerinnung in Abhängigkeit von der sportlichen Belastung. Med. und Sport 21 (1981), 321

198. *Morales, A., R. Romanelli, R. Boucek:* The mural LAD coronary artery, strenuous exercise and sudden death. Circulation 62 (1980), 230
199. *Morganroth, J., B. Maron:* The athlete's heart syndrome. A new perspective. Ann. N. Y. Acad. Sci. 301 (1977), 931
200. *Morganroth, J., B. Maron, W. Henry, S. Epstein:* Comparative left ventricular dimensions in trained athletes. Ann. Int. Med. 82 (1975), 521
201. *Moritz, A., N. Zamchek:* Sudden and unexpected deaths of young solidiers. Arch. Path. 42 (1946), 459
202. *Moritz, F.:* Über orthodiagraphische Untersuchungen am Herzen. Med. Wschr. 49/1 (1902), 1
203. *Moritz, F.:* Größe und Form des Herzens bei Meistern im Sport. Dtsch. Arch. Klin. Med. 176 (1934), 455
204. *Morris, J., J. Heady:* Mortality in relation to the physical activity of work. A preliminary note on experience in middle age. Brit. J. Industr. Med. 10 (1953), 245
205. *Moyer, J. H.:* Hydralazine (Apresoline) hydrochloride: Pharmacological observations and clinical results in the therapy of hypertension. Arch. Int. Med. 91 (1953), 419
206. *Munschek, H.:* Der plötzliche Herztod beim Sport infolge Myocarditis. Sportarzt u. Sportmed. 27 (1976), 27
207. *Munschek, H.:* Ursache des akuten Todes beim Sport in der Bundesrepublik Deutschland. Sportarzt u. Sportmed. 28 (1977), 133
208. *Musshoff, K., H. Reindell:* Zur Röntgenuntersuchung des Herzens in horizontaler und vertikaler Körperstellung. Dtsch. Med. Wschr. 81 (1956), 1001
209. *Musshoff, K., H. Reindell, H. Steim, K. König:* Die Sauerstoffaufnahme pro Herzschlag (O_2-Puls) als Funktion des Schlagvolumens, der arteriovenösen Differenz, des Minutenvolumens und des Herzvolumens. Z. Kreislauff. 48 (1959), 255
210. *Nordenfelt, J., H. Westling:* A note on the hemodynamic effects of nitroglycerine and related substances in normal subjects. Acta med. scand., Suppl. 472 (1967), 81
211. *Nylin, G.:* The relation between heart volume and cardiac output per beat as a measure of cardiac activity. Svenska Läkartidningen 10 (1933)
212. *Oelschlägel, H., G. Wittekopf:* Physiologische Grundlagen der sportlichen Leistungsfähigkeit im frühen Schulalter. Med. u. Sport 16 (1976), 126
213. *Oertel, M.:* Therapie der Kreislaufstörungen. Handbuch der allgemeinen Therapie, Bd. IV. *Ziemmsen* (Hrsg.). Vogel-Verlag, Leipzig 1884
214. *O'Neill, S., F. Walker, W. O. Duyer:* Blunt chest trauma causing myocardial infarction and unusual football injury. Jr. Med. J. 74 (1981), 138
215. *Onesti, G., A. B. Schwartz, K. E. Kim, V. Paz-Martinez, C. Swartz:* Antihypertensive effect of clonidine. Circ. Res. 28, Suppl. 2, II (1971), 53–69
216. *Paffenbarger, R., A. Wing, M. Hyde:* Current exercise and heart attack risk. Cardiac Rehabil. 10 (1979), 1–4
217. *Parrot, L.:* Über die Herzgröße unterschiedlich lebender Haus- und Waldtiere. Inaugural Dissertation, München 1893
218. *Plas, F.:* Sport de competition et system cardiovasculaire. Schweiz. Med. Wschr. 104 (1974), 1542
219. *Powles, A.:* The effect of drugs on the cardiovascular response to exercise. Med. and Science in Sports and Exercise 13 (1981), 252
220. *Pozenel, H.:* Ergometrische und klinische Befunde unter Therapie der koronaren Herzerkrankung mit Isosorbiddinitrat und Verapamil. Med. Welt 32 (1981), 988
221. *Pugh, L.:* Oxygen intake in track and tread mill running with observations on the effect of air resistance. J. Physiol. (Lond.) 207 (1970), 823
222. *Reindell, H., H. Klepzig, H. Steim, K. Musshoff, H. Roskamm, E. Schildge:* Herz- Kreislaufkrankheiten und Sport. Barth, München 1960
223. *Reinke, A.:* Vergleichende Untersuchung zur echokardiographischen, röntgenologischen und elektrokardiographischen Darstellung der Sportherzhypertrophie. Dissertation, Köln 1982
224. *Ressl, J., R. Jandova, I. Stolz, J. Widemsky:* Effects of physical training on central haemodynamics and working capacity in myocardial infarctions. Cor Vasa 17 (1975), 241–253
225. *Rettig, G., H. Schieffer, L. Bette:* Mitralklappenprolapssyndrom. Med. Klin. 73 (1978), 957–966
226. *Rieger, H.:* Haftungsprobleme in ambulanten Koronarsportgruppen. Dtsch. Med. Wschr. 104 (1979), 1256–1258
227. *Rieger, H., W. Schardt, H. Schmid-Schönbein:* Belastungsinduzierte Plättchenaggregation. Dtsch. Med. Wschr. 106 (1981), 942
228. *Roeske, R., R. O'Rourke, H. Klein, G. Leopold, J. Karliner:* Noninvasive evaluation of ventricular hypertrophy in professional athletes. Circulation 53 (1976), 2
229. *Rohrer, F.:* Volumenbestimmungen an Körperhöhlen und Organen auf orthodiagraphischem Wege. Fortschr. Röntgenstr. 24 (1916), 285
230. *Roskamm, H., H. Reindell, M. Müller:* Herzgröße und ergometrisch getestete Ausdauerleistungsfähigkeit bei Hochleistungssportlern aus 9 deutschen Nationalmannschaften. Z. Kreislauff. 55 (1966), 2
231. *Roskamm, H., H. Reindell, H. Weisleder, G. Kessler, K. Aletter:* Zur Frage der Spätschäden nach intensivem Hochleistungssport. Med. Welt 41 (1964), 2170
232. *Roskamm, H., L. Samek:* Die Bedeutung des Sports in der Therapie der koronaren Herzkrankheit. Dtsch. Ärzteblatt 75 (1978), 3039
233. *Roskamm, H., J. Skinner, A. Lesch, K. Wink, K. Schnellbacher, V. Schendel, H. Reindell:* Die Kontraktilitätsreserve des gesunden linken Ventrikels bei körperlicher Belastung nach Betarezeptorenblockade. Z. Kreislauff. 61 (1972), 802
234. *Roskamm, H., J. Weidenbach, H. Reindell:* Nachun-

tersuchungen von 18 Sportlern, die vor wenigstens 10 Jahren einen unvollständigen bzw. einen physiologischen Rechtsschenkelblock im EKG gehabt hatten. Z. Kreisl.-Forsch. 5 (1966), 783
235. *Roskamm, H., K. Wink, H. Reindell:* Die Arbeitsweise des Herzens bei chronischer physiologischer Mehrbelastung (Sportherz). Med. Klinik 67, 35 (1972), 1097
236. *Rost, R.:* Kreislaufreaktion und -adaptation unter körperlicher Belastung. Osang-Verlag, Bonn 1979
237. *Rost, R.:* Das Herz des Sportlers im Ultraschall. Hofmann, Schorndorf 1982
238. *Rost, R.:* Der Einfluß von Betarezeptorenblockern auf belastungsbedingte Extrasystolen. Med. Klin. 76 (1981), 284
239. *Rost, R., W. Hollmann:* Elektrokardiographie in der Sportmedizin. Thieme-Verlag, Stuttgart-New York 1980
240. *Rost, R., W. Hollmann:* Belastungsuntersuchungen in der Praxis. Thieme, Stuttgart-New York 1982
241. *Rost, R., W. Hollmann, H. Liesen:* Körperliches Training mit Hochdruckpatienten, Ziele und Probleme. Herz/Kreislauf 8 (1976), 680
242. *Rost, R., K. Schneider, N. Stegmann:* Vergleichende echokardiographische Untersuchungen am Herzen des Leistungssportlers und des Nichttrainierten. Med. Welt 23 (1972), 1088
243. *Rothlin, M.:* Die Betreuung des herzoperierten Patienten. Schweiz. Med. Wschr. 112 (1982), 693
244. *Sable, D., H. Brammell, W. Sheehan, A. Nies, J. Gerber, L. Horwitz:* Attenuation of exercise conditioning by beta-adrenergic blockade. Circulation 65 (1982), 679
245. *Saltin, B., G. Blomquist, J. Mitchell, R. Johnson, K. Widelka, C. Chapman:* Responses to exercise after bedrest and after training. Circulation 38, Suppl. 7 (1968)
246. *Samek, L., B. Ritter, V. Schöll, H. Gohlke, P. Betz, U. Budde, H. Roskamm:* Herzinfarkt während sportlicher Aktivität. In: Sport – Leistung und Gesundheit. *H. Heck, W. Hollmann, H. Liesen, R. Rost* (Hrsg.). Kongreßband Deutscher Sportärztekongreß 1982, Köln, Deutscher Ärzteverlag, Köln, 1983
247. *Samek, L., D. Kirste, H. Roskamm, P. Sturzenhofecker, J. Prokop:* Herzrhythmusstörungen nach Herzinfarkt. Herz/Kreisl. 9 (1978), 641
248. *Sanne, H.:* Physical training after myocardial infarction. In: Critical evaluation of cardial rehabilitation. Bibl. cardiol. 36 (1977), 164
249. *Sannerstedt, R., J. Conway:* Hemodynamic and vascular responses to antihypertensive treatment with adrenergic blocking agents, a review. Am. Heart J. 79 (1970), 122
250. *Satomi, J.:* Die zweidimensionale Belastungsechokardiographie. Dissertation, in Vorbereitung
251. *Scharper, W., W. Flamenge, L. Snoecks, A. Jagenau:* Der Einfluß körperlichen Trainings auf den Kollateralkreislauf des Herzens. Verh. Dtsch. Ges. Kreislauff. 37 (1971), 112
252. *Schmid, P., W. Weybora, W. Langsteger, E. Maurer:* Herzinfarkt beim Windsurfen. Münch. Med. Wschr. 123 (1981), 417
253. *Schmidt, J.:* Hämodynamik und Elektrokardiogramm. Urban & Schwarzenberg, München 1961
254. *Schmücker, B., W. Hollmann:* Zur Frage der Trainierbarkeit von Herz und Kreislauf bei Kindern bis zum 10. Lebensjahr. Sportarzt und Sportmed. 10 (1973), 231 und 11 (1973), 263
255. *Schneider, K., R. Rost, W. Gattenlöhner:* Kreislauffunktion beim Sportler. Schattauer, Stuttgart 1970
256. *Schnellbacher, K., H. Roskamm, H. Weidemann, R. Bergmann, R. Buchwalsky, J. Barmeyer, H. Reindell:* Effekt langzeitigen körperlichen Trainings auf den Verlauf der koronaren Herzkrankheit. Münch. Med. Wschr. 114 (1972), 1343
257. *Schroeder, W.:* Körperliches Training, Herzleistung und Skelettmuskeldurchblutung. Herz/Kreislauf 8 (1972), 288
258. *Schwalb, H.:* Training bei Hypertonikern. In: Rehabilitative Kardiologie. *R. Mellerowicz* (Hrsg.). Karger, Basel 1974
259. *Shapiro, S., E. Weinblatt, C. Frank, R. Sagar:* The H. I. P. study of incidence and prognosis of coronary heart disease. J. Chron. Dis. 18 (1965), 527
260. *Sheehan, G.:* Electrocardiography in athletes. J. Amer. med. Ass. 224 (1973), 1296
261. *Simon, G., H. Dickhuth, J. Keul:* Echokardiographie zur Funktionsbeurteilung des Herzens. Enke, Stuttgart 1982
262. *Stegemann, J., T. Kenner:* A theory on heart control by muscular metabolic receptors. Arch. Kreislauff. 64 (1974), 185
263. *Stegemann, J., U. Tibes:* Die Veränderungen der Herzfrequenz beim Tauchen und Atemanhalten nach körperlicher Anstrengung. Pflügers Arch. 308 (1969), 16
264. *Stein, G., H. Jungmann:* Vergleichende Untersuchungen über Einflüsse körperlicher und psychischer Belastung auf das EKG des Koronarkranken. Z. Kardiol. 65 (1976), 417
265. *Swan, H., J. Chattergee, V. Kanshik, J. Mathoff:* Functional and chemical effects of surgical treatment of ventricular aneurysm. In: Ventricular functions at rest and during exercise. *H. Roskamm, Ch. Hahn* (eds.). Springer-Verlag, Berlin-Heidelberg-New York 1976
266. *Tipton, C.:* Training and bradycardia in rats. Am. J. Physiol. 208 (1965), 480
267. *Tipton, C., B. Taxlor:* Influence of atropine on heart rates of rats. Am. J. Physiol. 208 (1965), 485
268. *Treese, N., W. Kasper, T. Meinertz, H. v. Mengden, T. Pop:* Der intermittierende Sinusknotenstillstand – eine Dysregulation des autonomen Nervensystems. Z. Kardiol. 259 (1982)
269. *Venerando, A.:* Electrocardiography in sports medicine. Sports Med. and Physical Fitness 19 (1979), 107
270. *Völker, K., Ø. Madsen, D. Lagerstrøm:* Fit durch Schwimmen. perimed Fachbuch, Erlangen 1983

271. *Vuori, I., M. Mäkäräinen, A. Jääskeläinen:* Sudden death and physical activity. Cardiology 63 (1978), 287
272. *Waller, B., W. Roberts:* Sudden death while running in conditioned runners aged 40 years or over. Am. J. Cardiol. 45 (1980), 1292
273. *Walpurger, G., H. Anger:* Die enzymatische Organisation des Energiestoffwechsels im Rattenherz nach Schwimmen und Lauftraining. Z. Kreislauff. 59 (1970), 438
274. *Walter, P., F. Loskot, G. Hartmann, B. Thiess, J. Mulch, F. Hehrlein:* Grundzüge der chirurgischen Therapie der koronaren Herzerkrankung. Med. Welt 33 (1982), 49
275. *Wang, Y., R. Marshall, J. Sheperd:* The effects of changes in posture and of graded exercise on stroke volume in man. J. clin. Invest. 39 (1960), 1208
276. *Wasmund, U., R. Mocellin:* Laufen im 2. und 3. Schuljahr. Untersuchungen über die Trainierbarkeit. Sportwiss. 2 (1972), 258
277. *Weber, G., W. Kartodiranya, V. Klissouras:* Growth and physical training with reference to heredity. J. Appl. Physiol. 40 (1976), 211
278. *Weber, K., H. Binkowski, D. Lagerstrøm, R. Rost, W. Hollmann:* Tennis für Patienten mit Zustand nach Herzinfarkt. In: Sportmedizin für Breiten- und Leistungssport. S. 319. *W. Kindermann, W. Hort* (Hrsg.). Deutscher Sportärztekongreß, Saarbrücken 1980. Demeter, Gräfelfing 1981
279. *Wezler, K.:* Neue Erkenntnisse über die Autoregulation des Herzens. Ärztl. Fortbildung 17 (1969), 5
280. *Wieser, H.:* Koronarkrankenrehabilitation, Zwischenfälle und Kontroversen bei der Bewegungstherapie. Therapiewoche 30 (1980), 5218
281. *William-Olsson, T., E. Fellenius, P. Björntorp, U. Smith:* Differences in metabolic responses to β-adrenergic stimulation after propranolol or metoprolol administration. Acta med. Scand. 205 (1979), 201
282. *Williams, M., L. Lohmann, A. Ratner:* Hemodynamic effects of cardiac glycosides on normal human subjects during rest and exercise. J. appl. Physiol. 13 (1958), 417
283. *Wollheim, E., K. Lange:* Kreislaufzeit und ihre Beziehung zu anderen Kreislaufgrößen. Verh. dtsch. Ges. Inn. Med. 43 (1931), 269
284. *Zadek, J.:* Die Messung des Blutdrucks beim Menschen mittels Baschen Apparates. Z. klin. Med. 2 (1881), 509
285. *Zeppilli, P., A. Venerando:* Sudden death and physical exertion. J. Sports Med. 21 (1981), 299
286. *Zimmermann, K.:* Der traumatische Herzinfarkt als versicherungsrechtliches Problem. Lebensversicherungsmedizin 30 (1978), 95

Sachregister